H.-J. MAURER – W. OTTO
Die Hiatushernie

# Die Hiatushernie

## Physiologie, Pathophysiologie, Klinik, Röntgendiagnostik

von
**Hans-Joachim MAURER**
Professor für Radiologie, Tromsö
und
**Wilhelm OTTO**
Dr. med., Bonn

Geleitworte von
Professor **Dr. A. GÜTGEMANN**
Direktor der Chir. Univ.-Klinik, Bonn
und
Professor **Dr. H. BARTELHEIMER**
Direktor der I. Med. Univ.-Klinik, Hamburg

Mit 61 Abbildungen und 18 Tabellen

Walter de Gruyter · Berlin · New York · 1972

ISBN 3 11 003802 1


Satz: Fotosatz Prill, Berlin – Druck: Mercedes Druck, Berlin – Umschlag: W. Hanisch, Berlin.
Printed in Germany

# Vorwort

Zu den nachhaltigsten Eindrücken meiner jungen Berliner Assistentenzeit gehört das Erlebnis der Auseinandersetzung der SAUERBRUCH'schen und der v. BERGMANN'schen Schule um die Hiatushernie. Wenn man erlebt hat, wie insbesondere die Röntgenologen CHAOUL und KNOTHE sich um die Erfassung und die Bewertung der Hiatushernie gestritten haben, so wird einem das Interesse für die Problematik dieses Krankheitsbildes immer erhalten bleiben. Die pathophysiologische und die pathogenetische Situation gehen den Chirurgen und den Internisten in gleicher Weise an. Die Vielgestaltigkeit der Störungen und Beschwerden, die Verschiedenartigkeit der Bewertung und der Therapie macht die Notwendigkeit deutlich, daß ein solcher meist röntgenologisch erhobener Befund interdisziplinär gesehen und beurteilt werden muß. Die leicht mögliche Verkennung der Hiatushernie weist der hier vorgelegten auf einem großen Material beruhenden Monographie eine ausgesprochen praktisch klinische Bedeutung zu. Lange Zeit hat man dem oberen Teil des Intestinaltraktes zu wenig Interesse gewidmet. Erst die Analyse der Funktionsstörungen des Ösophagus, der Beschaffenheit des Hiatus, der Bedeutung der Magentätigkeit hier läßt dieses Krankheitsbild verstehen, das individuell, d.h. bei jedem Patienten gesonder, analysiert werden muß, um den Weg zu einer Beseitigung der Beschwerden zu finden. Die Lage der Hernie zwischen den beiden großen Körperhöhlen mit der Auswirkung auf das vegetative System, auf Herz und Kreislauf, auf das Organ Magen und Ösophagus, begünstigt das Zustandekommen von Fehldiagnosen. Daher ist es ganz besonders verdienstvoll, gerade dieses Krankheitsbild, nachdem die physiologische und pathologische Forschung uns manche neuen Erkenntnisse gebracht hat, monographisch darzustellen.

Prof. Dr. Heinrich BARTELHEIMER
I. Med. Univ. Klinik Hamburg

# Geleitwort

Die folgende monographische Darstellung der "Hiatushernie" ist die Frucht langjähriger gemeinsamer Bemühungen um eine weitere Abklärung der anatomisch-funktionellen, pathologisch-physiologischen sowie vor allem der symptomatischen Erscheinungsformen dieses in seiner Vielfalt außerordentlich variierenden klinischen Zustandsbildes. Die genaue Kenntnis der klinischen Syndrome und Beschwerdekomplexe sowie eine darauf abgestellte subtile radiologisch-funktionelle Untersuchungsmethodik hat dieses Krankheitsbild in den letzten Jahrzehnten immer häufiger in Erscheinung treten lassen. Die intensive Beschäftigung mit der klinischen Symptomatik und einer darauf abgestellten spezielleren Untersuchungsmethodik führt – wie auch in anderen Bereichen der Klinischen Medizin und Chirurgie – zu zunehmend besseren Erkenntnissen in der Deutung und zu vielfältigen neuen erfolgreichen Ansätzen, vor allem auch in der chirurgisch-operativen Behandlung. Dabei kommen auch sehr wichtige, z.T. tierexperimentelle Grundlagenuntersuchungen meines früheren Mitarbeiters, Herrn IMDAHL, der hier vorliegenden Darstellung sehr zugute.

Daß auch die Folgeerkrankungen eingehende Berücksichtigung finden, zeigt die Breite der Betrachtungsweise und die umfassende klinische Erfahrung der Verfasser. Wer sich mit dem Problem der "Hiatushernie" eingehender, auch aus dem Aspekt optimalster konservativer wie operativ-chirurgischer Behandlung, auseinandersetzt, wird sicher aus diesem Buche sehr viele Anregungen und Gewinn auch in Hinsicht auf die Betreuung und Versorgung seiner Patienten gewinnen. Letztlich ist dies ja das Ziel jeder intensiven forscherischen und klinischen Bemühungen.

Professor Dr. A. GÜTGEMANN

# Inhaltsverzeichnis

# Einleitung

Die erste große Publikation über die "Hernia diaphragmatica hiatus oesophagei" von ÅKERLUND, ÖHNELL u. KAY liegt noch kein halbes Jahrhundert zurück. Obwohl 1932/33 eine äußerst lebhafte Diskussion vor allem zwischen der von BERGMANN'schen und der SAUERBRUCH'schen Schule entbrannte, geriet die Hiatushernie in den folgenden Jahren nahezu in Vergessenheit. Nicht zuletzt durch die Fortschritte auf dem Gebiet der Radiologie, der Elektrophysiologie und der Chirurgie erlebte die Hiatushernie in den fünfziger Jahren eine Renaissance: In den USA besonders durch HARRINGTON, SWEET und WOLF, in England vor allem durch ALLISON, im deutschsprachigen Raum besonders durch den Schweizer Gastroenterologen HAFTER. Zwar ist die Hiatushernie eine relativ "junge" Krankheit, dennoch ist das Schrifttum, das sich direkt oder indirekt mit dem Problem Hiatushernie beschäftigt, in den letzten 20 Jahren nahezu unübersehbar geworden. Unter ausführlicher Würdigung der Literatur soll eine wesentliche Aufgabe der vorliegenden Arbeit sein, den Stand unseres Wissens über das Problem Hiatushernie zu beleuchten und die Fülle der ungelösten Fragen aufzuzeigen.

Die Hiatushernie stellt in den meisten Fällen weniger ein anatomisches als ein pathophysiologisches Problem dar; entsprechend haben sich neben Anatomen, Chirurgen und Internisten vor allem in den letzten Jahrzehnten Physiologen und last not least Radiologen dem Hernienproblem zugewandt.

Die Korrelation der Einzelergebnisse verschiedener Disziplinen hat sich nicht zuletzt infolge einer differenten Terminologie als höchst schwierig, jedoch als sehr fruchtbar erwiesen. An Hand anatomischer, röntgenkinematographischer und elektromanometrischer Untersuchungsergebnisse hoffen wir eine praktikable Terminologie vorzulegen, die zur Verständigung über das Hernienproblem unerläßlich ist.

Ohne genaue Kenntnisse der Anatomie der distalen Speiseröhre, des Hiatus oesophageus und der Fixationseinrichtungen der Speiseröhre sowie der Physiologie des Endösophagus und des sogenannten Kardiaschlußmechanismus bleiben Fragen der Pathophysiologie der Hiatushernie ebenso unverständlich wie ätiologische, diagnostische und therapeutische Probleme. Deshalb wurden zunächst Anatomie und Physiologie im Bereich der "Kardia" und der "Kardiaschlußmechanismus": der Verschluß des Magens gegen die Speiseröhre, ausführlich dargestellt.

Die Röntgendiagnostik der meist kleinen Hiatushernien erfordert Untersuchungsmethoden, die wesentlich von der routinemäßigen Magendarmpassage abweichen; die diagnostischen Probleme werden auf der Basis anatomischer und physiologischer Grundlagen umfassend dargestellt.

Fragen zur Ätiologie, Pathophysiologie, Klinik und Therapie sowie Häufigkeit, Alter und Geschlechtsverteilung werden anhand des Krankengutes der Chirurgischen Universitätsklinik Bonn (Direktor: Prof. Dr. A. GÜTGEMANN) unter Berücksichtigung der Angaben im Schrifttum ausführlich abgehandelt.

# A. Normale anatomische Verhältnisse

## I. Anatomie und Terminologie des Ösophagus unter besonderer Berücksichtigung des distalen Abschnittes

Der Ösophagus läßt sich topographisch-anatomisch in drei Abschnitte: Pars cervicalis, Pars thoracalis und Pars abdominalis, unterteilen (SCHLEGEL; TÖNDURY; IMDAHL; HORNYKIEWYTSCH u. BARGON). Für die vorliegende Fragestellung sind in der Hauptsache der caudale Teil der Pars thoracalis und die Pars abdominalis von Bedeutung, die durch den Hiatus oesophageus voneinander abgegrenzt werden.

Die Pars abdominalis oesophagi ist intra vitam etwa 1 bis 1,5 cm (HARRINGTON), an der Leiche nach HAFFERL; SCHLEGEL; TÖNDURY und RIDER und Mitarb. etwa 2 bis 3 cm lang. Ein Absolutwert für die Länge der Pars abdominalis beim Lebenden kann nicht angegeben werden, da ihre Länge von verschiedenen Faktoren wie Lage des Körpers, Respirationsphase, Muskeltonus und Füllungszustand des Magens abhängig ist.

Nach Ergebnissen von manometrischen und simultan manometrisch-radiologischen Untersuchungen steht außer Zweifel, daß sich der *distale Ösophagus* physiologisch von der übrigen Speiseröhre, dem *"tubulären Ösophagus"* unterscheiden läßt. Die terminalen 3 bis 5 cm der Speiseröhre müssen physiologisch als ein spezielles Segment des Ösophagus aufgefaßt werden, das sich von 1 bis 2 cm oberhalb bis 1 bis 2 cm unterhalb des Zwerchfells erstreckt.

Die Terminologie im Endösophagus, mit dessen Besonderheiten sich Physiologen, Anatomen, Radiologen, Chirurgen und Pharmakologen beschäftigt haben, ist entsprechend der Vielzahl der Untersucher auch heute noch vielgestaltig und verwirrend. Die jetzt am meisten gebrauchte Bezeichnung ist der von LERCHE 1950 definierte Begriff *"Vestibulum gastro-oesophageale"* oder kurz *"Vestibulum"*. Schon um der Verständigung willen haben wir diesen Begriff übernommen.

Das Vestibulum liegt teils ober-, teils unterhalb des Zwerchfells. Um nicht wie IMDAHL diese beiden durch den Hiatus oesophageus getrennten Teile mit weiteren Namen belegen zu müssen, unterscheiden wir den *epiphrenischen und den subphrenischen Anteil des Vestibulum,* wobei der subphrenische Anteil topographisch-anatomisch der Pars abdominalis oesophagi entspricht (s. Abb. 1).

Nach wie vor ist ungeklärt, ob und inwieweit das Vestibulum auch morphologisch vom tubulären Ösophagus abgegrenzt werden kann; dies ist umso erstaunlicher, als die Begriffsbestimmung von LERCHE nach morphologischen Gesichtspunkten erfolgte.

LAIMER beschrieb 1883 eine in der Regel etwa 2 cm oberhalb des Zwerchfells gelegene Einengung im unteren Ösophagus, die von ihm durch eine individuell starke Verdickung der Ringmuskulatur der Speiseröhre erklärt wurde. In einigen Fällen

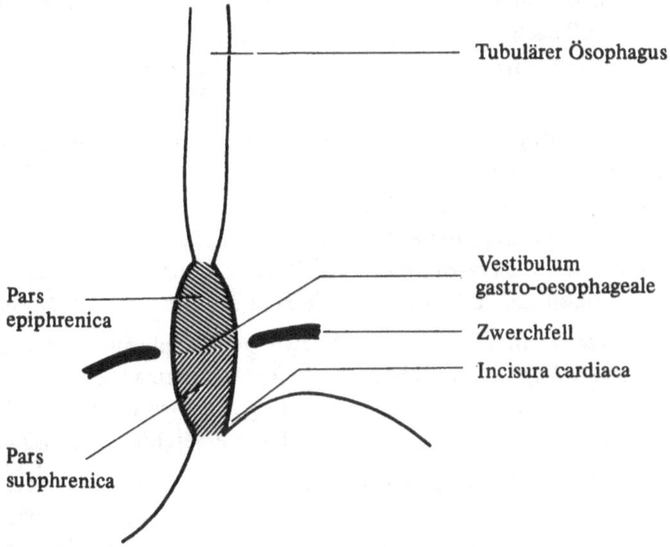


Abb. 1. Terminologie der Speiseröhre.

war die Konstriktion ringähnlich und schraf begrenzt, häufiger stellte sie jedoch einen etwa 2 bis 3 cm langen Kanal dar, der z.T. oberhalb, z.T. unterhalb des Zwerchfells lag. Ähnliche Beobachtungen sind von v. HACKER; STRECKER; v. HAYEK u. a. gemacht worden, obwohl Einzelheiten im Hinblick auf Länge und Lage der Einengung in Beziehung zum Hiatus oesophageus sehr variieren.

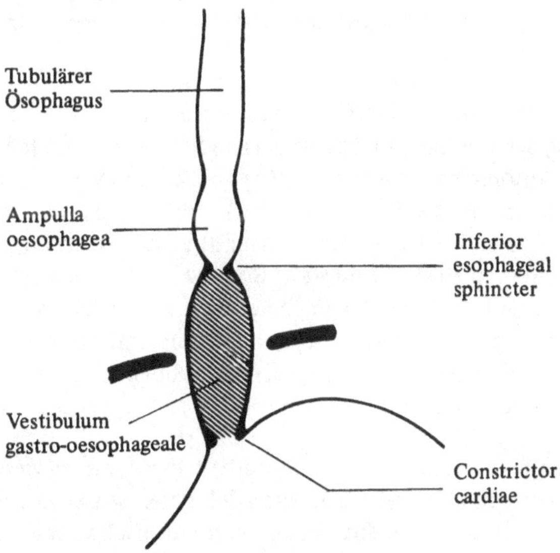


Abb. 2. Ösophagussegmente und Terminologie der Speiseröhre nach LERCHE.

LERCHE (1950) beschrieb in seiner wegweisenden Monographie "The Esophagus and Pharynx in Action" nach makro- und mikroskopischen Untersuchungen an 80 Präparaten zwei Sphincterformationen und zwei Erweiterungen im unteren Teil der Speiseröhre (s. **Abb. 2**):

1. Der *"Inferior esophageal sphincter"*, eine umschriebene, sehr variable Verdickung der Muscularis propria der Speiseröhre: In 40 Präparaten betrug die Stärke der Muskulatur 3 bis 5 mm, in 23 Fällen 3 mm und 17mal weniger als 3 mm. Ebenso variabel war auch die Lage dieser konstant nachweisbaren Muskelverdickung: In der Mehrzahl seiner 80 Präparate lag der "Inferior esophageal sphincter" 1 bis 2 cm oberhalb des Hiatus, in 20% der Fälle jedoch direkt oberhalb des Zwerchfells.
2. Der *"Constrictor cardiae"* an der Grenze zwischen Ösophagus- und Magenschleimhaut, der aus zwei halbkreisförmigen, rapheförmig miteinander verbundenen Muskelbändchen besteht. Wie die Schleimhautgrenze, wurde auch der "Constrictor cardiae" im allgemeinen 1 bis 2 cm unterhalb des Zwerchfells lokalisiert.
3. Das *"Vestibulum gastro-oesophageale"*, ein etwa 3 bis 4 cm langes Segment des oberen Verdauungstraktes, wird caudal durch den "Constrictor cardiae" gegen den Magen, oral durch den "Inferior esophageal sphincter" von der eigentlichen Speiseröhre abgegrenzt.
4. Die *"Ampulla oesophagea"*, eine etwa 2 cm lange inkonstante Erweiterung des caudalen tubulären Ösophagus unmittelbar oberhalb des "Inferior esophageal sphincter".

Nach LERCHE ist der "Constrictor cardiae" nur bei vollem Magen kontrahiert, während der "Inferior esophageal sphincter" stets durch eine tonische Muskelkontraktion verschlossen ist. Bei leerem Magen stellt demnach der "Inferior esophageal sphincter" den einzigen Verschluß zwischen Ösophagus mit negativem Druck und Magen mit positivm Druck dar.

Wie H.MONGES, A.MONGES u. GAMBARELLI konnten auch wir keine morphologische Bestätigung der von LERCHE beschriebenen Sphincteren finden. Ebenso haben zahlreiche Autoren vergeblich nach der von LAIMER; V.HACKER; STRECKER; LERCHE u.a. beschriebenen Verdickung der Muskulatur gesucht (LENDRUM; ALLISON; BARRETT; PETERS; MEISS; TURCO; SCHLEGEL; VANTRAPPEN u. Mitarb.; BOTHA; IMDAHL; MANN; HIGGS; KRAMER; BOWDEN u. Mitarb. u.a.). Die letztgenannten Autoren sind nicht nur davon überzeugt, daß es keine morphologisch faßbaren Sphincteren gibt, sondern sie bestreiten darüber hinaus auch, daß sich der Wandbau von Vestibulum gastro-oesophageale und tubulärem Ösophagus quantitativ und qualitativ voneinander unterscheiden.

Nach den vorliegenden Arbeiten darf mit Sicherheit angenommen werden, daß der Kardiaverschluß nicht durch einen muskulären Sphincter, wie etwa am Pylorus, vollzogen wird. Eine derartige Struktur müßte konstant nachweisbar sein. Heute läßt sich der Kardiaverschluß am besten durch einen *"physiologischen Sphincter"* erklären, der im Gegensatz zu den anatomischen Strukturen konstant nachgewiesen werden kann. Dadurch soll jedoch nicht ausgeschlossen werden, daß in diesem physioligisch eigenständigen Segment der Speiseröhre nicht doch morphologisch faßbare Besonderheiten vorhanden sein können (s.S. 38).

Die *"Kardia"* ist im Grunde genommen ein sehr vager Begriff, der verschieden definiert werden kann:

1. *Rein deskriptiv:* Die Stelle, an der die röhrenförmige Speiseröhre in den sackartig gestalteten Magen übergeht (LERCHE; INGELFINGER).
2. *Anatomisch:* Die Kardia anatomica läßt sich am ehesten als Grenzlinie zwischen Plattenepithel der Speiseröhre und Zylinderepithel des Magens definieren (z.B. ROSSETTI, 1959), da andere anatomische Unterschiede zwischen Magen und Ösophagus nicht mit Sicherheit faßbar sind.
3. *Manometrisch:* Die Kardia stellt die Grenze zwischen intragastralem Druck und "Hochdruckzone" im Bereich des Vestibulum gastro-oesophageale dar.
4. *Radiologisch:* Die Grenze zwischen Vestibulum gastro-oesophageale mit seinen charakteristischen, schluckaktbedingten Funktionsphasen und dem angrenzenden Magenabschnitt, bei dem auch nur annähernd ähnliche Funktionsphasen niemals zu beobachten sind.
5. *Funktionell:* Die "Kardia" oder das "Kardiagebiet" nach MAHLO (1965) kann allein auch funktionell im Sinne des Kardiaverschlusses aufgefaßt werden.

## II. Anatomie des Hiatus oesophageus

Der Hiatus oesophageus liegt im dorsalen "Abhang" und etwa 3 cm unterhalb des höchsten Punktes der linken Zwerchfellkuppe (s. b. MONGES, 1957 und BERNING); er stellt einen muldenförmigen Kanal dar, der von rechts cranial dorsal, nach links caudal ventral zieht (PERNKOPF; ALLISON; MADDEN; SCHLEGEL; IMDAHL). Die Vorderwand des Kanals ist kurz und mißt 0,5 bis 1 cm, die Hinterwand ist 3 bis 4 cm lang (SCHLEGEL).

Die pathologisch-anatomischen Studien von COLLIS u. Mitarb.; CAREY u. Mitarb.; MADDEN; SCHLEGEL; MARCHAND; MONGES (1960) und BOWDEN u. Mitarb. haben gezeigt, daß *beide Crura der Pars lumbalis des Zwerchfells in individuell sehr verschiedenem Ausmaß an der Bildung des Hiatus oesophageus beteiligt* sind. In der Mehrzahl der Fälle wird der Hiatus ausschließlich durch die Fasern des Crus dextrum gebildet (BOWDEN u. Mitarb.: 48%; SCHLEGEL und MONGES: 90%; COLLIS u. Mitarb.: 66%; CAREY u. Mitarb.: 84%). In den übrigen Fällen erfolgt die Hiatusbildung vorwiegend durch die Fasern des Crus dextrum unter Beteiligung der Fasern des Crus sinistrum. Das Gegenteil, die Hiatusbildung ausschließlich durch Fasern des linken Zwerchfellpfeilers ist selten (COLLIS u. Mitarb.: 2%; BOWDEN u. Mitarb.: 0%).

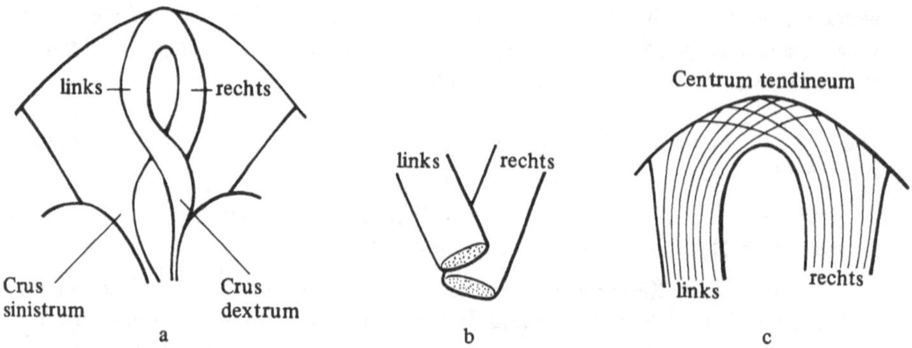


Abb. 3. Anatomie des Hiatus oesophageus.
a) Bildung des Hiatus oesophageus durch das linke und rechte Muskelbündel des Crus dextrum, b) scherenartige Kreuzung der Muskelfasern des Crus dextrum dorsal der Speiseröhre, c) gitterförmige Kreuzung der Muskelfasern des Crus dextrum ventral des Ösophagus.
Nach MARCHAND: J. thorac. Surg. **37**, 81 (1959).

Erfolgt die Bildung des muskelumrandeten Hiatus durch den rechten Zwerchfellpfeiler, der dann "charakteristischerweise länger, dicker und sehniger ist als der linke" (MADDEN), gruppieren sich seine Fasern sofort nach ihrem Ursprung in zwei Muskelzüge: einen oberflächlichen (ventralen) und einen tiefen (dorsalen). Das ventrale oberflächliche Muskelbündel zieht nach rechts cranial und bildet die rechte bzw. mediale Umrandung, das dorsal gelegene tiefe Muskelbündel zieht nach links zur Bildung der linken bzw. lateralen Umrandung des Hiatus (**Abb. 3a und 3b**). Funktionell ist von Bedeutung, daß sich bei der Teilung der Muskelfasern des Crus dextrum dorsal des Ösophagus die beiden Muskelzüge scherenartig überkreuzen (**Abb. 3b**). Während die lateral gelegenen Muskelfasern beider Muskelzüge direkt im Centrum tendineum inserieren, ziehen die medial gelegenen, die Hiatus begrenzenden Fasern, vor den Ösophagus zur Mittellinie und kreuzen sich hier erneut gitterförmig mit den Fasern der anderen Seite, bevor auch sie im Centrum tendineum inserieren (**Abb. 3c**).

BOWDEN u. EL-RAMLI konnten bei Detailstudien an 25 Präparaten in jedem Fall eine Aufteilung des Crus dextrum in einen medialen (rechten) und lateralen (linken) Muskelzug beobachten, eine entsprechende Teilung des linken Crus beobachteten sie nur in 13 Fällen, während bei den restlichen 12 Präparaten die Muskelfasern des Crus sinistrum ungeteilt blieben; bei der Präparation jedes einzelnen Muskelzuges konnten sie insgesamt *6 Varianten der Hiatusbildung* feststellen (**Abb. 4**).

1. In 9 Fällen erfolgte sie ausschließlich durch den medialen und lateralen Muskelzug des Crus dextrum (**Abb. 4a**),
2. bei 8 Präparaten waren alle 4 Muskelzüge beteiligt (**Abb. 4b**).
3. Dreimal erfolgte die Bildung des Hiatus durch das Crus dextrum unter Beteiligung des medialen Muskelzuges des Crus sinistrum (**Abb. 4c**) und ebenso häufig war

4. eine Beteiligung des ungeteilten Crus sinistrum an der linken Hiatuswand zu beobachten **(Abb. 4d)**.
5. In einem Fall begrenzten medialer und lateraler Muskelzug des Crus sinistrum unter Beteiligung des medialen Muskelzuges des Crus dextrum den Hiatus **(Abb. 4e)**.
6. Bei der letzten Variante schließlich bildeten die medialen Muskelbündel beider Crura die Hiatusbegrenzung **(Abb. 4f)**.

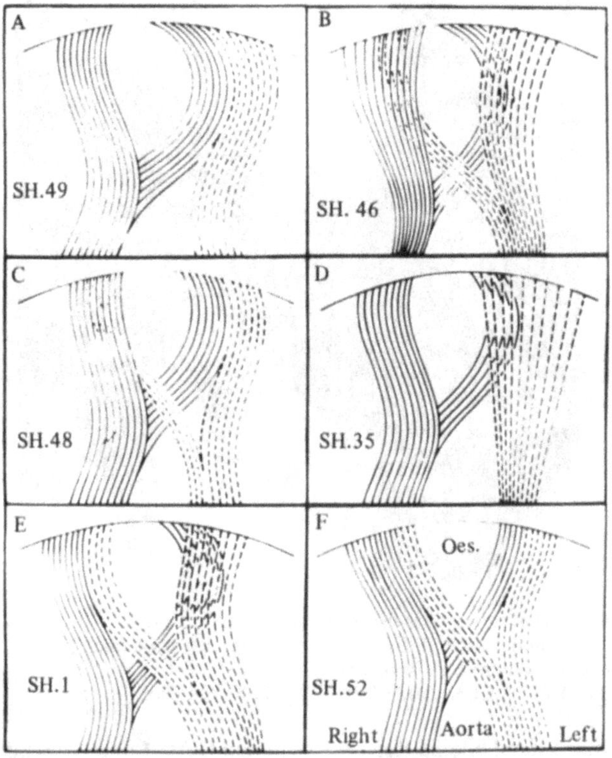


Abb. 4. Schematische Darstellung der sechs Varianten der Hiatusbildung (Ansicht von abdominal).
Aus BOWDEN u. EL-RAMLI: Brit. J. Surg. 54, 984 (1967).

Die individuell unterschiedliche Beteiligung der Crura an der Bildung des Hiatus oesophageus mag für den Chirurgen von Bedeutung sein, im Rahmen der vorliegenden Fragestellung dagegen ist primär allein die Frage von Interesse, ob bei allen Varianten gleichwertig suffiziente Hiatus entstehen. In der Mehrzahl aller untersuchten Fälle erfolgt die Hiatusbildung durch die Muskelfasern des Crus dextrum, die sich ventral und dorsal des Ösophagus überkreuzen. Entsprechend Ursprung,

Verlauf und Ansatz der Muskelfasern hat der auf diese Weise gebildete Hiatus eine *elliptische Form* mit zwei unterschiedlichen Durchmessern: Der größere liegt in der Sagittalebene, der kleinere verläuft transversal (ALLISON; LAM; MONGES; SCHLEGEL; MARCHAND; IMDAHL; BOWDEN u. Mitarb.).

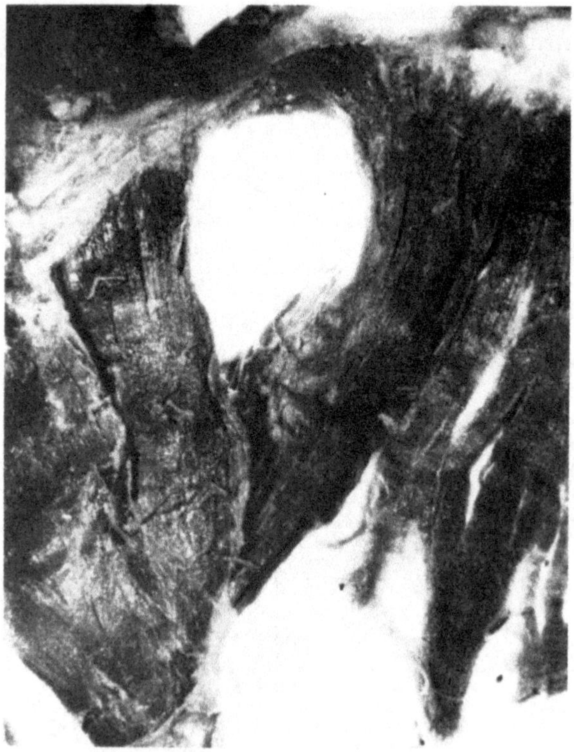

Abb. 5a. Gestalt des Hiatus oesophageus (Ansicht von abdominal); bei Hiatusbildung durch den medialen und lateralen Muskelzug des Crus dextrum entsteht eine Ellipse (vgl. Abb. 4a).
Aus BOWDEN u. EL-RAMLI: Brit. J. Surg. **54**, 984 (1967).

BOWDEN u. Mitarb. fanden eine Relation zwischen Gestalt und Größe des Hiatus einerseits und Stärke des medialen Muskelzuges des Crus dextrum andererseits: Eine Ellipse mit kleinem transversalen Durchmesser bildete der Hiatus nur, wenn er allein durch die sich kreuzenden Muskelzüge des Crus dextrum gebildet wurde **(Abb. 5a)**. War der mediale Muskelzug des Crus dextrum schwach entwickelt, fanden sie eine große, mehr *dreieckig* gestaltete Öffnung **(Abb. 5b)**.

Nicht nur Form und Größe des Hiatus oesophageus sind von der individuell verschiedenen Beteiligung der Crura an der Hiatusbildung abhängig (BOWDEN u. Mitarb.), sondern auch ihre Widerstandskraft. Jeder Hiatus steht zeitlebens unter der sprengenden Kraft des pleuroperitonealen Druckgradienten (MARCHAND, 1959). Der Tendenz zur Erweiterung des transversalen Durchmessers und damit der Tendenz zur Bildung einer *Hiatusinsuffizienz* stehen bei unterschiedlich gestalteten Hiatus

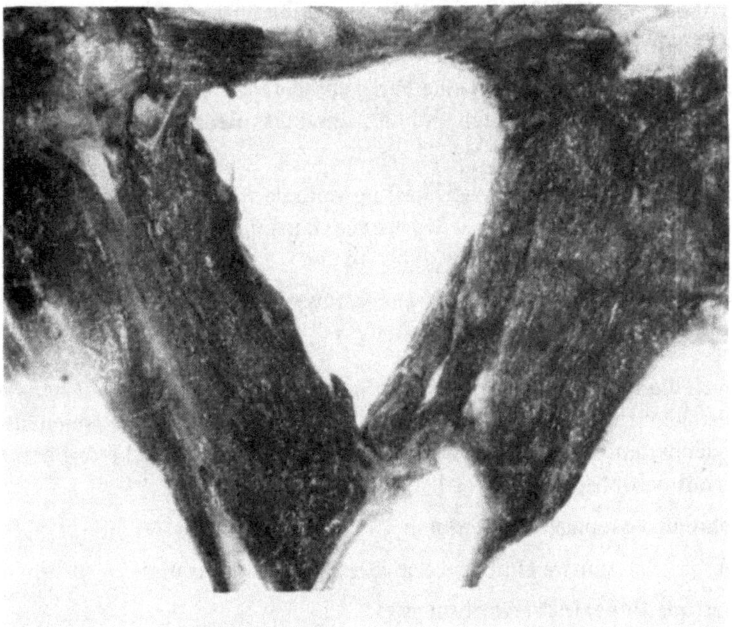

Abb. 5b. Gestalt des Hiatus oesophageus;
bei Hiatusbildung durch Crus dextrum et sinistrum bei schwacher Ausprägung des medialen Muskelzuges des Crus dextrum entsteht ein Dreieck (vgl. Abb. 4d).
Aus BOWDEN u. EL-RAMLI: Brit. J. Surg. 54, 985 (1967).

unterschiedliche Kräfte gegenüber. Wird der Hiatus, wie in den meisten Fällen, durch das Crus dextrum gebildet, besteht vor und hinter dem Ösophagus eine Kommissur der Muskelfasern (**Abb. 3, 4a, 5a**); eine Kontraktion der Muskelfasern führt dementsprechend zu einer Verkleinerung des Querdurchmessers sowohl im dorsalen als auch im ventralen Bereich. Wird dagegen der Hiatusrand rechts vom Crus dextrum und links ganz oder vorwiegend vom Crus sinistrum gebildet, fehlt die hintere Kommissur ganz oder nahezu vollständig (**Abb. 4d, 5b**). Auch bei Kontraktion der Muskelfasern kann jetzt der Hiatus dorsal des Ösophagus nur wenig enger gestellt werden; diese Situation entspricht dann einem Locus minoris resistentiae.

## III. Fixation des Ösophagus im Hiatus oesophageus

Die Speiseröhre durchzieht den in der Regel elliptischen, birnenförmig gestalteten Hiatus in seinem weiteren ventralen Anteil. Zwischen muskelumrandetem Hiatus und durchtretendem Ösophagus liegt ein lockeres Füllgewebe: Binde- und Fettgewebe, dem eine abdichtende, jedoch keine fixierende Funktion zugesprochen werden kann (ANDERS u. BAHRMANN; LERCHE; IMDAHL); eine direkte muskuläre Verbindung zwischen Speiseröhre und Hiatus ist nach den Angaben der Literatur nicht vorhanden.

Es steht aber außer Zweifel, daß es einen *"Fixationsapparat des Ösophagus"* (LAIMER) geben muß, der drei Anforderungen gerecht werden muß:

1. muß er straff genug sein, um eine Verlagerung in den Thorax durch den pleuroperitonealen Druckgradienten und die Längsmuskulatur des Ösophagus zu verhindern,
2. muß der Aufhängeapparat besonders im ventralen Anteil elastisch genug sein, um Zerrungen der Speiseröhre bei den Atemexkursionen des Zwerchfells zu vermeiden (KUNTZEN; INGELFINGER, 1958) und
3. darf der Fixationsapparat den terminalen Ösophagus in seiner Funktion als physiologischer Sphincter nicht behindern.

Wenn auch die Existenz eines Fixationsapparates des Ösophagus nicht bezweifelt wird, bestehen doch über Art und Ausmaß der Fixation erhebliche Meinungsverschiedenheiten. Im einzelnen werden für die subhiatale Verankerung der Pars abdominalis oesophagi verantwortlich gemacht:

1. die phrenico-ösophageale Membran,
2. die A. gastrica sinistra einschließlich ihres Mesenteriums und
3. ein retroperitoneales Verwachsungsfeld.

Nach LAIMER; ANDERS u. BAHRMANN; LERCHE; ALLISON; KAY; PETERS; COLLIS; CAREY; BUCHANAN; SCHLEGEL; MARCHAND; BOMBECK; HILL; BAKER; ANDERSON u. a. erfolgt die Fixation des Ösophagus im Hiatus durch die phrenico-ösophageale Membran, die aus fibro-elastischem Gewebe besteht und im wesentlichen von der Fascia subdiaphragmatica, einem Teil der Fascia transversalis, ausgeht und nur in einem geringeren, präparatorisch nicht immer darstellbaren Teil von der Fascia epidiaphragmatica, die ihrerseits wiederum Teil der Fascia endothoracica ist. Besteht hinsichtlich des Ursprungs noch eine gewisse Übereinstimmung, bestehen über Verlauf und Ansatz der phrenico-ösophagealen Membran erhebliche Differenzen:

a) Nach KAY und CAREY u. Mitarb. zieht sie von der Unterseite des Zwerchfells durch den Hiatus oesophageus und inseriert etwa 2 bis 3 cm darüber in der Muskulatur des Ösophagus **(Abb. 6a)**, während sie

b) nach BARRETT (1954) und HARRINGTON (1955) diffus in die Muskulatur der unteren 2 bis 3 cm des Ösophagus einstrahlt **(Abb. 6b)**.

c) Nach ANDERS u. BAHRMANN; LERCHE; PETERS; BOMBECK; HILL; BAKER und ANDERSON teilt sich die "phrenico-esophageal elastic membrane" (LERCHE) am Hiatusrand in eine aufsteigende und eine absteigende Lamelle **(Abb. 6c)**; die aufsteigende Lamelle durchzieht den Hiatus und inseriert etwa 2 bis 3 cm oberhalb des Hiatus in der Längs- und Ringmuskulatur des Ösophagus, wobei sich einzelne Faserzüge bis in die Submucosa verfolgen lassen (BOMBECK). Die absteigende Lamelle umhüllt das Binde- und Fettgewebe zwischen muskulärem Hiatus und Ösophagus und inseriert caudal der Ösophagus–Magenschleimhautgrenze in der Muskulatur des Magens.

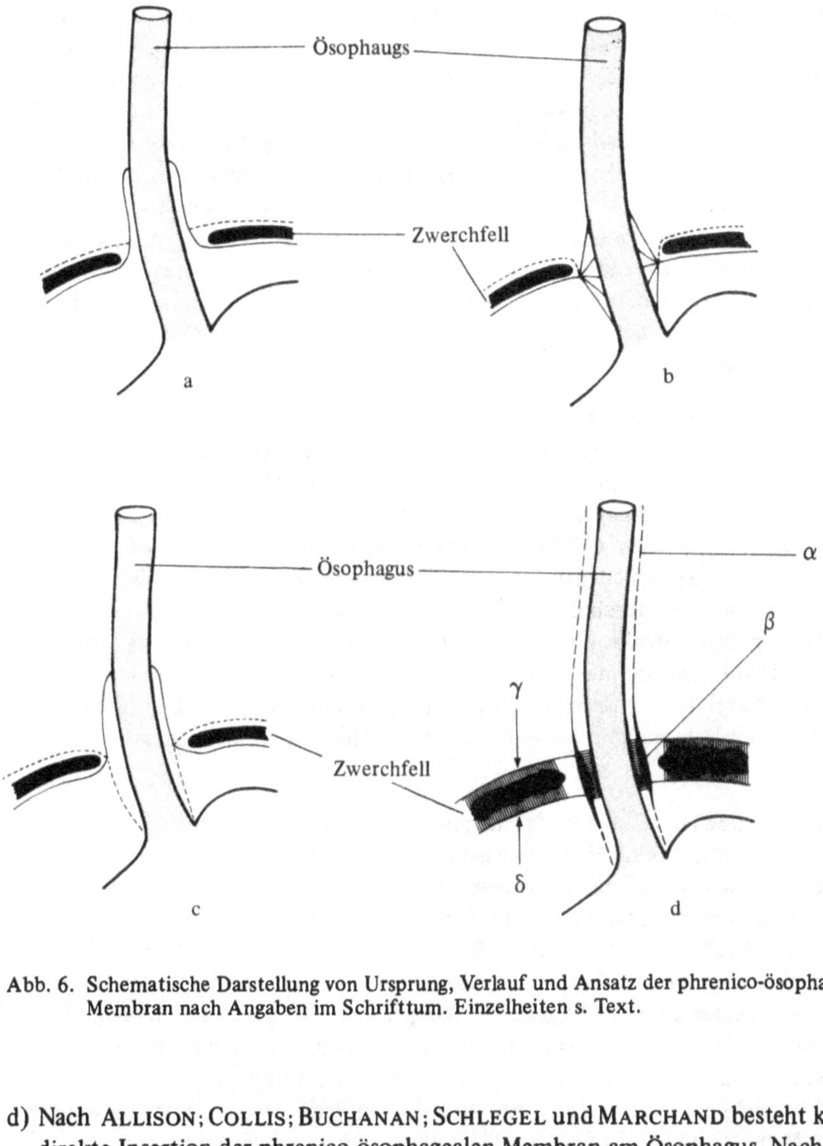


Abb. 6. Schematische Darstellung von Ursprung, Verlauf und Ansatz der phrenico-ösophagealen Membran nach Angaben im Schrifttum. Einzelheiten s. Text.

d) Nach ALLISON; COLLIS; BUCHANAN; SCHLEGEL und MARCHAND besteht keine direkte Insertion der phrenico-ösophagealen Membran am Ösophagus. Nach SCHLEGEL beispielsweise wird der ganze Ösophagus von einer Fascie umgeben, deren Stärke und Intensität ihrer Beziehung zum Ösophagus je nach Lage verschieden ist **(Abb. 6d)**: Im Bereich des oberen und mittleren Teils der Pars thoracalis ist die Fascie locker gebaut (α); hier besteht keine feste Verbindung zum Ösophagus. Die Fascie wird umso kräftiger, je mehr sie sich dem Zwerchfell nähert und ist am stärksten im eigentlichen Hiatusgebiet entwickelt; hier liegt sie dem Ösophagus dicht an und es ziehen verhältnismäßig kräftige Bindegewebsstränge von der Fascie zur Speiseröhre, "wo sie anscheinend mit den Längsmuskelfasern in Verbindung treten" (β). An der Pars abdominalis oesophagi wird die

Ösophagusfascie wieder zarter und verliert sich im Bereich der anatomischen Kardia. Sowohl cranial als auch caudal des Durchtritts des Ösophagus durch den Hiatus oesophageus spaltet sich jeweils ein Fascienblatt von der Ösophagusfascie ab: Das obere, aus dünnen Faserzügen gebildete Fascienblatt tritt mit der Fascia diaphragmatica thoracalis in Verbindung ($\gamma$), während sich das untere, aus kräftigeren Faserzügen bestehende Fascienblatt mit der Fascia diaphragmatica abdominalis verbindet ($\delta$). Die Fasciae diaphragmaticae sind ihrerseits durch zahlreiche feine Bindegewebsstränge an die den Hiatus oesophageus bildenden Muskelzüge fixiert, wobei sogar einzelne Muskelfasern in die Fascien einstrahlen können. Sind diese Muskelfasern kräftig, kann ihr Verlauf bis in die Ösophagusfascie verfolgt werden, ohne daß eine direkte muskuläre Verbindung zur Ösophaguswand vorhanden ist.

Wenn auch die Beschreibungen der Fascienverhältnisse divergieren, halten dennoch alle diese Autoren, abgesehen von BARRETT, und diejenigen Autoren, die sich mit der Hiatushernie befaßt haben, die phrenico-ösophageale Membran für die bedeutendste anatomische Struktur zur Fixation des Ösophagus im Hiatus. BARRETT (1954) dagegen nimmt an, daß die phrenico-ösophageale Membran zu schwach sei, um eine entscheidende Bedeutung bei der Fixation der Pars abdominalis zu besitzen, diese erfolge vielmehr durch die *A. gastrica sinistra* und deren Mesenterium. Nach Erschlaffung dieser Strukturen existiere nichts, was die Pars abdominalis oesophagi daran hindern könne, ins Mediastinum zu gleiten, besonders wenn der abdominale Druck erhöht sei. Dementsprechend sind nach BARRETT reine Gleithernien infolge der begrenzten Dehnbarkeit des versorgenden Gefäßes (A. gastrica sinistra) selten groß.

SCHLEGEL (1958) hat BARRETT's Auffassung mit der allgemein bekannten Dehnbarkeit der Gefäße und somit ihrer Verlagerungsfähigkeit widersprochen; seiner Meinung nach erfolgt die Fixation durch die beschriebenen Fascien, andererseits schränkt er diese Annahme aber selbst wieder ein, denn diese Fixation sei "keine absolute", da "dazu das Gewebe zu schwach (sei)". Wenn auch nach BOMBECK; DANIELS und NYHUS das aufsteigende Blatt den Charakter einer straffen, wohldefinierten Membran besitzt, erscheint es nicht ganz befriedigend, nur die phrenico-ösophageale Membran für die subhiatale Fixation der Pars abdominalis oesophagi verantwortlich zu machen, denn nach SYKAMORE ist sie oft nur dürftig ausgeprägt, BARRETT (1959) bezeichnet sie als so dünn, daß ihr keinerlei Bedeutung zugemessen werden könne. MARCHAND (1959) fand bei Jugendlichen eine definierte Struktur, bei älteren Menschen dagegen nur ein zartes Gebilde. Auch nach LERCHE ist die phrenico-ösophageale Membran großen individuellen Schwankungen unterworfen, in einigen seiner Präparate erwies sie sich sogar als "sehr dünn". Nach HILL (1967) und BAKER ist sie in ihren ventralen Anteilen locker, in den dorsalen straff gebaut. Ob tatsächlich der phrenico-ösophagealen Membran die von der Mehrzahl der Autoren (s. o.) zugemessene Bedeutung für die Fixation des Ösophagus im Hiatus zukommt, muß nach den Beobachtungen von HILL (1967) stark bezweifelt werden, denn selbst wenn alle ventralen und seitlichen Befestigungen zwischen Zwerchfell und Ösophagus gelöst werden und sogar nach völliger Entfernung des Zwerchfells kommt es nicht zu einer Verlagerung der Pars abdominalis oesophagi in den Thorax; HILL führt dies auf straffe fibroelastische Bindegewebszüge zurück, die von der dorsalen Wand des Ösophagus zur präaortalen Fascie verlaufen. Es ist eine Definitionsfrage, ob dieses fibroelastische Gewebe zwischen dorsaler Ösophaguswand und praeaortaler Fascie wie von HILL der phrenico-ösophagealen Membran oder dem *retroperitonealen Verwachsungsfeld* zugerechnet werden soll.

Nach HAFFERL; MONGES (1957); TÖNDURY; MAHLO (1957); NISSEN (1960); BRUNNER und WRIGHT besitzt die Pars abdominalis oesophagi nur ventral einen Peritonealüberzug, während sie dorsal ebenso wie ein kleiner angrenzender Bezirk der Hinterwand der Magenfornix ihren Serosaüberzug verloren haben und mit dem retroperitonealen Bindegewebe verwachsen sind, wobei die Ausdehnung dieses Verwachsungsfeldes nach TÖNDURY großen individuellen Schwankungen unterworfen ist. Topographisch-anatomisch stimmt diese Beschreibung mit den Beobachtungen von HILL (1967) überein. Wenn tatsächlich eine feste Verankerung der Pars abdominalis oesophagi und des angrenzenden Teils der Magenfornix im retroperitonealen Bindegewebe vorhanden ist, dann dürfte sie für die subhiatale Fixation der Pars abdominalis wenigstens sehr bedeutend, wenn nicht bedeutender sein als die phrenico-ösophageale Membran. Andererseits kann jedoch der Ösophagus z.B. bei einer totalen Gastrektomie aus seiner Bindegewebsfixation "durch ein paar Fingerzüge befreit werden" (NISSEN, 1960); BRUNNER hat diesen Operationsfund bestätigt.

# B. Physiologie der Speiseröhre, die physiologischen Ösophagussegmente

LERCHE's Vorstellungen über Struktur und Funktion des distalen Ösophagusabschnittes wurden von den meisten Autoren zwar nicht restlos akzeptiert, vor allem die von ihm beschriebenen Sphincteren lösten eine lebhafte Diskussion aus, aber die Begriffe *"Vestibulum"* und *"Ampulla oesophagea"* haben sich in seiner Definition mehr und mehr durchgesetzt. Dies ist vor allem darauf zurückzuführen, daß es zahlreichen Autoren, meist Angloamerikanern, mit Hilfe elektromanometrischer Verfahren gelang, eine *physiologische Ösophagussegmentation* nachzuweisen, die annähernd mit den von LERCHE definierten Segmenten übereinstimmte. So unterteilten SANCHEZ, KRAMER u. INGELFINGER (1953) den Ösophagus nach dem motorischen Verhalten während des Schluckaktes in drei Abschnitte:

a) tubulärer Ösophagus,
b) Ampulla oesophagea und
c) Vestibulum gastro-oesophageale,

unter Anwendung der Terminologie von LERCHE, denn ihre physiologischen Ösophagussegmente "stimmten annähernd mit den drei von LERCHE definierten anatomischen Segmenten überein".

## I. Motilität des tubulären Ösophagus

### 1. Der "normale Schluckkomplex"

BUTIN, OLSEN, MOERSCH u. CODE beschrieben 1953 nach intraluminalen Druckmessungen mit einem kleinen, normalerweise zur intravasculären Druckmessung benutzten elektromagnetischen Transduktor den *"normalen Schluckkomplex"*, der durch vier Komponenten charakterisiert ist: Eine negative Initialwelle und drei folgende positive Wellen (**Abb. 7**). SANCHEZ, KRAMER u. INGELFINGER bestätigten im gleichen Jahr nach simultanen, manometrisch-radiologischen Untersuchungen diese Ergebnisse, konnten jedoch den von BUTIN u. Mitarb. beschriebenen "normal swallowing complex" *nur in den oberen 7/8 des Ösophagus* registrieren.

Nach SANCHEZ, KRAMER u. INGELFINGER; DORNHORST, HARRISON u. PIERCE; LAMBLING, BADER u. RIVOAL; TEXTER, SMITH, MOELLER u. BARBORKA u.a. besteht der Schluckkomplex im tubulären Ösophagus aus *zwei Hauptkomponenten* (vgl. **Abb. 7**):

a) Sobald Flüssigkeit etwa 0,25 bis 0,8 sec nach dem Schluckakt in den Ösophagus gelangt (Röntgenkontrolle), kann eine plötzliche Druckzunahme fast gleichzeitig in den oberen 7/8 des Ösophagus registriert werden. Diese *erste positive Welle* fehlt nach einem Leerschluck, außerdem ist ihre Höhe deutlich von der Menge der geschluckten Flüssigkeit abhängig. Daher darf zu Recht angenommen werden, daß sie durch die Volumenzunahme im Ösophagus hervorgerufen wird.

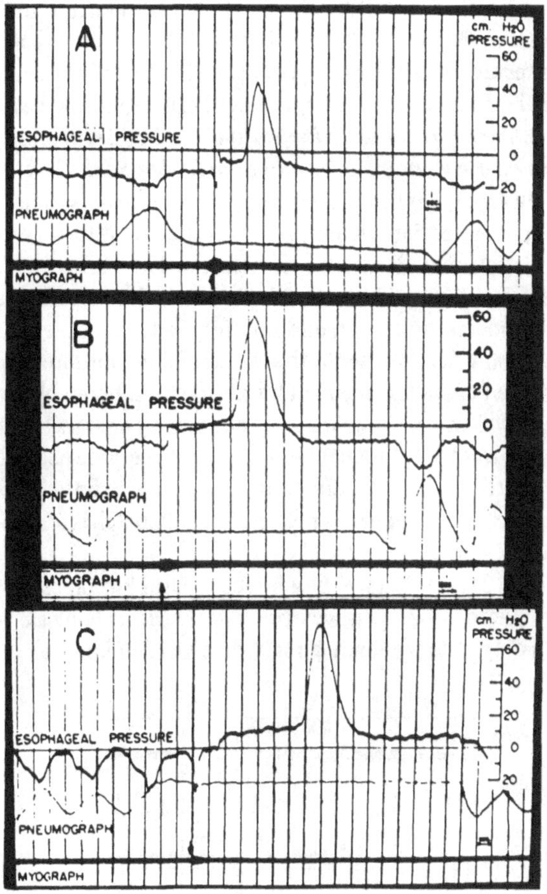


Abb. 7. "Normaler Schluckkomplex". Die druckregistrierenden Sondenöffnungen liegen a) im oberen, b) im mittleren und c) im unteren Anteil der tubulären Speiseröhre. Der Pfeil zeigt den Augenblick des Schluckens.
Aus BUTIN, OLSEN, MOERSCH u. CODE: Gastroenterology **23**, 281 (1953).

b) Dem Druckniveau der ersten positiven Welle folgt eine kräftige symmetrisch zu- und abnehmende Druckwelle, die alle Charakteristika einer *peristaltischen Welle* zeigt. Die Peristaltikwelle ist das hervorragende Merkmal des Schluckkomplexes im tubulären Ösophagus. Die Spitzendrucke können zwischen 20 und 40 mm Hg liegen, meist liegen sie zwischen 40 und 80 mm Hg. Auftreten und Amplitude der Peristaltikwelle sind völlig unabhängig von der Volumenmenge des Geschluckten, es genügt zu ihrer Auslösung sogar bloßes Leerschlucken. Aus der Zeit des Ablaufs der Peristaltikwelle von einer Katheterspitze zur anderen ergibt sich nach SANCHEZ u. Mitarb. eine Fortpflanzungsgeschwindigkeit von 2,0 bis 2,5 cm/sec, jedoch mit einem beträchtlichen individuellen Schwankungsbereich von 1,9 bis 9 cm/sec.

Normalerweise wird die Peristaltikwelle durch den Schluckakt im Pharnyx ausgelöst. KRONECKER u. MELTZER konnten bereits 1883 bei ihren ballonkymographischen Untersuchungen der Ösophagusmotilität nachweisen, daß die Speiseröhre einen lokal einwirkenden Reiz mit einer Peristaltikwelle beantwortet. Neben der *"primären schluckaktbedingten Peristaltik"* besitzt der Ösophagus demnach eine *"sekundäre oder autonome oder nicht durch den Schluckakt bedingte Peristaltik"* (TURANO), deren Existenz auch mit elektro-manometrischen Verfahren eindeutig demonstriert werden konnte (DORNHORST u. Mitarb.; CREAMER u. SCHLEGEL; FLESHLER, HENDRIX, KRAMER u. INGELFINGER; TURANO u.a.). TURANO konnte durch plötzliches Aufblasen seiner drei druckregistrierenden Ballonsonden im oberen, mittleren und unteren Ösophagus die sekundäre Peristaltik am leichtesten mit dem mittleren thorakalen Ballon auslösen; in diesem Fall setzt die sekundäre Peristaltik in einem bis zu 10 cm höheren Niveau ein. An der Höhe ihrer Druckwellen sind primäre und sekundäre Peristaltik kaum zu differenzieren, denn beide zeigen "typischen Wellenverlauf, periodischen Charakter, eindeutigen Richtungssinn und Koordination" (TURANO). Hinsichtlich der Konsequenzen für den distalen Ösophagus müssen beide Peristaltikformen als identisch angesehen werden (Abb. 8).

Zwei weitere von BUTIN u. Mitarb. beschriebene Druckwellen sind für den Schluckkomplex im tubulären Ösophagus *weniger charakteristisch,* da sie von späteren Untersuchern (s.o.) nur unregelmäßig registriert werden konnten:

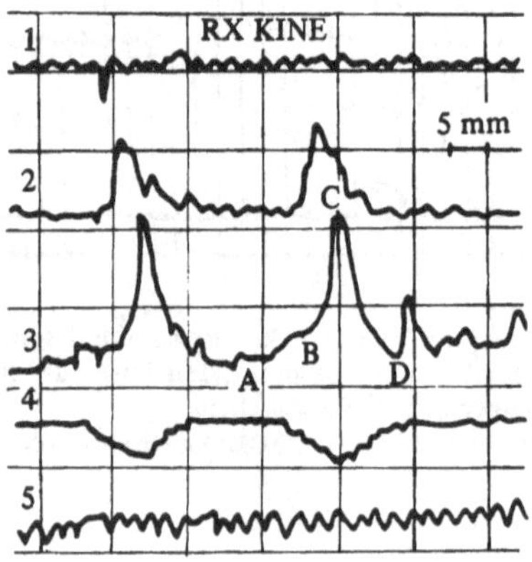


Abb. 8. Primäre, schluckaktbedingte (links) und sekundäre, *nicht* schluckaktbedingte (rechts) Peristaltik.
Kurve 1: Registrierung des Schluckens, Kurve 5: Pneumogramm, Kurven 2 und 3: Ballonsonden im tubulären Ösophagus, Kurve 4: Sonde im Vestibulum. Beide Peristaltikformen führen zu einem Druckabfall im Bereich des Vestibulum (vgl. Abb. 12.).
Aus TURANO: Fortschr. Röntgenstr. **90,** 535 (1959).

c) Eine *negative Welle* zu Beginn des Schluckkomplexes etwa 0,1 sec nach dem Schluckakt; ihre Auslösung kann am ehesten durch die schluckaktbedingte Streckung der Speiseröhre erklärt werden und

d) ein *leichter Anstieg* des intraluminalen Druckes unmittelbar vor dem Auftreten der Peristaltikwelle, dessen eigenständiger Charakter aber zweifelhaft ist. Wahrscheinlich steht er in direkter Beziehung zur Peristaltikwelle.

## 2. Die "segmentalen Kontraktionen"

Neben der primären und sekundären Peristaltik kann u.U. eine weitere Bewegungsform der Ösophagusmuskulatur beobachtet werden: die *segmentalen, nicht-peristaltischen Abschnittskontraktionen.* Obwohl die manometrischen und radiologischen Besonderheiten der segmentalen Ösophaguskontraktionen in der Vergangenheit von zahlreichen Autoren untersucht wurden, ist ihre pathopyhsiologische Bedeutung noch so unklar wie ihre Genese.

Segmentale Kontraktionen werden vorwiegend bei älteren Patienten im mittleren und distalen Drittel der Speiseröhre beobachtet. Sie besitzen kein Merkmal, "das sie in die wirkliche und eigentliche Peristaltik einreihen ließe": Es fehlen Fortpflanzungsfähigkeit, Koordination sowie Einfluß auf den Tonus des Vestibulum (TURANO). TURANO hat deshalb unter Ablehnung der Bezeichnung *"tertiäre Peristaltik"* den Begriff *"Abschnittskontraktionen"* vorgeschlagen.

TESCHENDORF; SCHATZKI (1933 und 1965); TEMPLETON (1944); JOHNSTONE (1956 und 1960); LENZ (1966); MCNALLY u. Mitarb.; WESTGAARD u. Mitarb.; STIENNON (1968) u.a. haben die *radiologischen Besonderheiten* der segmentalen Kontraktionen übereinstimmend beschrieben. Am besten sind sie bei der Prallfüllung der Speiseröhre darstellbar. Erreicht eine durch den Schluckakt ausgelöste (primäre) Peristaltikwelle den Aortenbogen, treten plötzlich in der unteren Hälfte des Ösophagus mehr oder weniger stark ausgeprägte, segmental angeordnete Muskelkontraktionen auf, die sich vom Aortenbogen bis zur oralen Grenze des Vestibulum erstrecken können. In weniger ausgeprägten Fällen findet sich lediglich eine sägeblattförmige Umgestaltung der Ösophaguswand, in anderen Fällen kann die Kontrastmittelsäule vollständig segmentiert sein, wobei enge mit weiteren Ösophagussegmenten abwechseln **(Abb. 9)**.

Die Vielgestaltigkeit der Erscheinungsformen der segmentalen Kontraktionen spiegelt sich in der radiologisch-phänomenologischen Terminologie wieder: *"Kräuselung"* oder *"curling esophagus"*, *"funktionelle Divertikel"*, *"Pseudodivertikel"*, *"Korkenzieherösophagus"*, *"spasmes etagés"*, *"Rosenkranzösophagus"* u.a. Bei starker Ausprägung der segmentalen Kontraktionen ist die Kontrastmittelpassage erheblich verzögert.

Wie die radiologischen zeigen auch die *manometrischen Untersuchungen* **(Abb. 10)**, daß die eigentliche Peristaltik der Speiseröhre durch multiple, mehr oder weniger gleichzeitig auftretende, kräftige Kontraktionswellen verdrängt wird (CROSS u. Mitarb., 1967; HIGHTOWER, 1957; OLSEN u. Mitarb.; CREAMER u. Mitarb., 1958; INGELFINGER, 1958; KRAMER u. Mitarb., 1958; TURANO; TEXTER u. Mitarb., 1962; SIEGEL u. Mitarb., 1963; ŠETKA u. Mitarb.; KELLEY).

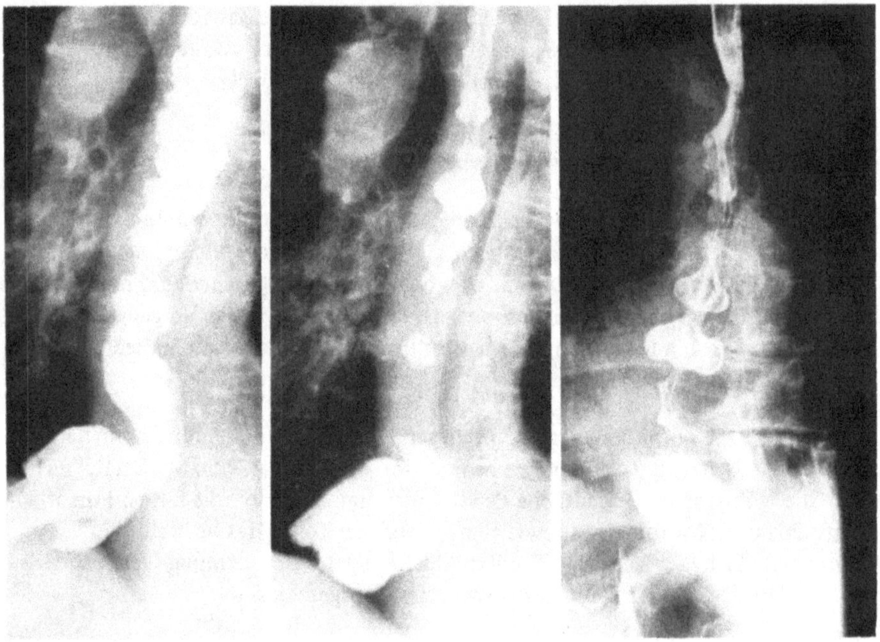

a b c

Abb. 9. Segmentale Kontraktionen: a) Sägeblattform, b) Korkenzieherösophagus, c) Rosenkranzösophagus.

Die *Genese* der segmentalen Kontraktionen ist unbekannt. Die von SCHATZKI vertretene Ansicht, die "Kräuselung" entstehe durch periösophageale Adhäsionen, hat begreiflicherweise nur sehr wenige Anhänger gefunden. Nach der heute vorherrschenden Meinung entstehen die Abschnittskontraktionen durch eine *"neuromuskuläre Dysfunktion"* der Speiseröhre, wobei die den Wirbelkörpern entsprechende metamere Gliederung des Ösophagus von Bedeutung sein soll. Über die Genese dieser "neuromuskulären Dysfunktion" ist jedoch wenig bekannt. Als gesichert darf jedoch gelten, daß *bei vielen Patienten mit Abschnittskontraktionen eine Hiatushernie nachweisbar* ist (s.S. 137 und **Abb. 9**). Zwar könnte die Hiatushernie sekundär durch die abnormen Ösophaguskontraktionen bedingt sein, andererseits könnte nach LENZ die durch die Hernienbildung vermehrte Kontraktion der Längsmuskulatur der Speiseröhre eine Störung im Antagonismus zwischen Ring- und Längsmuskulatur des Ösophagus zur Folge haben.

Nach JOHNSTONE (1960) und OLSEN u. Mitarb. ist das Primäre eine entzündliche Veränderung der Speiseröhre, vor allem die Refluxösophagitis, die sekundär durch segmentale Kontraktionen beantwortet wird. Auch die Ergebnisse der Perfusionsuntersuchungen der Speiseröhre (s.S. 141) lassen daran danken, daß *"ein Reizzustand des Ösophagus"* (LENZ) für die Genese der Abschnittskontraktionen von besonderer Bedeutung ist. So konnten beispielsweise TEXTER u. Mitarb. (1962) bei positivem Ausfall des Säureperfusionstestes (s.S. 142) bei mehr als 90% der Patienten eine Störung der Ösophagusmotilität, vor allem in Form der segmentalen Kontraktionen, beobachten.

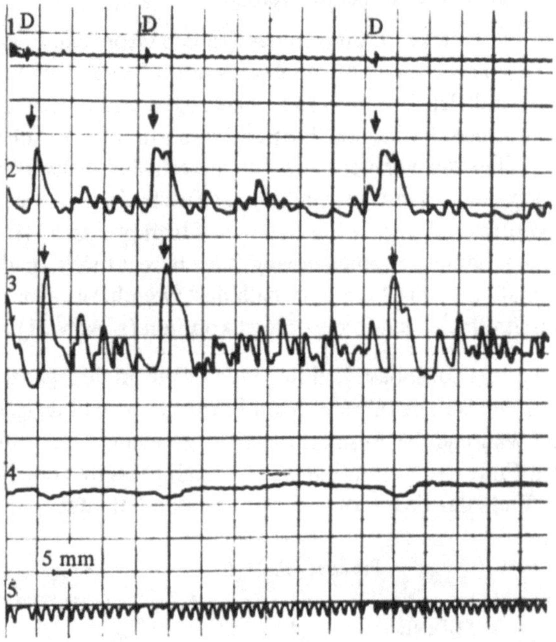


Abb. 10. Schluckaktbedingte Peristaltik und segmentale Kontraktionen.
Zwischen den Peristaltikwellen (Pfeile) erscheinen lokale Bewegungsvorgänge (Kurven 2 und 3) ohne Richtungssinn und ohne Einfluß auf die Hochdruckzone im Bereich des Vestibulum (Kurve 4). Bedeutung der Kurven wie in Abb. 8.
Aus TURANO: Fortschr. Röntgenstr. **90**, 537 (1959).

## II. Motilität der terminalen Speiseröhre

### 1. Die "Hochdruckzone"

Wie FYKE, CODE u. SCHLEGEL (1956) haben auch zahlreiche andere Autoren manometrisch zeigen können, daß außerhalb des Schluckaktes bei Normalpersonen eine *"Hochdruckzone"* zwischen Magen und Ösophagus vorhanden ist (BOTHA u. Mitarb.; LAMBLING u. Mitarb.; ATKINSON u. Mitarb.; CREAMER u. Mitarb.; HIGHTOWER; VANTRAPPEN u. Mitarb.; FLESHLER u. Mitarb.; TURANO; MONGES; BETTARELLO u. Mitarb.; NAGLER u. Mitarb., 1961; HILL u. Mitarb., 1961; CODE u. Mitarb.; SIEGEL u. Mitarb.; MACLAURIN; VINNIK u. Mitarb.; KELLEY; HELM u. Mitarb.; KRAMER; VAN DERSTAPPEN; SKINNER u. Mitarb., 1968; BORST u. Mitarb.; SIMPSON u. Mitarb. u.a.).

Alle Untersucher führten druckregistrierende Sondenspitzen in den Fornix ventriculi ihrer Versuchspersonen ein. Die hier gemessenen Drucke waren individuell verschieden hoch, erwiesen sich aber unter gleichbleibenden Versuchsbedingungen: Lagerung und Respirationsphase, als außerordentlich konstant und konnten somit als individuelle Basiswerte betrachtet werden.

Zur Ermittlung der Drucke im Bereich des distalen Ösophagusendes wurde der Meßkopf der druckregistrierenden Sonden jeweils um 0,5 oder 1 cm vom Fornix ventriculi bis in den thorakalen Ösophagus zurückgezogen und in jeder Höhe die Druckwerte, jeweils am Ende der In- und Exspiration bestimmt. Auf diese Weise wurde übereinstimmend bei den Versuchspersonen außerhalb des Schluckaktes in den unteren 3 bis 5 cm des Ösophagus ein höheres Druckniveau als im Magenfornix (= Basiswert) gefunden. Diese "zone or band of high pressure" (Fyke u. Mitarb.) erwies sich als individuell verschieden lang: Sie erstreckt sich im allgemeinen von 1 bis 2 cm oberhalb bis 1 bis 2 cm unterhalb des Zwerchfells, wobei die Spitzendrucke in Zwerchfellnähe gemessen werden konnten (s. **Abb. 11**).

Am Ende der Respirationsphase konnte jedoch nicht in dem ganzen Bereich von etwa 4 cm ein höheres Druckniveau als im Fornix ventriculi festgestellt werden, sondern es kam während der Respirationsphase zu einer Verlagerung der Hochdruckzone: Am Ende der Inspiration lag die "high pressure zone" unterhalb (**Abb. 11a**), am Ende der Exspiration inner- und oberhalb des Hiatus oesophageus (**Abb. 11b**).

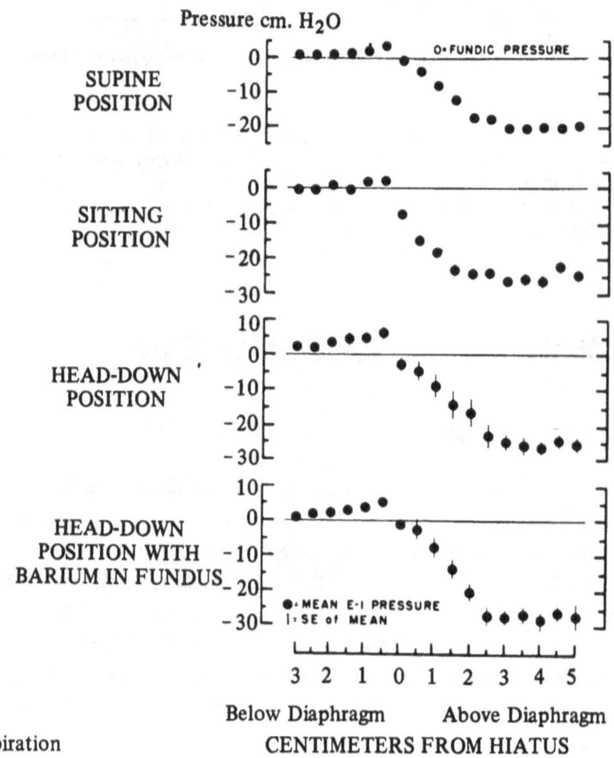


Abb. 11a) Inspiration

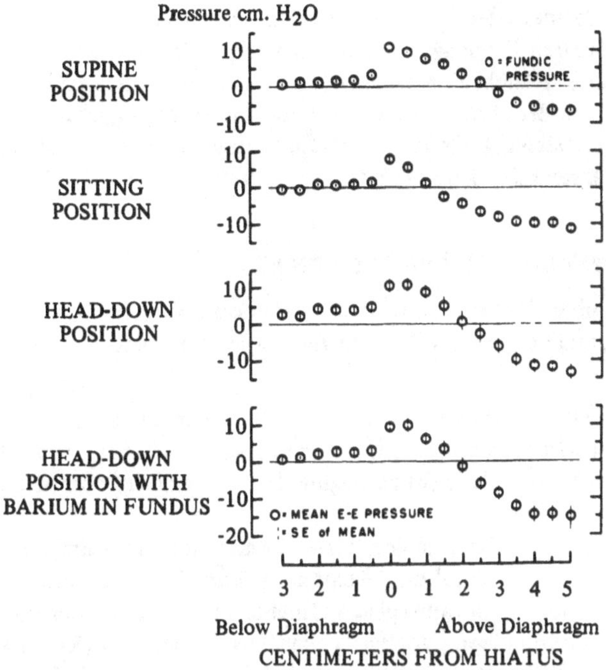


b) Exspiration

Abb. 11. Die "Hochdruckzone" zwischen Magen und tubulärer Speiseröhre im Sitzen, im Liegen und bei Kopftieflage. Bei maximaler Inspiration (a) liegt der barrierenwirksame Druck inner- und unterhalb, bei maximaler Exspiration (b) oberhalb des Hiatus oesophageus. Einzelheiten s. Text.
Aus FYKE, CODE u. SCHLEGEL: Gastroenterologia (Basel) **86**, 142 und 143 (1956).

Es besteht also unter Ruhebedingungen kein kontinuierliches Druckgefälle vom Fornix ventriculi (positiver Druck) zum thorakalen Ösophagus (negativer Druck), sondern während beider Respirationsphasen läßt sich zwischen Magen und Ösophagus eine Zone abgrenzen, in der die registrierten Drucke höher liegen als die jeweiligen Fornixdrucke. Daher wird von allen oben genannten Autoren die *"high pressure zone"* als *"physiologischer Sphincter"* diskutiert, der eine Druckbarriere gegen den gastro-ösophagealen Reflux darstellt, wobei diese *Refluxbarriere am Ende der Inspiration unterhalb, am Ende der Expiration im wesentlichen oberhalb des Zwerchfells* gelegen ist. Durch Subtraktion des mittleren Druckes im Magenfornix vom höchsten Druck in der "zone or band of high pressure" fanden FYKE u. Mitarb. im Liegen einen barrierrewirksamen Druck von durchschnittlich 10,7 cm $H_2O$ am Ende der Exspiration und 3,5 cm $H_2O$ am Ende der Inspiration. Diese Werte sind von späteren Untersuchern im wesentlichen bestätigt worden.

Nach der Definition von FYKE, CODE u. SCHLEGEL bedeutet "high pressure" ein den Fornixdruck übersteigendes Druckniveau, denn nur ein solcher Druck kann als Barriere gegen einen gastro-ösophagealen Reflux wirksam werden. Nach HIGHTOWER und VANTRAPPEN u. Mitarb. (1958) kann jedoch die "high pressure zone" auch als das Segment der Speiseröhre bezeichnet werden, in dem der Druck höher ist als im tubulären Ösophagus. Die terminalen 3 bis 5 cm des Ösophagus zeigen also schon unter Ruhebedingungen ein eigenes manometrisches Verhalten, das eine Abgrenzung von der übrigen (tubulären) Speiseröhre ermöglicht. Noch deutlicher wird die Sonderstellung des unteren Ösophagussegmentes durch das manometrische Verhalten während des Schluckaktes.

## 2. Der "vestibuläre Schluckkomplex"

Der durch den Schluckakt induzierte *"vestibuläre Schluckkomplex"* unterscheidet sich im wesentlichen in zwei Punkten von der normalen Motilität im tubulären Ösophagus:

a) Die *erste positive Druckwelle,* die durch die Volumenzunahme in der Speiseröhre verursacht wird, erscheint *nicht* im terminalen Ösophagus. Daraus kann geschlossen werden, daß dieses Segment zu Beginn des Schluckaktes normalerweise verschlossen ist.
b) Die *Peristaltikwelle* wird in den letzten Zentimetern der tubulären Speiseröhre langsamer und ihre Amplitude flacht ab. Würde die Peristaltikwelle über den terminalen Ösophagus hinweglaufen, müßte sie Druckveränderungen verursachen, die denen im tubulären Ösophagus qualitativ ähnlich sind (SANCHEZ u. Mitarb.). In Wirklichkeit kommt es jedoch bereits 1,5 bis 2,5 sec nach dem Schluckakt, zu einer Zeit also, in der die Peristaltikwelle den unteren Ösophagus noch nicht erreicht haben kann, zu einem raschen *Zusammenbruch der Hochdruckzone* **(Abb. 12)**: Die jetzt registrierten Drucke liegen unter dem Druckniveau im tubulären Ösophagus, die Refluxbarriere ist also zeitweilig außer Kraft gesetzt. Erst mit der Ankunft der Peristaltikwelle im Endösophagus nach etwa 5 bis 6 sec steigt der Druck im Bereich des physiologischen Sphincters wieder an.

Daß der Druckabfall im Vestibulum in einer engen Beziehung zur Peristaltik steht, ergibt sich aus der Tatsache, daß auch die sekundäre, nicht schluckaktbedingte Peristaltik einen Zusammenbruch der "high pressure zone" bewirkt. Der Zeitfaktor legt den Gedanken nahe, daß das Auftreten des peristaltischen Vorgangs im tubulären Ösophgus zu einem *reflektorisch* gesteuerten Druckabfall im unteren Ösophagus führt (IMDAHL).

Während der Druck im terminalen Ösophagus rasch abfällt, erfolgt der Druckanstieg graduell, so daß bei Wiederherstellung des Ausgangswertes eine Zeitspanne von 10 bis 15 sec, in einzelnen Fällen sogar mehr, verstreichen kann. Dabei liegt das Druckniveau vorübergehend höher als der Basiswert der "high pressure zone" **(Abb. 12)**

FYKE u. Mitarb.; CREAMER u. Mitarb.; ATKINSON u. Mitarb.; VANTRAPPEN u. Mitarb.; IMDAHL; WOLF u. Mitarb. (1968) u.a. haben sich mit der Frage auseinandergesetzt, welche Faktoren für den *Aufbau der Hochdruckzone* verantwortlich zu machen sein könnten. Nach ihren Ausführungen entsteht die Hochdruckzone maßgeblich durch die *tonische Kontraktion der Ringmuskelfasern* des Vestibulum gastro-

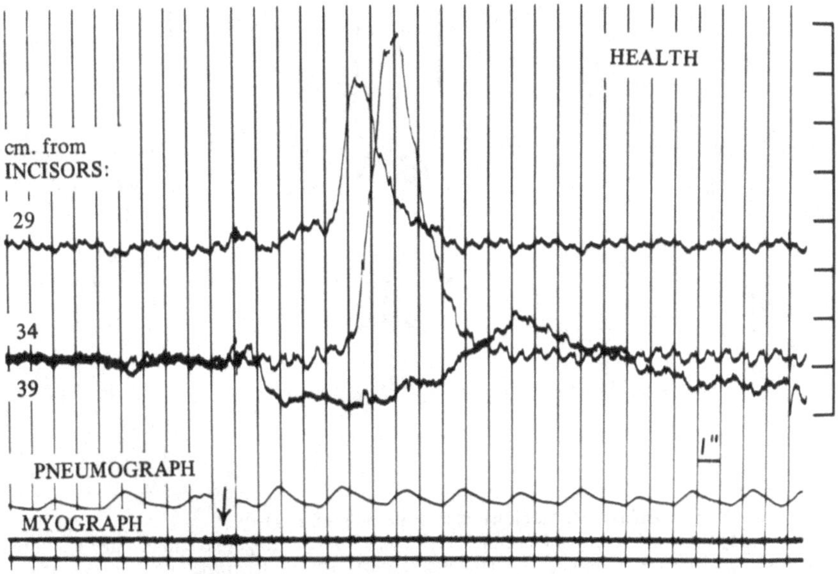


Abb. 12. Gleichzeitige Druckmessung im tubulären Ösophagus (die beiden oberen Kurven) und im Vestibulum (untere Kurve). Dem Schluckakt (Pfeil) folgt im Bereich des Vestibulum der reflektorische Zusammenbruch der Hochdruckzone (vgl. Abb. 8.). Einzelheiten s. Text.
Aus FYKE, CODE u. SCHLEGEL: Gastroenterologia (Basel) **86**, 146 (1956).

oesophageale (**Abb. 13a**). Die räumliche Verlagerung der Hochdruckzone während des Wechsels der Respirationsphase zeigt jedoch, daß die Drucke innerhalb des unteren Ösophagussegmentes auch durch die *Druckschwankungen in Thorax und Abdomen* wesentlich beeinflußt werden, die eine Druckerhöhung bzw. -verminderung im terminalen Ösophagus zur Folge haben (**Abb. 13b**): Bei der Inspiration nimmt der intrathorakale Druck ab, wodurch eine Druckverminderung im epiphrenischen Anteil des Vestibulum gastro-oesophageale hervorgerufen wird. Das resultierende Druckniveau ist dann durch die Kontraktion der Ringmuskelfasern zwar noch höher als im tubulären Ösophagus, aber niedriger als im subphrenischen Anteil; hier tritt zur Muskelkontraktion noch die Kompression durch die inspiratorisch bedingte Erhöhung des intraabdominalen Druckes hinzu. Während der *Exspiration* entwickelt sich die Situation umgekehrt (**Abb. 13b**): Die Höhe des intrathorakalen negativen Drucks nimmt ab; dies führt gleichzeitig zu einer Druckzunahme im epiphrenischen Anteil des Vestibulum. Zum selben Zeitpunkt werden der intraabdominale Druck und damit das Druckniveau im subphrenischen Anteil des Vestibulum niedriger.

Außer Muskeltonus und respiratorischen Druckveränderungen wäre als dritte Kraft noch das *Zwerchfell* in der Lage, die Höhe der Hochdruckzone zu beeinflussen. Für die Hochdruckzone im Bereich des epiphrenischen Anteils läßt sich die unterstützende Wirkung der Hiatuskompression ausschließen, da die Hiatusmuskulatur hier räumlich

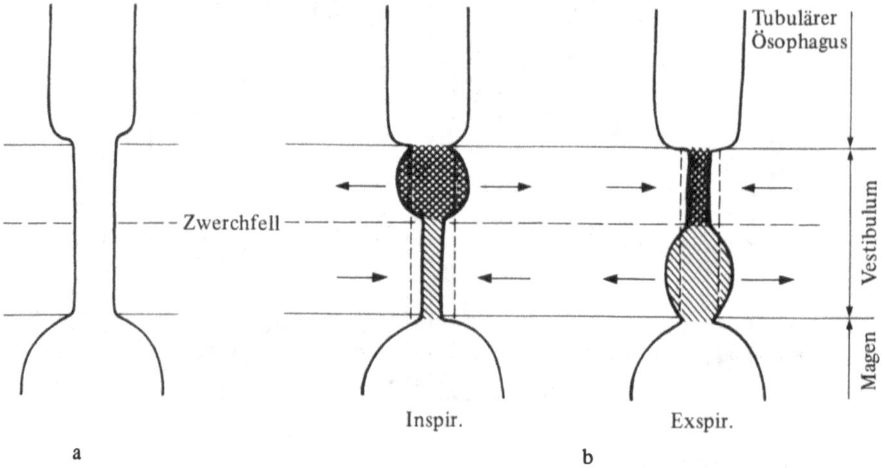


Abb. 13. Die am Aufbau der Hochdruckzone beteiligten Faktoren: a) "intrinsic factor" (= tonische Kontraktion der Ringmuskelfasern des Vestibulum gastro-oesophageale), b) "excentric factor" (= "Verlagerung" der Refluxbarriere mit dem Wechsel der Respirationsphasen). Einzelheiten s. Text.

nicht wirksam werden kann und am Ende der Exspirationsphase, wenigstens beim Hund, motorisch außer Tätigkeit ist (IMDAHL, V.EIFF, JESDINSKY u. JÖRGENS). Wie aus einer graphischen Darstellung von IMDAHL (1963) nach manometrischen Daten von VANTRAPPEN u. Mitarb. hervorgeht, läßt sich eine Beteiligung der hiatalen Muskulatur am Aufbau der Hochdruckzone im subphrenischen Anteil nicht unbedingt ablehnen (IMDAHL); andererseits haben jedoch ATKINSON u. SUMERLING manometrisch nachweisen können, daß kein signifikanter Unterschied in der Höhe der Hochdruckzone bei Zwerchfellgesunden und Patienten mit einer Zwerchfellähmung besteht.

Nach MICHELSON u. SIEGEL ist die Unversehrtheit der *phrenico-ösophagealen Membran* ein bedeutender Faktor zur Aufrechterhaltung des Ruhetonus im physiologischen Sphincter. Vor Durchtrennung der phrenico-ösophagealen Membran an 15 Hunden unter Schonung beider Nn. vagi betrug der effektive Druck im physiologischen Sphincter durchschnittlich 12,9 mm Hg, nach der Durchtrennung registrierten sie einen Abfall auf durchschnittlich 4,7 mm Hg. Wurden während einer zweiten Operation die Schnittränder der Membran wieder vernäht (10 Hunde), so stieg der effektive Druck im physiologischen Sphincter wieder auf durchschnittlich 10,5 mm Hg an (**Abb. 14**). Diese Ergebnisse von MICHELSON u. SIEGEL sind zwar imponierend, nur ist theoretisch schwer vorstellbar, wie die phrenico-ösophageale Membran aktiv den Druck im pyhsiologischen Sphincter erhöhen könnte. Auch lassen sich u. E. die Versuchsergebnisse der genannten Autoren anders interpretieren: Einmal wäre daran zu denken, daß der Druckabfall nach Durchtrennung der phrenico-ösophagealen Membran durch eine makroskopisch nicht faßbare Schädigung der nervösen Versorgung des terminalen Ösophagus bedingt sein könnte, wogegen jedoch die nahezu voll-

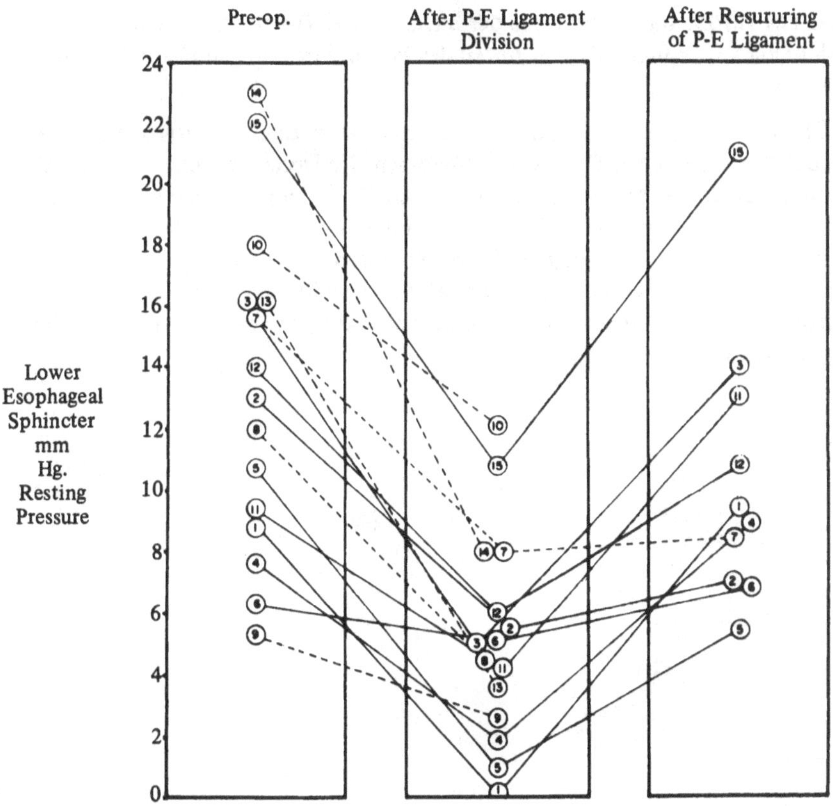


Abb. 14. Druckwerte im terminalen Ösophagus vor und nach Durchtrennung sowie nach Wiederherstellung der phrenico-ösophagealen Membran an 15 Hunden. Aus MICHELSON u. SIEGEL: Surg. Gynec. Obstet. **118,** 1293 (1964).

ständige Wiederherstellung der Hochdruckzone nach Naht der phrenico-ösophagealen Membran spricht. Wesentlicher scheint uns, daß durch die Operation eine partielle oder totale intrathorakale Verlagerung der Pars abdominalis oesophagi entstanden sein könnte, durch die hinreichend eine Druckverminderung im terminalen Ösophagus erklärt würde. Die Wiederherstellung der Ausgangssituation führte zum Druckanstieg im physiologischen Sphincter, ein Mechanismus, der von Hernienoperationen her zur Genüge bekannt ist. Wenn auch nicht auszuschließen ist, daß die phrenico-ösophageale Membran bei der Kardiainsuffizienz von großer Bedeutung sein kann (s.S. 121), möchten wir ihr doch am Aufbau der Hochdruckzone jegliche Bedeutung absprechen.

FYKE u. Mitarb.; CODE u. Mitarb.; VANTRAPPEN u. Mitarb. (1960); WOLF u. Mitarb. (1960); NAGLER u. Mitarb. (1961); VAN DERSTAPPEN u. Mitarb.; SIMPSON u. Mitarb.; BORST u. Mitarb. u.a. haben zeigen können, daß eine abdominale Druckerhöhung durch Kompression von außen eine Druckzunahme im subphrenischen

Anteil des Vestibulum bewirkt, die der intragastralen Druckerhöhung *proportional* ist; der Druck im epiphrenischen Anteil des Vestibulum dagegen bleibt dabei unverändert.

Die Druckerhöhung im Abdomen führt demnach zwar zu einer Vergrößerung der Druckdifferenz zwischen Thorax und Abdomen, die Druckdifferenz zwischen Magen und subphrenischem Anteil des physiologischen Sphincters dagegen bleibt weitgehend konstant. Demnach ist die Pars abdominalis oesophagi für den Verschluß der Kardia von größerer Bedeutung als der epiphrenische Anteil der Sphincterzone, denn *nur der subphrenische Anteil kann eine intraabdominale Druckerhöhung kompensieren* und so auch dann eine Refluxbarriere aufbauen, wenn die Refluxgefahr am größten ist.

# C. Der Kardiaschlußmechanismus

Obwohl sich zahlreiche Anatomen, Chirurgen, Physiologen und Radiologen mit dem Kardiaverschlußmechanismus beschäftigt haben, ist er "immer noch so rätselhaft wie im 18. Jahrhundert" (Brinkbok). Übereinstimmung herrscht auch heute noch lediglich darüber, daß es einen Verschlußmechanismus geben muß, der einerseits den ösophago-gastrischen Speisetransport zuläßt, das Gegenteil aber, den gastro-ösophagealen Reflux, verhindert. Obwohl ein Druckgefälle vom Magen zur Speiseröhre besteht, kommt es beim kardiagesunden Menschen selbst dann nicht zum Rückfluß der Speisen, wenn er sich, wie Schatzki (1965) treffend ausdrückte, auf den Kopf stellt.

Die anantomischen Untersuchungen der vergangenen Jahrzehnte haben die Art des Kardiaverschlusses nicht hinreichend klären können. Diese Unsicherheit ist wohl auch die Hauptursache dafür, daß inzwischen jede bekannte morphologisch faßbare Struktur im Bereich des terminalen Ösophagus für Funktion oder Insuffizienz des Kardiaverschlußmechanismus verantwortlich gemacht wird:

a) ein anatomischer Sphincter,
b) die Zwingenwirkung der Hiatusmuskulatur ("pinchcock action" oder "external sphincter"),
c) die spitzwinklige Fornixinzisur (His'scher Winkel),
d) die phrenico-ösophageale Membran und schließlich
e) ein physiologischer Sphincter im Bereich des terminalen Ösophagus.

## I. Physiologischer Sphincter

Nach manometrischen, simultan manometrisch-radiologischen und röntgenkinematographischen Untersuchungen, pH-Messungen und pharmakologischen Untersuchungen steht heute außer Zweifel, daß der *caudale, etwa 3 bis 5 cm lange Abschnitt des Ösophagus "has all of the physiologic characterists of a sphincter"* (Fyke, Code u. Schlegel, 1956).

Außerhalb des Schluckaktes ist der physiologische Sphincter, wie radiologisch beobachtet werden kann (s.S. 40), geschlossen, manometrisch kann zu dieser Zeit eine Hochdruckzone gemessen werden (s.S. 19 ff). Es besteht demnach kein kontinuierliches Druckgefälle vom Magen zur tubulären Speiseröhre, sondern zwischen positivem intragastralen und subatmosphärischem intratubulären Ösophagusdruck befindet sich eine Hochdruckzone, in der der Druck mit den herkömmlichen elektromanometrischen Untersuchungsmethoden etwa 10 cm $H_2O$ höher liegt als im tubulären Ösophagus. Am Ende der Inspiration befindet sich die Refluxbarriere im subphrenischen Anteil des terminalen Ösophagus (s. **Abb. 11 und 13**).

Nach dem schluckaktbedingten Einsetzen peristaltischer Bewegungen in der tubulären Speiseröhre erschlafft der physiologische Sphincter reflektorisch; der Druck im terminalen Ösophagus sinkt rasch bis zum oder auch unter das Niveau des Fornixdruckes, der Speiseabfluß ist nunmehr möglich. Die Druckbarriere im terminalen

Ösophagus ist also schluckaktbedingt temporär ausgeschaltet (IMDAHL). Nach etwa 6 bis 7 sec erfolgt mit der Ankunft der Peristaltikwelle wieder der Aufbau einer Druckbarriere. Reicht diese verhältnismäßig kurze Zeitspanne (6 bis 7 sec) nicht aus, um den Übertritt größerer Speiseportionen in den Magen zu ermöglichen, so bewirkt die sekundäre, durch den Reiz auf die Ösophaguswand hervorgerufene Peristaltik eine *Verlängerung* der Übertrittszeit, bis die Speiseröhre völlig leer ist. Erst nach Ablaufen der zuletzt ausgelösten sekundären Peristaltikwelle erfolgt wieder der schrittweise Aufbau einer Druckbarriere (s. **Abb. 12**).

Die Existenz der von FYKE, CODE u. SCHLEGEL erstmals beschriebenen Hochdruckzone ist von zahlreichen späteren Untersuchern vorbehaltlos bestätigt worden (s. S. 19); ebenso wurde ihr von allen Untersuchern die Bedeutung eines physiologischen Sphincters zugesprochen. Im Folgenden näher zu prüfende Fragen sind jedoch:

a) Vollzieht der physiologische Sphincter allein den Kardiaverschluß oder nehmen daran weitere Faktoren untergeordnet, gleichwertig oder sogar primär teil?
b) Liegt dem mit physiologischen Methoden nachgewiesenen "internal sphincter" eine morphologisch faßbare Struktur zugrunde?

## II. Die Bedeutung des Zwerchfells

Ähnlich wie ALLISON (1951) betrachten auch DONELLY; PETERS; MADDEN u. a. das Zwerchfell als eine Hauptkomponente oder sogar als wichtigste Komponente im Kardiaverschlußmechanismus. Dabei sollen zwei völlig verschiedene Wirkungsmechanismen vorhanden sein:

a) Eine *direkte Kompression* der Ösophaguswand: der *"Zwingeneffekt"* des Zwerchfells, denn ähnlich wie der M. puborectalis das Rectum, umgreife auch die Hiatusmuskulatur den terminalen Ösophagus schlingenartig (ALLISON, 1951). Bei der Kontraktion der Muskelschlinge im Inspirium komme eine Kompression der Ösophaguswand zustande, die einen lumendichten Verschluß bewirke, andererseits erfolge
b) eine *zunehmende Verkleinerung des HIS'schen Winkels* durch den inspiratorisch bedingten Descensus des lateralen Hiatusrandes (ALLISON, 1951).

Radiologisch kann ein Stop der Kontrastmittelpassage in Höhe des Zwerchfells in tiefer Inspiration nachgewiesen werden (TEMPLETON, 1944; JOHNSTONE, 1955; MARCHAND, 1955; BARRETT, 1960). Dieses Phänomen schien Vorhandensein und Bedeutung des Zwingeneffektes des Zwerchfells zu bestätigen; u.E. kann jedoch der Stop der Konstrastmittelpassage lediglich die Höhe, nicht aber die Ursache anzeigen. Wir werden auf die Genese dieses radiologisch sehr wichtigen Phänomens noch näher eingehen (s. S. 41).

Die Bedeutung des Zwingeneffekts des Zwerchfells ist in der Vergangenheit sicher überbewertet worden. Nicht zuletzt die vergebliche Suche nach einem morphologisch sicher faßbaren anatomischen Sphincter an der Grenze zwischen Speiseröhre und

Magen führte zu der Ansicht, daß der Verschluß durch einen "external sphincter": die Zwerchfellzwinge, aufrechterhalten werden müsse. Die Beweise für diese Ansicht sind jedoch dürftig (INGELFINGER, 1958). Schon theoretisch ist kaum vorstellbar, daß ein Mechanismus, der nur inspiratorisch wirksam werden kann, einen Hauptfaktor im Kardiaverschluß darstellen soll (ATKINSON u. SUMERLING).

Schließlich sprechen auch tierexperimentelle Untersuchungen gegen eine Beteiligung des Zwerchfells am Kardiaverschluß: Die Ausschaltung der Hiatusmuskulatur durch Quetschung oder Durchtrennung führt zu keiner wesentlichen Beeinträchtigung im Kardiaschlußmechanismus (BARRETT, 1954; MARCHAND, 1955; BRAASCH u. Mitarb.; FRIESEN u. Mitarb.; MEISS u. Mitarb.; MANN u. Mitarb.).

Und dennoch muß dem Zwerchfell ein wichtiger, wenn auch rein *passiver* Funktionsanteil am Kardiaschlußmechanismus zuerkannt werden: Es stellt die Grenze zwischen sub- und epiphrenischem Anteil der Hochdruckzone dar, eine Tatsache, die für die Kardiakompetenz von großer Bedeutung ist (s. S. 114).

## III. Die Bedeutung der Kardiarosette

BOTHA (1958) hat die rosettenförmig angeordneten Schleimhautfalten im Kardiabereich als bedeutendste Komponente im Kardiaschlußmechanismus angesehen. Eine eigentliche aktive Funktion kann den Schleimhautfalten nach den vorliegenden Untersuchungen jedoch keinesfalls zuerkannt werden, da nach Resektion der Schleimhaut ohne Verletzung der Muskulatur nie überzeugend eine Kardiainsuffizienz nachgewiesen werden konnte (MEISS u. Mitarb.). Andererseits führte die Zerstörung der Muskulatur auch bei erhaltener Schleimhaut zu einer Refluxösophagitis (ATKINSON u. MICHAEL). Bei funktionsfähiger Muskulatur des terminalen Ösophagus ist jedoch denkbar, daß ausgeprägte Schleimhautfalten, falls sie beim Menschen überhaupt vorhanden sind, eine gewisse abdichtende Funktion besitzen können.

## IV. Die Bedeutung des His'schen Winkels

Während die Ösophaguswand rechts ohne morphologisch faßbare Grenze in die Magenwand übergeht, bildet die linke mit der Fornix ventriculi die normalerweise spitzwinklige *"Incisura cardiaca"* (= HIS'scher Winkel). Der HIS'sche Winkel verstreicht postmortal, muß also intra vitam durch einen aktiven Mechanismus aufrechterhalten werden (ATKINSON u. SUMERLING). Nach ALLISON (1951); COLLIS u. Mitarb.; PETERS; MARCHAND (1955) u.a. erfolgt die Winkelbildung im wesentlichen durch die lateralen Muskelzüge des Crus dextrum; dabei soll die Senkung des Zwerchfells bei der Inspiration eine verstärkte Angulation der Incisura cardiaca bewirken. Von anderen Autoren, beispielsweise von ATKINSON u. Mitarb. (1959) und SMIDDY u. Mitarb., wird diesem mehr passiven Mechanismus der Aufrechterhaltung des HIS'schen Winkels keinerlei Bedeutung zugemessen. Die Winkelbildung kann schon hinreichend durch eine makroskopisch faßbare Stützschlinge der Fibrae obliquae der Magenwandmuskulatur (= Schlinge des HELVETIUS) erklärt werden, Muskelfasern, die von der Magenvorderwand über die Incisura cardiaca hinweg zur Magenhinterwand ziehen und durch ihre Kontraktion aktiv Bildung und Aufrechterhaltung des HIS'schen Winkels bewirken.

Die schräge Einmündung des Ösophagus unterhalb der Magenfornix stellt die Säule der klassischen *Ventiltheorie* dar, die erstmals 1886 von v.GUBAROFF aufgestellt wurde; auch heute noch findet die Ventiltheorie überzeugte Anhänger: "Der durch den Druck des Mageninhaltes dilatierte Magenfundus preßt auf die juxta-cardiale Speiseröhre sowie auf die angedeutete oesophago-gastrale Spornbildung und bewirkt den ventilartigen Verschluß" (ROSSETTI, 1959).

Die Anhänger der Ventiltheorie, die dem HIS'schen Winkel eine bedeutendere Rolle am Kardiaverschluß zusprechen möchten als einem pyhsiologischen Sphincter, stützen sich vorwiegend auf teils fundierte, teils höchst widersprüchliche experimentelle, klinische und radiologische Beobachtungen.

## 1. Experimentelle Beobachtungen

COLLIS, KELLY u. WILEY; MARCHAND (1955); NAUTA; ADLER (1958); ATKINSON u. Mitarb. (1959) u.a. konnten durch Blähversuche am Leichenmagen feststellen, daß die Höhe des zur retrograden Kardiasprengung erforderlichen Druckes eine deutliche Abhängigkeit von der Größe des HIS'schen Winkels zeigt.

MARCHAND (1955) führte, ähnlich wie andere Autoren, an 20 Leichen eine Magenblähung mit Wasser durch den Pylorus durch. Blieben dabei die Lagebeziehungen zwischen Fornix ventriculi und Pars abdominalis oesophagi unverändert, war zur Sprengung der Kardia ein Druck von 28 cm $H_2O$ erforderlich; nach Ausschaltung der Fornix ventriculi durch Magenklemmen erfolgte der gastro-ösophageale Reflux schon bei einem Mageninnendruck von 9 cm $H_2O$.

Nach Entfernung der linken Zwerchfellkuppe konnte sich bei der Blähung des Magens die Fornix ventriculi unbehindert durch das Zwerchfell bis in die Thoraxhöhle hinein ausdehnen; jetzt war zur Kardiasprengung ein Druck von 42 cm $H_2O$ erforderlich. Wurde jedoch der Ösophagus aus seinen Verankerungen gelöst und gleichzeitig die Leber sowie die rechte Zwerchfellkuppe entfernt, flachte der HIS'sche Winkel deutlich ab; jetzt wurde nur noch ein Kardiasprengdruck von 3 cm $H_2O$ gemessen.

ATKINSON u. SUMERLING bestimmten die zur Kardiasprengung erforderlichen Drucke nicht wie MARCHAND in Pylorushöhe, sondern in Höhe des HIS'schen Winkels. Dabei zeigte sich, daß ohne vorherige Manipulationen in diesem Bereich zur retrograden Sprengung der Kardia schon ein Mageninnendruck von durchschnittlich 5 cm $H_2O$ ausreichend war (MARCHAND: 28 cm $H_2O$).
Jedoch fanden auch ATKINSON u. SUMERLING deutliche Beziehungen zwischen Winkelgröße und Höhe des refluxerzeugenden Druckes: Wurde der Fornix ventriculi durch Nähte an die Pars abdominalis oesophagi fixiert, trat ein Reflux erst bei einem mehr als viermal höheren Mageninnendruck ein, bei einem Druck von durchschnittlich 23 cm $H_2O$.

So eindrucksvoll die Ergebnisse der Blähversuche auch sein mögen, beweisen können sie lediglich, daß bei Fortbestehen eines spitzen HIS'schen Winkels die retrograde Sprengung der Kardia an der Leiche erschwert wird. ATKINSON u. SUMERLING haben selbst die Bedeutung ihrer Versuche dahingehend eingeschränkt, daß durch Untersuchungen postmortal nicht bewiesen werden könne, daß der HIS'sche Winkel auch intra vitam einen bedeutenden Faktor im Kardiaschlußmechanismus darstelle.

Um den Mechanismus des Aufstoßens näher zu klären, haben McNALLY u. Mitarb. (1964) Magenblähversuche an 25 klinisch, radiologisch und manometrisch kardiagesunden Versuchspersonen durchgeführt. Dabei wurde bei allen Versuchspersonen der Magen mit 1800 ml Luft gefüllt. Diese beträchtliche unphysiologische Magenfüllung führte jedoch nur zu einer Erhöhung des normalen Mageninnendruckes um maximal 9 mm Hg: Nach den ersten 200 bis 600 ml Luft nahm der intragastrale Druck um 4 bis 7 mm Hg zu; bei weiterer Blähung bis 1800 ml Luft konnte im allgemeinen keine weitere Druckzunahme festgestellt werden. Bei einem Fünftel der Untersuchten wurde jedoch noch ein weiterer leichter Druckanstieg um 1 bis 2 mm Hg registriert (**Abb. 15**).

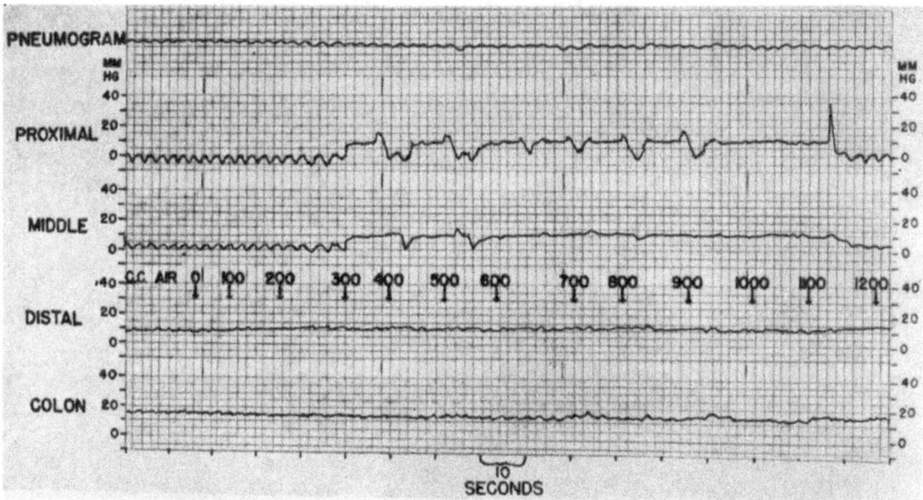


Abb. 15. Verhalten des Mageninnendruckes bei zunehmender Magenfüllung. Die proximale druckregistrierende Sondenspitze liegt im unteren Ösophagus, die distale im Magenfornix. Die großen Zahlen geben die jeweilige Luftfüllung an. Trotz zunehmender Magenblähung bleibt der Mageninnendruck annähernd konstant.
Aus MCNALLY, KELLY jr. u. INGELFINGER: Gastroenterology **46**, 256 (1964).

Etwa 5 bis 157 sec nach der Magenblähung konnten die Untersucher bei 21 von 25 Versuchspersonen das Eindringen von Luft aus dem Magen in die Speiseröhre beobachten, manometrisch bestand zu dieser Zeit im tubulären Ösophagus und im Magen ein einheitliches Druckniveau. Eine im tubulären Ösophagus auftretende manometrisch und radiologisch erkennbare sekundäre Peristaltikwelle beförderte nach wenigen Sekunden die in die Speiseröhre entwichene Luft vollständig wieder in den Magen zurück, nach 6 bis 10 sec waren die Ausgangsdruckverhältnisse wieder hergestellt. Dieses Phänomen, von den Untersuchern als *"simple reflux"* bezeichnet, konnte in einigen Fällen während eines Versuches mehrfach hintereinander beobachtet werden. Den Versuchspersonen verursachte das Einsetzen des "einfachen Reflux" nicht nur keine Beschwerden, es wurde nicht einmal von ihnen bemerkt.

Bei 11 Versuchen gelang es McNally, Kelly u. Ingelfinger ferner, die mittlere ihrer drei druckregistrierenden Sonden während der Magenblähung konstant im Bereich der Hochdruckzone zu placieren. Erreichte der intragastrale Druck die Druckwerte im physiologischen Sphincter, trat 14 bis 110 sec später ein "einfacher Reflux" auf; in 2 Fällen konnte darüber hinaus unmittelbar vorher ein Druckabfall im Bereich der Hochdruckzone registriert werden (**Abb. 16**).

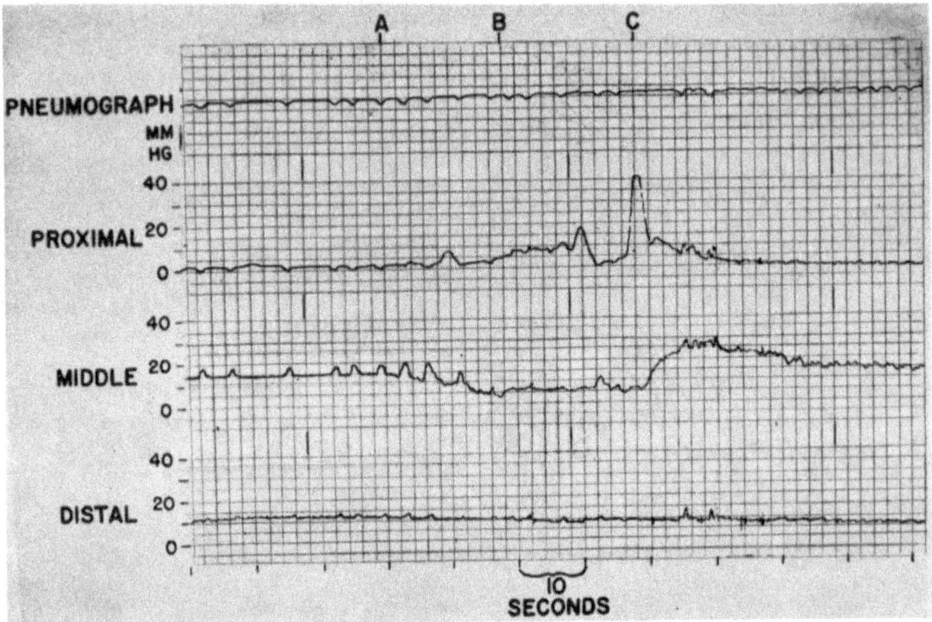


Abb. 16. "Simple reflux". Die proximale druckregistrierende Sondenspitze liegt im tubulären Ösophagus, die mittlere im physiologischen Sphincter, die distale im Magen. Der Magen enthält 1800 ml Luft. Bei A beginnt der Druckabfall im physiologischen Sphincter. Bei Erreichen des Mageninnendruckes (B) beginnt der "einfache Reflux". Eine sekundäre Peristaltikwelle (C) befördert die entwichene Luft aus der Speiseröhre in den Magen und stellt die Refluxbarriere wieder her.
Aus MCNALLY, KELLY jr. u. INGELFINGER: Gastroenterology **46**, 257 (1964).

Bei 18 Versuchspersonen trat nach der Magenblähung *Aufstoßen* auf, das im Gegensatz zum "einfachen Reflux" von den Versuchspersonen bemerkt wurde und zur Verminderung der eingefüllten Luft führte. In 87% dieser Fälle ging dem Aufstoßen ein "einfacher Reflux" voraus. Zur Zeit des Aufstoßens kam es in allen Druckkurven (Magen, tubulärer Ösophagus und Colon) zu einer positiven Druckspitze (**Abb. 17**).

Im übrigen waren manometrisch und radiologisch "Aufstoßen" und "einfacher Reflux" identisch: Nach 6 bis 10 sec trieb eine sekundäre Peristaltikwelle die entweichende Luft wieder magenwärts, gleichzeitig wurden die Ausgangsdruckwerte wiederhergestellt.

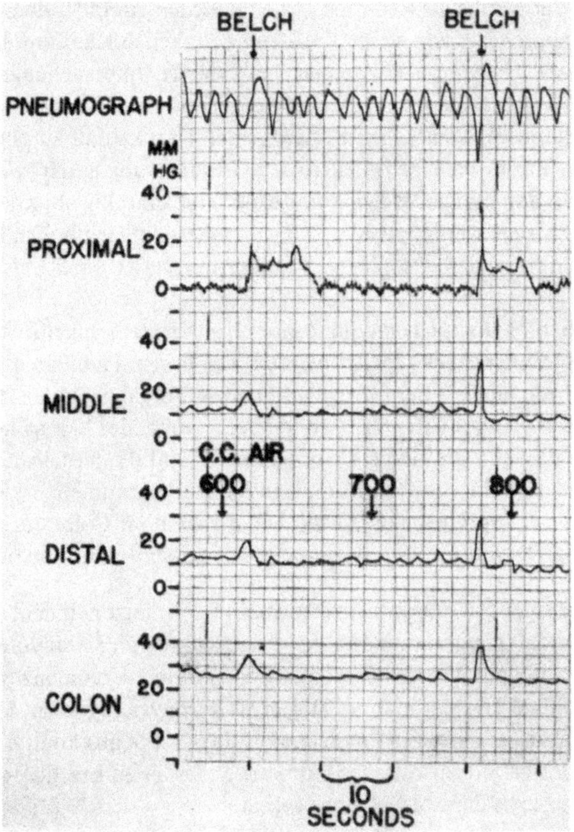


Abb. 17. Druckveränderungen beim Aufstoßen. Im Augenblick des Aufstoßens konnten Druckspitzen im tubulären Ösophagus (proximale Kurve), im Magen (mittlere und distale Kurve) und im Colon (unterste Kurve) registriert werden. Eine sekundäre Peristaltikwelle (proximale Druckkurve) treibt einen Teil der entwichenen Luft wieder magenwärts.
Aus MCNALLY, KELLY jr. u. INGELFINGER: Gastroenterology **46**, 258 (1964).

Aus diesen in vivo durchgeführten Blähversuchen lassen sich u.E. vier wesentliche Feststellungen ableiten:

a) Der Mageninnendruck bleibt, unabhängig von der Magenfüllung, weitgehend konstant. Eine starke Vergrößerung des Mageninhaltes ist demnach *ohne wesentliche Druckerhöhung* möglich; der Kardiaschlußmechanismus ist also vor einer Überforderung durch hohe intragastrale Druckwerte geschützt. Diese weitgehend *isotone Volumenzunahme* wird von MCNALLY u. Mitarb. (1964) wie schon von KELLING (1903) auf eine reflektorisch gesteuerte Erschlaffung nicht nur der glatten Muskulatur der Magenwand, sondern auch der quergestreiften Muskulatur der vorderen Bauchwand zurückgeführt. Für eine Tonusverminderung der Muskulatur spricht die Tatsache, daß bei der Magenblähung der Druck im Colon und damit wohl auch der Druck im ganzen Peritonealraum konstant bleibt (s. **Abb.15**).

b) Die Öffnung der Kardia als Reaktion auf eine vermehrte Luftfüllung des Magens ist *kein* mechanischer Vorgang im Sinne einer einfachen Kardiasprengung, sondern ein *reflektorisch* gesteuertes Phänomen. Bei 2 der 11 Untersuchungen, bei denen eine eindeutige Beurteilung der Hochdruckzone möglich war, fanden die Untersucher vor Beginn des "einfachen Reflux" einen Druckabfall im physiologischen Sphincter, der nur durch eine reflektroische Erschlaffung erklärt werden kann (s. **Abb. 16**). In den übrigen Fällen konnte ein Druckabfall wahrscheinlich deshalb nicht registriert werden, weil sich die annähernd gleich hohen Druckwerte in Magen und terminalem Ösophagus überlagerten.

c) Das "Aufstoßen" kann nicht im Sinne einer Kardiasprengung durch eine Erhöhung des Mageninnendrucks erklärt werden; bei diesem Phänomen scheint es sich weit eher um einen reflektorisch gesteuerten Vorgang zur Ausstoßung der mit den Speisen verschluckten Luft zu handeln, wobei der "einfache Reflux" bzw. die Druckabnahme im physiologischen Sphincter und die plötzlich einsetzende Kontraktion der quergestreiften Rumpfmuskulatur zusammenwirken. Ohne eine Beteiligung der Rumpfmuskulatur ließe sich die auch im Colon registrierte, plötzlich auftretende Druckspitze zu Beginn des Aufstoßens nicht erklären (s. **Abb.17**).

d) Nach dem vorliegenden Magenblähversuch *in vivo* ist anzunehmen, daß der physiologische Sphincter zumindest den Primärfaktor im Kardiaschlußmechanismus darstellt. Obwohl infolge der weitgehend isotonen Volumenzunahme kein signifikant höheres Druckniveau im Magen als im physiologischen Sphincter erreicht wurde, kam es zu einem "einfachen Reflux". Ebenso konnte der HIS'sche Winkel nach der in einigen Fällen manometrisch faßbaren Erschlaffung des pyhsiologischen Sphincters den Reflux nicht verhüten.

In den vergangenen Jahren wurde verschiedentlich versucht, die Frage des Kardiaschlußmechanismus *chirurgisch-experimentell* an Hunden (HOAG u. Mitarb.; COHN u. Mitarb.; FRIESEN u. Mitarb.; BRAASCH u. Mitarb.; MEISS u. Mitarb.; SMIDDY u. Mitarb.; VANDERTOLL u. Mitarb.; ANDERSON u.a.), Kaninchen (MANN u. Mitarb.) und am Rhesusaffen (STERN u. Mitarb.) zu klären.

SMIDDY u. Mitarb. beobachteten nach Durchtrennung der Stützschlinge des HELVETIUS beim Hund eine Abnahme des zur Kardiasprengung erforderlichen Druckes. HOAG u. Mitarb.; MEISS u. Mitarb.; ANDERSON; FRIESEN u. Mitarb.; INGRAM u.a. schalteten, ebenfalls bei Hunden, den HIS'schen Winkel durch eine Segmentresektion oder durch Verpflanzung des terminalen Ösophagus an die höchste Stelle der Magenfornix aus, konnten aber bei ihren Versuchstieren dennoch keine Kardiainsuffizienz beobachten.

SMIDDY u. Mitarb. stellten nach einer 4 cm langen Kardiomyotomie bei 3 Hunden keine Verminderung der Kardiakompetenz fest; die von BRAASCH u. Mitarb.; MANN u. Mitarb. und STERN u. Mitarb. durchgeführte gleiche Operation bewirkte dagegen eine völlige Zerstörung der Sphincterfunktion mit konsekutiver Refluxösophagitis.

ANDERSON; BRAASCH u. Mitarb.; HOAG u. Mitarb.; VANDERTOLL u. Mitarb. und MEISS u. Mitarb. beobachteten das Auftreten einer Refluxösophagitis nach Resektion des terminalen Ösophagus, während sich die chirurgisch-experimentelle Ausschaltung aller anderen möglichen Faktoren als belanglos erwies. Die von STERN u. Mitarb. durchgeführten Untersuchungen am Rhesusaffen bestätigten diese Ergebnisse jedoch nur teilweise: Es bestand zwar auch hier nach Resektion des terminalen Ösophagus ein freier gastro-ösophagealer Reflux, aber nach Ausschaltung des HIS'schen Winkels durch Bildung einer Hiatushernie trat ebenfalls ein Reflux auf, obwohl oberhalb des Zwerchfells eine Hochdruckzone nachweisbar war. Auf das sehr vielschichtige Problem des Kardiaverschlusses bei Vorhandensein einer Hiatushernie wird an anderer Stelle (s. S. 113) noch näher eingegangen.

Wenn auch, wie gezeigt werden konnte, die Ergebnisse der chirurugisch-experimentellen Untersuchungen höchst widersprüchlich sind, lassen sie doch eine Schlußfolgerung zu, daß nämlich *der terminale Ösophagus "das den Kardiaverschluß vollziehende Organ ist"* (IMDAHL, 1963), während dem HIS'schen Winkel lediglich die Bedeutung eines unterstützenden Faktors zugesprochen werden kann.

## 2. Klinische Beobachtungen

"Solange der HIS'sche Winkel spitz ist, ist der Kardiamechanismus intakt", postulierte KAISER noch 1960. Konnten auch ATKINSON u. Mitarb. (1957) nach direkter Winkelmessung beim Erwachsenen diese Ansicht nicht bestätigen, sind doch die von DITTRICH (1966) mitgeteilten Untersuchungsergebnisse um so eindrucksvoller.

DITTRICH fand bei Säuglingen und Kleinkindern eine zunehmende Angulierung des "für den gastro-oesophagealen Abschluß bedeutungsvollen" HIS'schen Winkels (**Abb. 18**); ein gleichsinniges Verhalten zeigte auch der aus Fornixbreite und Fornixhöhe errechnete Fornixquotient (**Abb. 19**). Die Untersuchungen ergaben für beide Werte sehr eindrucksvolle Unterschiede zwischen den Mittelwerten bei Säuglingen mit und ohne Symptome einer Kardiainsuffizienz (s. **Abb. 18** und **19**).

Chirurgischerseits wird ebenfalls immer wieder die Bedeutung des HIS'schen Winkels für den Kardiaverschluß hervorgehoben; beispielsweise schreibt ROSSETTI (1959): "Chirurgische und röntgenologische Erfahrungen mit allen Formen der Cardiainsuffizienz und ihrer Behandlung überzeugen mehr und mehr von der wichtigen Bedeutung des oesophago-gastralen, sogenannten HIS'schen Winkels im pathogenetischen Geschehen. Das Paradigma dieser Situation ist die Gleithernie des Hiatus, weitaus die häufigste Ursache der Refluxösophagitis". Auch wird "die Bedeutung des HIS'schen Winkels durch das Beispiel der Gastropexie beim Gleitbruch (sowohl im Verfahren nach NISSEN wie nach BOEREMA) am besten erläutert" (ROSSETTI, 1959).

Es steht außer Zweifel, daß die chirurgische Wiederherstellung des HIS'schen Winkels, sei es durch eine *Gastropexie* (NISSEN; BOEREMA) oder durch eine *Fundoplikatio* (NISSEN), Fortschritte in der chirurgischen Behandlung der Symptome der Kardia-

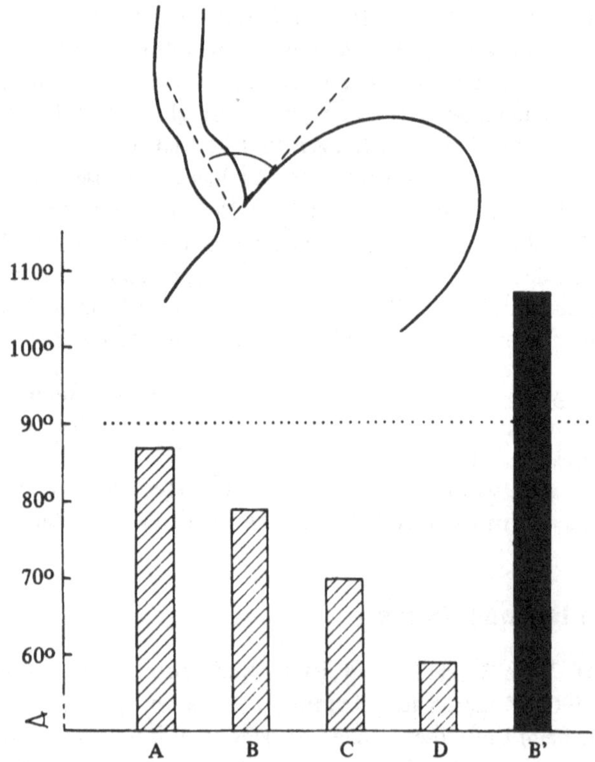


Abb. 18. Mittelwerte der Messungen des HIS'schen Winkels bei 20 Neugeborenen (A), 20 Säuglingen (B), 20 Kleinkindern (C) und 20 Schulkindern (D) sowie bei 44 Säuglingen mit Kardiainsuffizienz (B')
Aus DITTRICH: Dtsch. med. Wschr. **91**, 310 (1966).

insuffizienz brachten. Dennoch sind weder die klinischen Beobachtungen noch die Operationserfolge für die Bedeutung des HIS'schen Winkels beim Kardiaverschluß beweisend (s. b. MAURER, 1969).

Voraussetzung für das Vorhandensein eines spitzen HIS'schen Winkels ist in jedem Fall eine Pars abdominalis oesophagi. Nach der "Gleithernie" ist das zweite Paradigma eines stumpfen HIS'schen Winkels die "Kardia-Fornix-Fehlanlage". Aber die Frage, ob es sich hierbei um eine echte Fehlanlage oder um eine partielle intrathorakale Verlagerung der Pars abdominalis oesophagi handelt, ist noch nicht entschieden. Eine Abflachung des HIS'schen Winkels weist u. E. nicht auf eine Verminderung des Ventilmechanismus, sondern zunächst nur auf eine *Verkürzung der Pars abdominalis oesophagi* hin.

*Erfolgt die Nachbildung des HIS'schen Winkels durch eines der genannten Operationsverfahren, bedeutet das gleichzeitig auch die Wiederherstellung einer Pars abdominalis oesophagi.* Demnach können die mit diesen Operationsmethoden erzielten Erfolge nach unserer Ansicht nicht als Beweis für die Existenz eines Ventilmechanismus gewertet werden, da die Erfolge zwanglos ebenso dadurch erklärt werden können, daß jetzt *infolge der Wiederherstellung der Pars abdominalis oesophagi wieder eine vollwirksame Druckbarriere in Inspiration* und bei intraabdominaler Druckerhöhung aufgebaut werden kann.

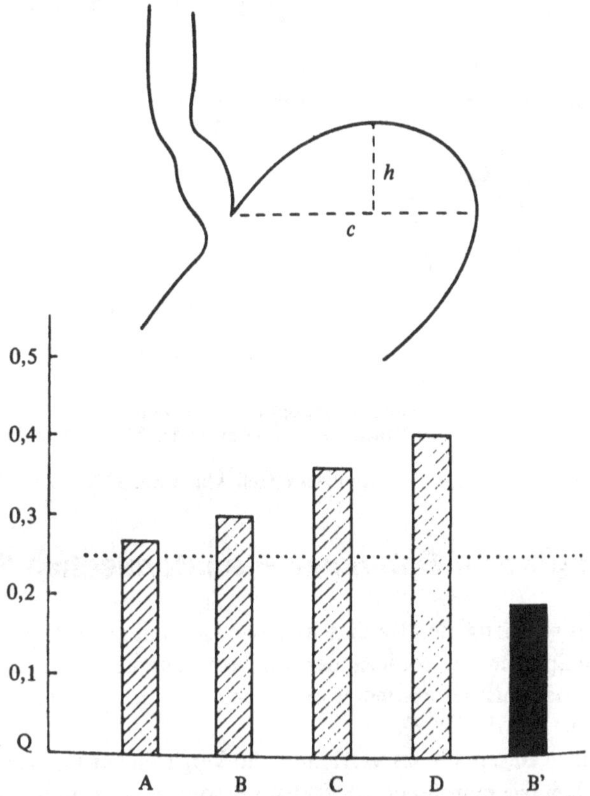


Abb. 19. Mittelwerte der Messungen des Fornixquotienten (Q = h/c) bei Kindern (Gruppenbildung wie in Abb. 18) und bei Säuglingen mit Kardiainsuffizienz.
Aus DITTRICH: Dtsch. med. Wschr. **91,** 310 (1966).

Ist beim angeborenen oder erworbenen Brachyösophagus intraoperativ eine intraabdominale Verlagerung des epiphrenisch gelegenen Magenteils nicht möglich, konnten durch die intrathorakal durchgeführte Fundoplicatio klinische Erfolge erzielt werden. Nicht zuletzt diese Beobachtungen schienen die Existenz eines Ventilmechanismus zu bestätigen. Aber auch diese Operationserfolge können anders interpretiert werden. U.E. weisen BORST u. EARLAM zu Recht darauf hin, daß diese Operation die Zone des Druckes im Peritonealraum, wie manometrisch bewiesen werden konnte, in den Thorax hinauf verlängert und damit eine allseitige Kompression des terminalen Ösophagus ermöglicht **(Abb. 20)**.

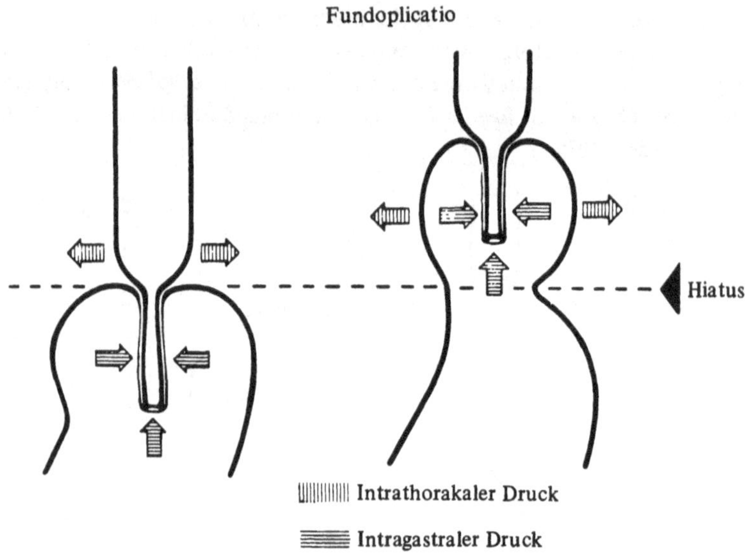


Abb. 20. Druckverhältnisse bei thorakaler Fundoplicatio. Die Zone des intraperitonealen Drucks in Form des intragastralen Drucks reicht hier bis in den Thorax hinauf und umgreift den terminalen Ösophagus.
Aus BORST u. EARLAM: Langenbecks Arch. klin. Chir. 322, 347 (1968).

## V. Physiologischer Sphincter – anatomisches Substrat

In der Tat "ist es schwierig, den Kardiaschlußmechanismus zu erklären, ohne einen physiologischen Sphincter zu fordern, der den Ösophagus gegen den Magen abschließt, da ein anatomischer Sphincter nie überzeugend demonstriert werden konnte" (ATKINSON u. Mitarb., 1957).
Es bleibt jedoch zu fragen, ob das Vestibulum im Vergleich zur tubulären Speiseröhre nicht doch einige morphologisch faßbare Besonderheiten aufweist.
Eine Mittelstellung zwischen LERCHE und den Autoren, die seine Vorstellungen über Aufbau und Funktion des Vestibulum gastro-oesophageale ablehnen (s. S. 4), nehmen ZAINO u. Mitarb.; BAKER und BOMBECK u. Mitarb. ein.

ZAINO, POPPEL, JAKOBSON, LEPPOW u. OSTURK fanden bei histologischen Untersuchungen an 45 Präparaten ähnlich wie LERCHE *"deutliche Unterschiede"* zwischen Vestibulum und tubulärem Ösophagus:

a) Eine Dickenzunahme der inneren Ringmuskel- und der äußeren Längsmuskelschicht im Bereich des Vestibulum;
b) die Ringmuskelbündel im Vestibulum waren in verschiedenen Richtungen angeordnet und
c) in dem Bereich von 2 cm oberhalb des Zwerchfells bis zum Übergang der Ösophagus- in die Magenschleimhaut, also etwa im Bereich von LERCHE's Vestibulum, fanden sie unmittelbar unter der Submucosa "besondere Muskelbündel", die auch LERCHE beschrieben hatte.

BAKER konnte mikroskopisch nachweisen, daß die Ringmuskulatur im Vestibulum "drei- bis fünfmal dicker" ist, als die der tubulären Speiseröhre.

BOMBECK, DILLARD u. NYHUS untersuchten an 33 Präparaten *makroskopisch* die Ausprägung der Ringmuskelschicht der Speiseröhre. In 12 Fällen fanden sie keinen Unterschied zwischen Ösophagus und Vestibulum, 21mal (= 64%) war jedoch die Ringmuskulatur des Endösophagus kräftiger entwickelt als in der tubulären Speiseröhre. Die Verdickung erstreckte sich über 3,0 cm (in 3 Fällen) bis zu 7,0 cm (in 2 Fällen), im Durchschnitt umfaßte sie die letzten 4,6 cm cranial der anatomischen Kardia.

Die *mikroskopischen* Untersuchungen von BOMBECK u. Mitarb. an 42 Präparaten ergaben im Vestibulumbereich eine durchschnittlich 1,8mal dickere Ringmuskelschicht als im tubulären Ösophagus (Schwankungsbereich zwischen 0,9 und 4,0). In einigen Fällen war also die Ringmuskulatur im Vestibulum auch schwächer ausgeprägt als die der tubulären Speiseröhre.

Die Untersuchungsergebnisse von POPPEL u. Mitarb.; BOMBECK u. Mitarb. und BAKER bestätigen zwar nicht die von LERCHE beschriebenen Sphincteren, bestätigen aber, zumindest in Einzelfällen, eine morphologisch faßbare Sonderstellung des Endösophagus, die als Substrat der nachgewiesenen physiologischen Sonderstellung des Vestibulum interpretiert werden könnte. Ob jedoch das Vestibulum gastro-oesophageale mit Sicherheit eine morphologisch-manometrisch-radiologische Einheit darstellt, kann heute im Licht der widersprüchlichen Untersuchungsergebnisse noch nicht endgültig entschieden werden. Nach wie vor bleibt offen, ob *"anatomisches Vestibulum"* und *"physiologisches Vestibulum"* identisch sind.

# D. Röntgenologische Darstellung der Funktion des Ösophagus

Der Speisetransport im Ösophagus zeigt eine deutliche Abhängigkeit von der Konsistenz des Geschluckten und der Körperlage. Flüssigkeiten geringerer Konsistenz gelangen in aufrechter Position mit nur kurzer Verzögerung in den Magen; ihr Transport kann hinreichend durch die Schwerkraft erklärt werden (TEMPLETON, 1944). In Horizontallage und mit Zunahme der Konsistenz des Geschluckten ist dagegen ein geregelter Speisetransport nicht vorstellbar ohne eine kräftige, lumenabdichtende und kontinuierlich aboral fortschreitende Peristaltikwelle (TEMPLETON, 1944; INGELFINGER, 1958; MCNALLY u. Mitarb., 1967). So ist nach BARRETT (1964) der einfachste Test zur Entdeckung eines "dekompensierten aperistaltischen Megaösophagus", ob ein Patient in Kopftieflage Flüssigkeiten trinken kann oder nicht.

Bei Röntgenuntersuchungen an jüngeren Personen wird das Einsetzen der schluckaktbedingten Peristaltik im Pharynx besonders deutlich. Nach übereinstimmenden manometrischen und radiologischen Beobachtungen schreitet die Peristaltikwelle bei ungestörter Ösophagusmotilität kardiawärts fort, wobei das Kontrastmittel von der Peristaltikwelle magenwärts getrieben wird (BUTIN u. Mitarb.; SANCHEZ u. Mitarb.; ATKINSON u. Mitarb., 1957; FYKE u. Mitarb.). Die Durchschnittsgeschwindikeit der Peristaltikwelle beträgt 3 bis 4 cm/sec (s. S. 15). FYKE u. Mitarb. und TURANO zeigten manometrisch, daß die Peristaltikwelle in den terminalen Zentimetern des tubulären Ösophagus, d.h. im Bereich von LERCHE's "Ampulla esophagea", langsamer wird und daß ihre Amplitude abflacht; radiologisch wurde das Auslaufen der Peristaltikwelle im Bereich von LERCHE's "Ampulla" bereits von EVANS (1952) beobachtet.

CREAMER u. PIERCE; ATKINSON u. Mitarb. (1957); VANTRAPPEN u. Mitarb. (1958) u.a. konnten bei simultanen manometrisch-radiologischen Untersuchungen zeigen, daß unter Ruhebedingungen – nur dann kann manometrisch die Hochdruckzone erfaßt werden – das untere Ösophagussegment *kontrahiert* ist. Etwa 1,5 bis 2,5 sec nach dem Schluckakt (FYKE u. Mitarb.) oder unmittelbar nach dem plötzlichen Aufblasen eines Ballons im tubulären Ösophagus (CREAMER u. SCHLEGEL; FLESHLER u. Mitarb.; TURANO) kommt es zum manometrisch meßbaren Zusammenbruch der Hochdruckzone, gleichzeitig *erschlafft* das untere Ösophagussegment reflektorisch zu einer radiologisch sichtbaren ampullären Figur (CREAMER u. Mitarb.; ATKINSON u. Mitarb.; WOLF u. Mitarb.; VANTRAPPEN u. Mitarb.; MAURER u. BUCHHEIM; BIVETTI; ZAINO u. Mitarb.; IMDAHL u. POELL; MOSETITSCH).

Solange jedoch die normale Lagebeziehung zwischen Vestibulum und Zwerchfell gewahrt bleibt, erschlafft nur der *epiphrenische Anteil* des Vestibulum zu einer deutlich erkennbaren ampullären Figur, die im radiologischen Schrifttum auch heute noch als *"Ampulla (epi)phrenica"* bezeichnet wird. Die Verbindung der erschlafften *"epiphrenischen Ampulle"* (IMDAHL) mit dem Magen erfolgt durch den engeren *subphrenischen Anteil* des Vestibulum, den IMDAHL als *"Antrum cardiacum"* bezeichnet.

Während *in Ruhe* die unteren 3 bis 4 cm des Ösophagus ein einheitlich kontrahiertes Segment bilden, zeigen sich bei normotoper Lage des Vestibulum *im Schluckakt* zwei Segmente: Ein epiphrenisches ampulläres und ein subphrenisches engeres Segment. WOLF u. Mitarb. (1958) haben darauf hingewiesen, daß sich das ganze Vestibulum einheitlich kontrahiere und erschlaffe; bei normaler Lage sei jedoch der aborale Anteil des Vestibulum inner- und unterhalb des Hiatus oesophageus lokalisiert, er sei in seiner Dehnbarkeit durch äußere Faktoren begrenzt und bilde daher ein "enges Segment" *("empty segment"; "junctional segment").*

Beim Übertritt des Kontrastmittels aus der Speiseröhre in den Magen kann auch bei ruhigen Atemexkursionen eine vorübergehende Verzögerung beobachtet werden (TEMPLETON, 1944; EVANS; FLEISCHER; MARCHAND, 1955; WOLF u. Mitarb., 1956; CHÉRIGIÉ u. Mitarb.). Einerseits kann eine Verzögerung eintreten, wenn das Kontrastmittel den terminalen Ösophagus vor der reflektorischen Erschlaffung des physiologischen Sphincters erreicht (CREAMER u. Mitarb., 1957; INGELFINGER, 1958), andererseits kann bei maximaler Inspiration eine länger dauernde Verzögerung der Kontrastmittelpassage beobachtet werden, die auf den Zwingeneffekt des sich inspiratorisch verengenden Hiatus zurückgeführt wurde. POPPEL u. Mitarb. (1955); MARCHAND (1955); VANTRAPPEN u. Mitarb. (1958); WOLF u. Mitarb. (1958); LAMBLING u. Mitarb.; INGELFINGER (1961); IMDAHL (1963); HOLTHUSEN u.a. haben jedoch zeigen können, daß bei maximaler Inspiration der ganze subphrenische Anteil des Ösophagus "leer" ist. In einer röntgenkinematographischen Studie (12 Aufnahmen/sec) von JANKER u. IMDAHL wird die Einengung des Ösophaguslumens mit beginnender Inspiration in Höhe des Hiatus oesophageus sichtbar (s. auch MAURER u. OTTO). Mit Vertiefung der Inspiration verliert jedoch auch der subhiatale Teil zunehmend an lichter Weite. Die Hiatuskompression führt demnach zu einer lokalen Einengung des Ösophaguslumens, kann jedoch nicht für den vollständigen Verschluß des ganzen subphrenischen Anteils des Vestibulum verantwortlich gemacht werden. Dieser läßt sich am ehesten aus der intraabdominalen Druckzunahme bei maximaler Inspiration erklären, denn auch unter den Bedingungen der vollständigen Exspiration, wenn die Zwerchfellpfeiler also motorisch außer Tätigkeit sind (s. S. 24), läßt sich nach IMDAHL der vollständige Verschluß der Pars abdominalis oesophagi durch intensives Anspannen der Bauchmuskulatur erreichen. Die Einengung des abdominalen Ösophagus zum "empty segment" kann demnach eher durch einen *"intraabdominal pressure pinchcock"* als durch die Zwerchfellzwinge erklärt werden (INGELFINGER, 1961).

Das radiologisch verschiedene Verhalten des sub- und epiphrenischen Anteils des Vestibulum wird vor allem bei *extremen* Atemexkursionen deutlich; bei normaler *ruhiger* Atmung, bei der im allgemeinen untersucht wird, ergibt sich etwa folgendes Bild **(Abb. 21)**:

Nach dem Schluckakt kommt es zur Erschlaffung des epiphrenischen Vestibulumabschnitts und damit zur Ausbildung einer zwiebelförmigen ampullären Figur **(Abb. 21b)**. Zu dieser Zeit erscheint der subphrenische Anteil des Vestibulum noch kontrahiert. Während sich dieser Ösophagusteil langsam zu öffnen beginnt bzw. in die zunächst deutlich epiphrenisch gelegene ampulläre Figur mit einbezogen wird

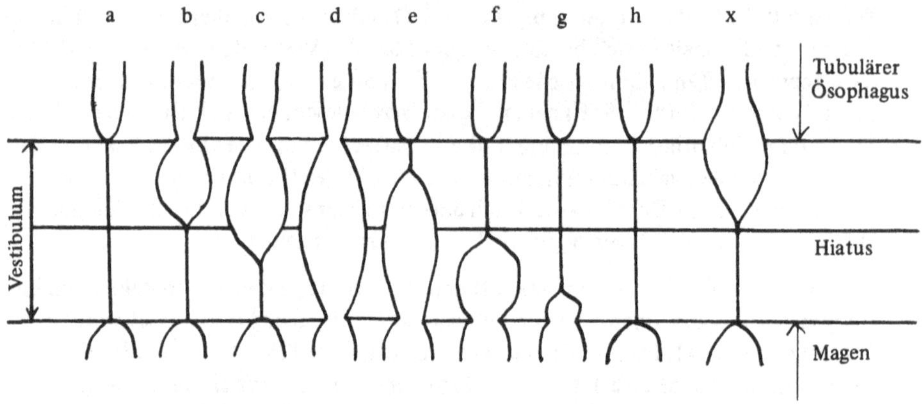


Abb. 21. Scheamtische Darstellung eines Funktionsablaufs des normotopen Vestibulum bei normaler ruhiger Atmung (a – h). Erschlaffung (a – d) und Kontraktion (e – h) des Vestibulum von oral nach aboral.
Nach OTTO: Inaug.-Diss. Bonn **25** (1968).

(**Abb. 21c** und **d**), beginnt im oberen Anteil der Ampulle bereits wieder eine Engstellung, die langsam von oral nach aboral fortschreitet (**Abb. 21e**, **f** und **g**).
Die Pars abdominalis oesophagi (= subphrenischer Anteil des Vestibulum) erscheint röntgenologisch am weitesten geöffnet bzw. dilatiert, wenn die epiphrenisch gelegene Ampulle bereits wieder kontrahiert ist (**Abb. 21f**). Als letztes erfolgt schließlich die Kontraktion des subphrenischen Anteils des Vestibulum (**Abb. 21h**). Dieses Schema zeigt, ebenso wie der Ausschnitt aus einer röntgenkinematographischen Studie (**Abb. 22**), daß die radiologisch sichtbaren Dilatationen im unteren Ösophagus *vorübergehende Funktionsphasen* eines Segmentes darstellen, das wahrscheinlich mit dem "physiologischen Vestibulum" identisch ist.

Röntgenkinematographisch ist es möglich, innerhalb eines ganzen Funktionsablaufes das "radiologische Vestibulum" zu erfassen, wobei dann die *untere Grenze* dieses Segmentes unschwer zu bestimmen ist, denn jede Dilatation des subphrenischen Teils des Vestibulum (z.B. **Abb. 21f** und **g**) wird schließlich wieder in die Ruhe- oder Ausgangs-, d.h. Kontraktionsstellung, übergehen (**Abb. 21a und h**), während sich kein Magenteil kontrahieren kann: Die caudale Grenze des Vestibulum läßt sich also radiologisch eindeutig darstellen.

Die Bestimmung der *cranialen Grenze* des Vestibulum ist jedoch radiologisch erheblich schwieriger. Es läßt sich nämlich nicht immer entscheiden, ob die epiphrenisch gelegene ampulläre Figur zu Beginn des Funktionsablaufs nur vom epiphrenischen Anteil des Vestibulum gebildet wird (**Abb. 21b**) oder ob nicht auch Teile der angrenzenden "Ampulla esophagea" (LERCHE) mit in die Dilatation einbezogen worden sind (**Abb. 21x**). Die Bestimmung der oralen Begrenzung des Vestibulum ist jedoch für die Frage nach einer Hiatushernie von untergeordneter Bedeutung.

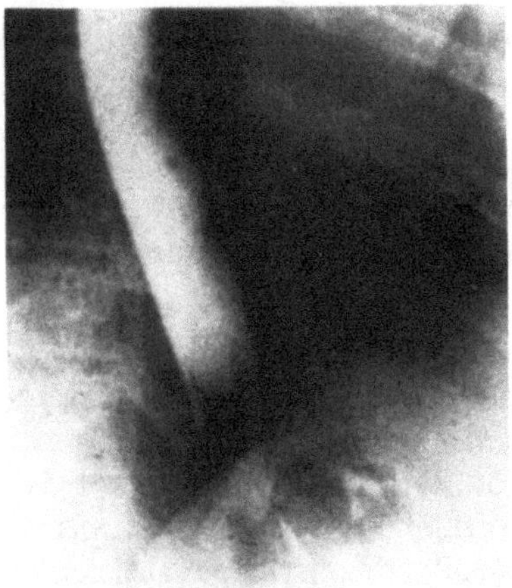

a

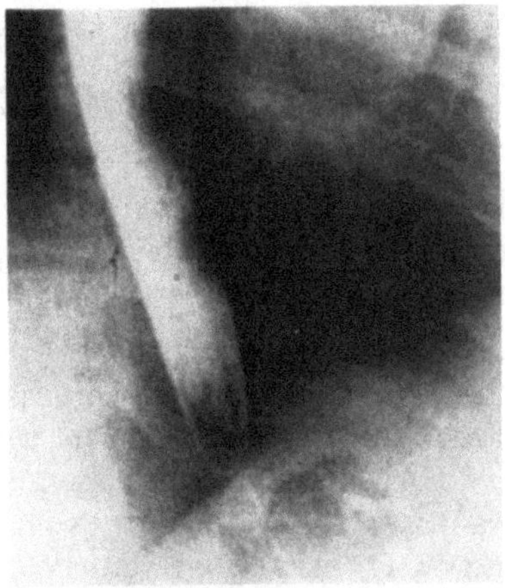

b

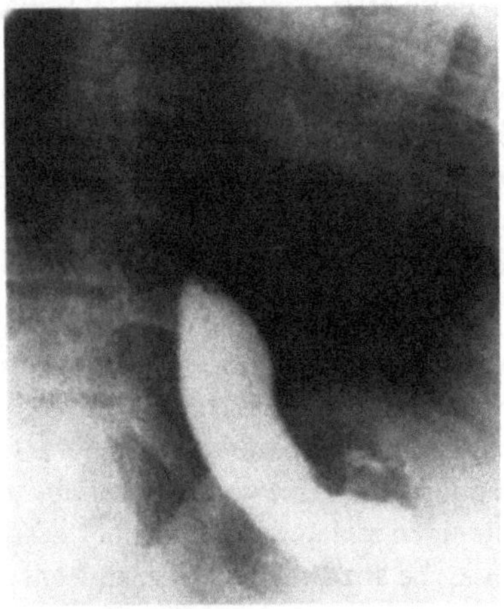

c

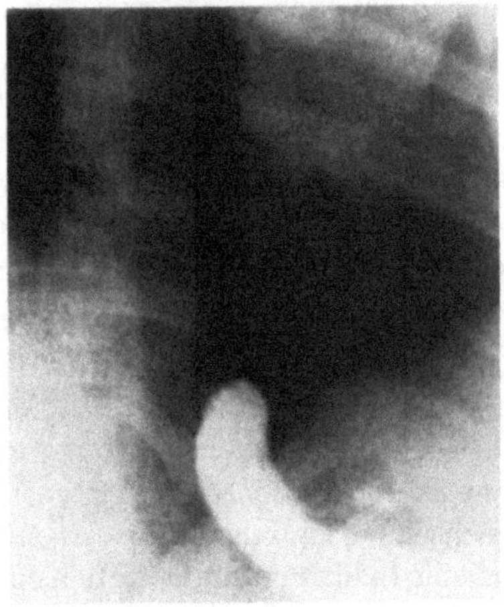

d

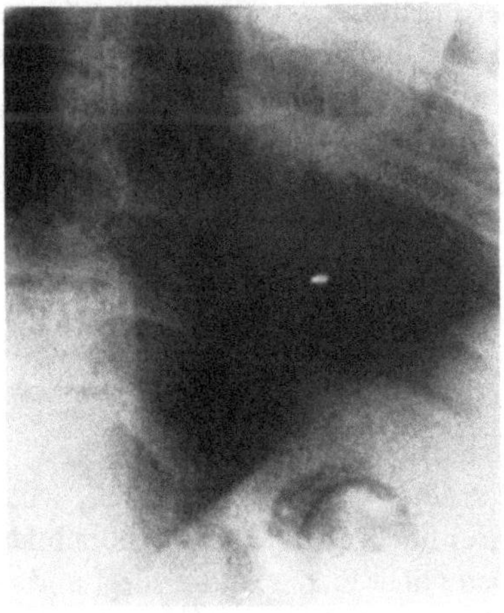

e

Abb. 22a–e) Das normotope Vestibulum gastro-oesophageale erschlafft (Bilder a u. b) und kontrahiert sich (Bilder c bis e) von oral nach aboral. Aus MAURER u. OTTO, Film (1967).

# E. Definition der Hiatushernie und Unterteilung in verschiedene Formen

Unter einer Hiatushernie wird heute ganz allgemein die reponible oder irreponible Verlagerung eines mehr oder weniger großen Magenteils durch den Hiatus oesophageus in den intrathorakalen Raum verstanden.

Der klassischen Unterteilung der Hiatushernien in drei Typen durch ÅKERLUND (1926) folgten im Laufe der Jahre zahlreiche andere Klassifikationen, die auf anatomischen, ätiologischen, radiologischen und klinischen Aspekten beruhten (HARRINGTON, 1943; KIRKLIN u. HODGSON, 1947; ALLISON, 1951; SWEET; BARRETT, 1954; SAEGESSER; BROMBART; SCHLEGEL, 1958; REITTER, KONRAD u. WILLMANN; STEIN u. FINKELSTEIN; HAGARTY; IMDAHL, 1963; PAPE u.a.). Daß es dabei zur Beschreibung weiterer Hernienarten kam, ist verständlich, denn schon ÅKERLUND hatte "gewisse Übergänge"zwischen den von ihm definierten drei Typen beschrieben. Es hat sich jedoch eingebürgert, auch für bereits definierte Hernienformen jeweils neue Begriffe zu prägen und neuen Variationsformen Namen beizulegen, die bereits von anderen Autoren für eine bestimmte andere Hernienart benutzt worden waren. Die Vielzahl der Begriffe, die heute zur Beschreibung einer Hernienart gebraucht wird, muß daher zu Mißverständnissen führen und erschwert erheblich den Vergleich der Beobachtungen und Resultate der verschiedenen Autoren.

Hiervon abgesehen, erscheint eine Unterteilung der Hiatushernien in verschiedene Arten nicht nur von akademischem Interesse, denn kein Kliniker und im besonderen kein Chirurg wird sich mit dem radiologischen Nachweis einer Hiatushernie allein zufriedengeben. Eine weitere Frage ist immer die nach der vorliegenden Hernienart, denn die verschiedenen Hernientypen verursachen nicht nur eine voneinander abweichende Symptomatik, sondern erfordern auch einen anderen Therapieplan; so ist auch die Indikation zur Operation einer Hernie und die anzuwendende Operationsmethode entsprechend der Hernienart verschieden.

Die beste Einteilung "nimmt die Morphologie der Brüche als Ausgangspunkt" (ÅKERLUND); nach anatomischen Gesichtspunkten lassen sich drei erworbene Hernienarten, bei denen ein Bruchsack vorhanden ist, unterscheiden:

a) *ösophago-gastrische* Hiatushernie,
b) *paraösophageale* Hiatushernie und
c) *gemischte Formen* der Hiatushernie.

## I. Die ösophago-gastrische Hiatushernie

Bei der ösophago-gastrischen Hiatushernie ist die Pars abdominalis oesophagi zusammen mit kardianahen Teilen des Fornix, selten auch des Corpus ventriculi, suprahiatal verlagert. Das dabei wie eine Duplikatur hochgezogene Peritoneum bildet einen Bruchsack, der dem herniierten Magenteil an seiner linken Seite anliegt und stets leer ist. Dabei bleibt die rechte Magenseite frei von Peritoneum **(Abb. 23)**.

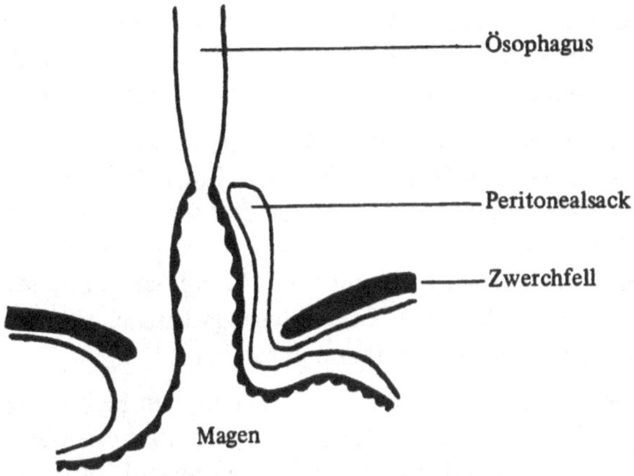


Abb. 23. Schematische Darstellung der ösophago-gastrischen Hiatushernie. Magenschleimhaut gezähnelt.
Nach BARRETT: Brit. J. Surg. **42**, 234 (1954).

In anatomisch-chirurgischer Begriffsbestimmung handelt es sich bei dieser Hernienform nicht um eine echte Hernie, da nicht der ganze Bruchinhalt von einem Peritonealsack umgeben ist, sondern um eine *Gleithernie.* Darunter ist ganz allgemein das Austreten eines extraperitoneal gelegenen, aber von Peritoneum bedeckten Organs durch eine praeformierte Bruchpforte zu verstehen, wobei das Peritoneum parietale mit hinausgezogen wird (SCHLEGEL; IMDAHL). Der Begriff der Gleithernie ist heute jedoch doppeldeutig, da zahlreiche Autoren die Hiatushernien als Gleithernien bezeichnen, die radiologisch das Phänomen des *"sliding"* zeigen. Um diese Begriffsverwirrung zu vermeiden, bezeichnen wir wie BIVETTI; BUCHHEIM u. MAURER; IMDAHL; IMDAHL u. POELL u.a. die anatomisch definierte Gleithernie als *ösophago-gastrische Hiatushernie.*

In der Mehrzahl der Fälle sind die ösophago-gastrischen Hiatushernien klein und es ist allgemein bekannt, wie schwierig es sein kann, sie radiologisch nachzuweisen. Meist werden sie erst bei sorgfältiger Untersuchung in Horizontallage sichtbar, während sich vor- und nachher in aufrechter Stellung kein Magenteil oberhalb des Zwerchfells nachweisen läßt. Diese Form wird sinngemäß als *gleitende* ösophago-gastrische Hiatushernie bezeichnet. Läßt sich jedoch auch im Stehen eine ösophago-gastrische Hernie nachweisen, wird sie als *fixierte* ösophago-gastrische Hiatushernie bezeichnet.

Vor allem zur *Wahl des operativen Zugangsweges* ist die Unterscheidung zwischen *relativer oder absoluter Fixation* einer ösophago-gastrischen Hernie von großer Bedeutung. Tritt in stehender wie in liegender Position keine Größenänderung der Hernie ein, muß dies als Zeichen einer vollständigen mediastinalen Verklebung gedeutet werden; in diesen Fällen ist bei einer vorgesehenen Operation der *thorakale* Zugang indiziert. Vergrößert sich jedoch eine bereits in aufrechter Position nachweisbare Hernie im Liegen, so ist das ein Zeichen dafür, daß noch keine vollständige

Fixation der Hernie durch einen adhäsiven periösophagealen Prozeß erfolgt ist (ROSSETTI, 1966). In diesen Fällen kann, besonders bei abdominalen Begleiterkrankungen, ein *abdominelles* chirurgisches Vorgehen erwogen werden.

Nach BIVETTI; IMDAHL u. a. entspricht die ösophago-gastrische Hernie dem Typ III ÅKERLUND. BROMBART weist zu Recht darauf hin, daß diese Interpretation zu einseitig ist, denn streng genommen entsprechen nur die ösophago-gastrischen Hiatushernien dem Typ III ÅKERLUND, bei denen der "Ösophagus nicht verkürzt ist und einen mehr oder weniger geschlängelten Verlauf" annimmt. Meist jedoch verläuft der Ösophagus bei den fixierten ösophago-gastrischen Hernien gestreckt, und nach dem Röntgenbild ist er als verkürzt anzusehen.

Heute ist bekannt, daß diese Verkürzung in den meisten Fällen lediglich auf einer Kontraktion der Längsmuskulatur des Ösophagus beruht, die wahrscheinlich noch durch eine Vagusirritation infolge einer Refluxösophagitis verstärkt wird (s. S. 131) Häufig, aber nicht immer, läßt sich in diesen Fällen endoskopisch eine oberflächliche Refluxösophagitis nachweisen. Intraoperativ zeigt sich, daß der herniierte Magenteil und die Pars abdominalis oesophagi ohne Schwierigkeit infrahiatal verlagert werden können: Der Ösophagus ist also nicht wirklich kurz, sondern lediglich kontrahiert.

Sehr selten liegt dem radiologisch verkürzten Ösophagus ein echter *Brachyösophagus* zugrunde. Dabei ist der Ösophagus entweder

a) *sekundär* durch eine narbige Schrumpfung infolge einer langdauernden Refluxösophagitis verkürzt, wobei die Fibrose so ausgedehnt sein kann, daß eine Mobilisierung des Ösophagus intraoperativ große Schwierigkeiten bereitet,
oder es handelt sich

b) um den sog. *angeborenen* kurzen Ösophagus (s. S. 49 ff).

## II. Paraösophageale und gemischte Formen der Hiatushernie

Unter paraösophagealen Hiatushernien verstehen wir seit ÅKERLUND (Typ II) Brüche, die sich neben dem nicht verkürzten und nicht herniierten, sondern in normaler Weise unterhalb des Zwerchfells fixierten Ösophagus entwickeln. Dabei werden Teile des Magens (Fornix, eventuell auch Corpus, manchmal auch andere Abdominalorgane) neben dem Ösophagus durch den Hiatus oesophageus in das hintere Mediastinum verlagert. Der Bruchsack kann rechts, links und dorsal des Ösophagus liegen und ist im Gegensatz zu dem der ösophago-gastrischen Hernie immer gefüllt (**Abb. 24**).

Nach SWEET wäre die paraösophageale Hiatushernie als parahiatale Zwerchfellhernie aufzufassen. Er vertritt die Meinung, die Bruchbildung erfolge durch eine Zwerchfellücke neben dem Hiatus oesophageus; zwischen Ösophagus und Herniensack liege ein feines, manchmal nur aus wenigen Fasern bestehendes Muskelbündel, wodurch die Integrität des Hiatus oesophageus gewahrt bleibe.

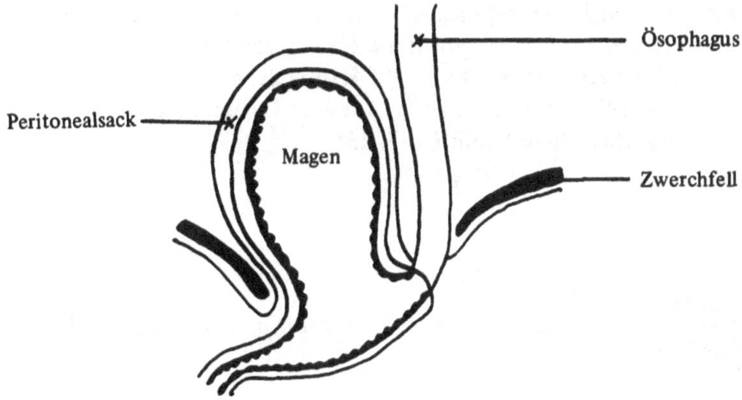


Abb. 24. Schematische Darstellung der paraösophagealen Hiatushernie. Magenschleimhaut gezähnelt.
Nach BARRETT: Brit. J. Surg. **42**, 232 (1954).

Eine Bestätigung der SWEET'schen Auffassung konnten wir nur bei BARRETT (1954) finden. Die Mehrzahl der Chirurgen lehnt die Existenz der parahiatalen Hernie ab, da sie die von SWEET beschriebenen Muskelfasern zwischen Ösophagus und Herniensack nicht oder "nicht mit Sicherheit" (IMDAHL) finden konnten. So konnte auch SCHLEGEL die von BARRETT und SWEET geschilderte Situation nicht bestätigen; er kann sich "rein theoretisch nicht vorstellen, wo und wieso es im kräftigen Crus mediale dextrum zu einer Lückenbildung kommen soll".

Röntgenologisch besteht keine Möglichkeit, die Frage zu beantworten, ob ein Teil der paraösophagealen Hiatushernien als parahiatale Zwerchfellhernien aufzufassen ist. Möglicherweise entwickelt sich eine Hernie in Einzelfällen parahiatal, meist jedoch scheint es sich um eine echte Hiatushernie zu handeln.

Das wesentliche Kriterium der paraösophagealen Hiatushernien ist seit ÅKERLUND die subphrenische Lage der anatomischen Kardia. Wenn auch in den vergangenen Jahren die ÅKERLUND'schen Typen I und III häufig diskutiert und mit zahlreichen neuen Begriffen belegt wurden, so wurde die paraösophageale Hernie, wie ÅKERLUND sie definiert hat, im wesentlichen akzeptiert. Wenn zwischen Herniensack und Ösophagus Zwerchfellmuskulatur dargestellt werden kann, kann diese Hernie sinngemäß mit SWEET als parahiatal bezeichnet werden. Diese Annahme berechtigt jedoch nicht dazu, eine Situation, bei der die anatomische Kardia epiphrenisch verlagert ist, als paraösophageale Hernie zu bezeichnen, wie PAPE dies 1963 vorgeschlagen hat. Sowohl die Beschreibung als auch die Skizze der paraösophagealen Hernie von PAPE entspricht einer Hernienform, für die SWEET den Begriff der *"Double hernia"* geprägt hat: Bei einigen Hernien vom parahiatalen Typ komme es durch ein leichtes Aufwärtsgleiten der Kardia zu einer Situation, die sowohl die "sliding" als auch die "parahiatal" Komponente enthalte.

Wenn wir in diesem Zusammenhang die Unterscheidung: Parahiatal–paraösophageal vernachlässigen dürfen, entspricht die SWEET'sche *"Double Hernia"* (1952) der *"Mixed Hiatal Hernia"* von BARRETT (1954) oder der *gemischten Hernie Typ B* von SCHLEGEL (1958); es ist die Kombination einer paraösophagealen und einer ösophago-gastrischen Hiatushernie (**Abb. 25**).

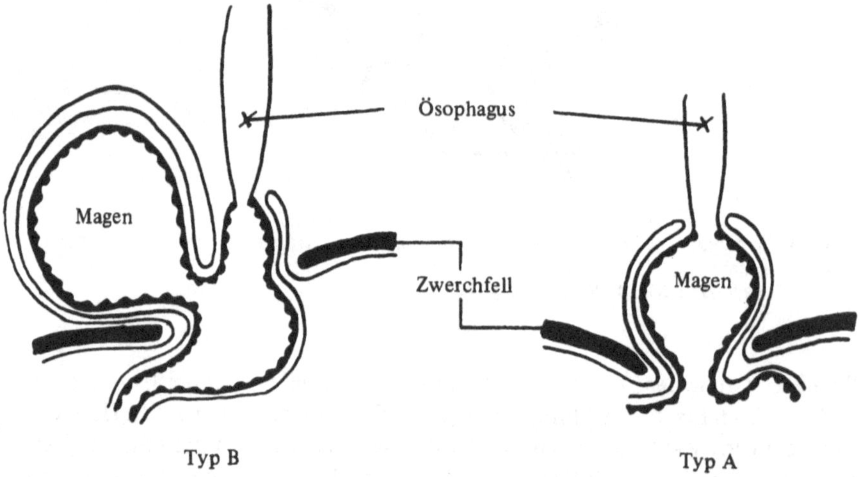


Abb. 25. Schematische Darstellung der gemischten Hiatushernie. Magenschleimhaut gezähnelt. Nach BARRETT: Brit. J. Surg. **42**, 240 (1954).

Während sich nach SCHLEGEL die gemischte Hernie Typ B aus einer paraösophagealen Hiatushernie "infolge des Nachlassens der Kardiafixation und des Kardiahochtretens" entwickelt, geht die gemischte Hernie Typ A von SCHLEGEL, die bereits in BARRETT's Diagramm der "Mixed Hernia" als Variationsform zu finden ist, aus einer ösophago-gastrischen Hiatushernie hervor: Werden mit der Zeit Bruchpforte und Bruch größer, kann schließlich auch an der rechten Magenseite eine Peritonealduplikatur auftreten. Die gemischte Hernie Typ A ist also von einer großen ösophago-gastrischen Hiatushernie nur durch die verschiedenen Peritonealverhältnisse zu unterscheiden. Eine Aussage über Peritonealverhältnisse ist radiologisch nur mit Hilfe des Pneumoperitoneum möglich, wenn die Serosablätter nicht miteinander verklebt sind; mit den üblichen Untersuchungsmethoden können diese beiden Hernienformen nicht voneinander getrennt werden. Andererseits halten wir die radiologische Unterscheidung dieser beiden Formen auch nicht für bedeutungsvoll, denn, aus der Pathogenese verständlich, die Übergänge zwischen einer reinen ösophago-gastrischen Hernie und einer gemischten Hernie Typ A sind so fließend, daß es selbst intraoperativ schwierig sein kann, "gewisse Hernien" zu klassifizieren (SCHLEGEL); weiterhin dürften Symptomatologie und Therapie bei beiden Formen identisch sein.

Wenn wir im Folgenden von einer gemischten Hernie sprechen, so verstehen wir darunter die "Double hernia" von SWEET (1952), bzw. die "Mixed Hiatal Hernia" von BARRETT (1954) bzw. den Typ B von SCHLEGEL (1958), die eine Kombination der beiden Grundhernienarten: Paraösophageale und ösophago-gastrische Hernie, darstellen.

Die Existenz der gemischten Hernie wird heute nicht mehr bestritten, jedoch bestehen erhebliche Meinungsverschiedenheiten darüber, ob sie häufiger oder seltener vorkommt als die paraösophageale Hiatushernie. SWEET hat seine Double Hernia "relativ selten" (2 von 111 chirurgisch behandelten Hiatushernien = 1,8%) gefunden. BARRETT (1954) nimmt an, die gemischte Hernie sei bei Kindern, die reine paraösophageale Hernie bei Erwachsenen häufiger. BROMBART hat darauf hingewiesen, daß der Typ II ÅKERLUND selten in seiner reinen Form vorkomme, denn der Hiatusring verbreitere sich allmählich und der herniierte Magenteil ziehe die Kardia mit sich, so daß die Lagebeziehung zwischen Ösophagus und Magen unverändert bleibe. In diesem Fall bestehe die Hernie aus zwei Anteilen, die dem Typ II und III ÅKERLUND entsprächen.

Als eine Erklärung für diese Meinungsverschiedenheiten könnte die *"atmungsbedingt intermittierend gemischte Hernie"* von IMDAHL betrachtet werden. JANKER u. IMDAHL untersuchten 6 von 21 Kranken, die unter der Diagnose "paraösophageale Hernie" zur Behandlung zugewiesen wurden, röntgenkinematographisch. "In allen 6 Fällen konnte röntgenkinematographisch gesehen werden, daß es sich nicht um paraösophageale, sondern in Wirklichkeit um gemischte Hernien handelte, bei denen zumindest während der Inspirationsphase das Antrum cardiacum mit benachbarten Magenteilen temporär neben der ursprünglich paraösophagealen Hernie lag" (IMDAHL, 1963).

## III. "Congenital short esophagus" und "Ösophagus mit Magenschleimhaut"

Seit 1926 ist der Typ I ÅKERLUND, der kongenital verkürzte Ösophagus, Ursache einer lebhaften Diskussion, die auch heute noch nicht abgeschlossen ist. ÅKERLUND; HARRINGTON; KIRKLIN u. Mitarb.; SWEET; SAEGESSER; HUMPHREYS u. Mitarb.; KONRAD u. Mitarb. u.a. führen seine Entstehung auf eine *Hemmung des Descensus der Magenanlage* zurück, wobei der Hiatus oesophageus den ursprünglich "in seinem Niveau angeordneten Magenteil und nicht das weiter cranialwärts befindliche untere Ösophagusende" umgibt (KONRAD u. Mitarb., 1959). Demnach wäre der Ösophagus durch eine embryonale Wachstumsstörung nicht lang genug, um dem ganzen oder einem Teil des Magens eine normale angeborene subphrenische Lage zu ermöglichen. Hier, beim Typ I ÅKERLUND, liegt also *keine* Hiatushernie vor, denn der Magen hat niemals vollständig unterhalb des Zwerchfells gelegen. Nach HARRINGTON (1955) läßt sich diese Gegebenheit am besten beschreiben als *"congenitally short esophagus with partial thoracic stomach".*

Bei der Durchsicht der neueren Literatur erhebt sich die Frage, ob es überhaupt einen „congenital short esophagus" mit partiellem Thoraxmagen gibt. War BARRETT 1950 und 1954 noch davon überzeugt, daß ein thorakal gelegener Teil des Verdauungstraktes mit Zylinderepithel einen partiellen Thoraxmagen unter einem „congenital short esophagus" darstelle, korrigierte er unter dem Eindruck der Befunde von ALLISON u. JOHNSTONE (1953) seine Ansicht. Wie SOM u. Mitarb. (1956, 1957); PIERCE u. Mitarb.; ADLER; GREWE u. Mitarb.; ABRAMS u. Mitarb.; MOSSBERG (1966); SEAMAN u. Mitarb. (1966); WATERSTON; MISSAKIAN u. Mitarb. (1967) bezeichnet jetzt auch BARRETT (1957, 1960, 1962) einen mit Zylinderepithel ausgekleideten intrathorakalen Teil des Verdauungstraktes als *"Ösophagus mit Magenschleimhaut"*. Bei dieser Anomalie kann sich das Zylinderepithel von einigen Zentimetern oberhalb des Zwerchfells bis über den Aortenbogen hinaus erstrecken.

ALLISON u. JOHNSTONE berichteten über 8 Patienten mit einer ösophago-gastrischen Hiatushernie, bei denen ein Teil der angrenzenden Speiseröhre mit Zylinderepithel ausgekleidet war, und bezeichneten dieses Segment als *"Oesophagus lined with gastric mucous membrane"*, denn dieses Segment zeigte wie der normale Ösophagus

1. makroskopisch eine röhrenförmige Gestalt,
2. eine der Speiseröhre entsprechende Blutversorgung durch segmentale Äste aus der Aorta und
3. das Fehlen eines Peritonealüberzuges.
4. Sogar die "Magenschleimhaut" dieses Segmentes zeigte einige für die Speiseröhre typische Charakteristika:

a) submucöse ösophageale Schleimdrüsen, von BOSHER bereits 1951 nachgewiesen, und

b) Plattenepithelinseln in der "Magenschleimhaut".

c) Weiter unterscheidet sich das Zylinderepithel im Ösophagus funktionell von der Magenschleimhaut, da säureproduzierende Zellen im allgemeinen fehlen und das Sekret entweder garkeine oder nur wenig Säure, Pepsin bzw. Sekretin enthält.

Die *Genese* des Ösophagus mit Magenschleimhaut ist unbekannt; im Schrifttum werden die beiden folgenden Möglichkeiten lebhaft diskutiert:

1. *Pränatale Fehldifferenzierung* der Ösophagusschleimhaut. Die embryonale Speiseröhre ist von einem Zylinderepithel ausgekleidet, das im 5. – 6. Monat, vom mittleren Ösophagus ausgehend und nach oral und aboral fortschreitend, durch Plattenepithel ersetzt wird. Dabei können einzelne Inseln mit Zylinderepithel, vor allem im oberen und mittleren Drittel des Ösophagus, stehenbleiben (= ektopische Magenschleimhautinseln). Bleibt die Epithelumwandlung im Ösophagus vollständig aus, so entsteht der Endobrachyösophagus (= Ösophagus mit Magenschleimhaut).

2. *Erworben* im Sinne einer *intestinalen Metaplasie* als Folge einer chronischen Entzündung der Speiseröhre. Das Primäre wäre hierbei eine Kardiainsuffizienz mit Refluxösophagitis: Der Magensaft zerstört das Plattenepithel, das zunächst regeneratorisch ersetzt wird; nach wiederholten De- und Regenerationszyklen soll dann bei einzelnen Patienten das zerstörte Plattenepithel durch das widerstandsfähigere Zylinderepithel ersetzt werden können. Die Bildung eines Ösophagus mit Magenschleimhaut wäre demnach als ein Adaptationsvorgang an die Folgen des chronischen gastro-ösophagealen Refluxes aufzufassen.

Von den genannten Autoren werden beide Entstehungsmechanismen diskutiert, obwohl sie den Ösophagus mit Magenschleimhaut eher für eine *erworbene* als für eine angeborene Anomalie halten; hierfür würden folgende Gründe sprechen:

1. In den meisten Fällen liegen eine Hiatushernie oder eine primäre Kardiainsuffizienz vor, nur selten besteht eine Kardiakompetenz.

2. Während angeborene heterotope Magenschleimhautinseln in Form von Plaques vornehmlich im cranialen Drittel der Speiseröhre beobachtet werden, geht der Ösophagus mit Magenschleimhaut vom aboralen Ende der Speiseröhre aus. Endoskopisch kommen demnach von oral nach aboral Ösophagus mit Plattenepithel, dann Ösophagus mit Zylinderepithel und schließlich die ösophago-gastrische Hiatushernie zur Darstellung. Bisher konnte aber noch kein Fall beobachtet werden, in dem der craniale Teil des Ösophagus mit Zylinderepithel und der caudale Teil mit Plattenepithel ausgekleidet war. Bei einer pränatalen Fehldifferenzierung der Schleimhaut müßte aber auch mit dieser Variante gerechnet werden.

3. Die Einzelbeobachtungen von GOLDMANN u. Mitarb. (1960) und MOSSBERG (1966) sprechen ebenfalls für eine erworbene Anomalie: Beide Arbeitsgruppen berichteten über je einen Patienten mit Kardiainsuffizienz, bei dem eine fortschreitende Ascension des Zylinderepithels unter Verdrängung des Plattenepithels beobachtet werden konnte. Auch MAHLO (1965) konnte durch Saugbiopsie in zwei Fällen "ein Unterwandern der Magenschleimhaut unter das Ösophagusepithel" beobachten.

4. Die in einem Ösophagus mit Zylinderepithel nachgewiesenen Plattenepithelinseln könnten zwanglos als Reste der sonst metaplastisch veränderten Schleimhaut erklärt werden.

   Sehr vieles spricht u.E. dafür, den Ösophagus mit Magenschleimhaut als eine *erworbene Anomalie im Sinne einer intestinalen Metaplasie aufzufassen.* Nicht zu erklären ist jedoch, daß bei einigen Patienten die Speiseröhre bis zum Aortenbogen mit Zylinderepithel ausgekleidet sein kann, ohne daß jemals subjektive oder objektive Symptome einer Kardiainsuffizienz nachgewiesen werden konnten. BARRETT's Auffassung, in diesen Fällen liege eine leichtere Form der Refluxösophagitis vor, erscheint nicht befriedigend; jedoch will BARRETT bei den von ihm selbst beobachteten Fällen Zeichen einer abgelaufenen chronischen Entzündung der Wand des Ösophagus gesehen haben. Auch ist bekannt, daß bei ösophagoskopisch nachweisbarer Refluxösophagitis nicht zwangsläufig ein klinisch erfaßbares Refluxsyndrom vorhanden sein muß. Ein von HEITMANN u. Mitarb. (1967) beobachteter Ösophagus mit Magenschleimhaut läßt sich jedoch kaum durch eine erworbene Metaplasie erklären: Klinisch bestand kein Refluxsyndrom, radiologisch und manometrisch lag eine ungestörte Sphincterfunktion vor, durch eine Probeexzision ließen sich keinerlei Zeichen einer Ösophagitis nachweisen, der Säureperfusionstest war negativ und die Sekretionsanalyse ergab eine niedrige Basalsekretion. So liegt zumindest bei diesem Patienten nahe, eher eine angeborene als eine erworbene Anomalie anzunehmen.

Bei diesen unterschiedlichen Beobachtungen und Annahmen sind weitere Untersuchungen zur Klärung der Genese des Ösophagus mit Magenschleimhaut erforderlich. Im Einzelfall muß, besonders vor operativen Eingriffen, geklärt werden, ob ein *Ösophagus mit Magenschleimhaut* oder nicht doch, zumindest im Einzelfall, ein *"congenital short esophagus"* mit partiellem Thoraxmagen vorliegt.

Die *Differentialdiagnose* zwischen kongenital kurzem Ösophagus und einem Ösophagus mit Magenschleimhaut sollte durch Serienaufnahmen, Röntgenkinematographie oder Bildbandaufnahmen und durch manometrische Untersuchungen möglich sein:

Ein Ösophagus mit Magenschleimhaut konnte bisher nur dann beobachtet werden, wenn Komplikationen, wie vor allem eine peptische Stenose am Schleimhautübergang mit oder ohne Ulcus oesophagi, aufgetreten waren. Wenn, wie z.B. von BARRETT (1957) und von HEITMANN u. Mitarb. (1967), nachgewiesen werden kann, daß die Peristaltikwelle der Speiseröhre über die Stenose hinweg in das mit Zylinderepithel ausgekleidete Segment des oberen Verdauungstraktes verläuft, kann es sich bei diesem Segment nicht um einen Magenteil handeln, sondern es muß vielmehr ein Ösophagus mit Magenschleimhaut vorliegen.

Die Differenzierung zwischen Thoraxmagen und Endobrachyösophagus ist vor allem vor einer operativen Behandlung von ausschlaggebender Bedeutung. Ausgehend von der Meinung, "daß die Verlagerung und Fixation des Zwerchfelles oberhalb der Kardia am Ösophagus Befreiung von den Symptomen bringen könnte" (KONRAD u. MÜLLER-RENTZSCH), wurde früher bis zur Zwerchfellparalyse durch Quetschung des N. phrenicus alles getan, um eine subhiatale Lage der *"Kardia"* zu erreichen. Dabei wurde unter *"Kardia"* die Stenose am Schleimhautübergang verstanden (vgl. KONRAD u. MÜLLER-RENTZSCH). Mögen auch diese und ähnliche Verfahren beim echten *kongenital kurzen Ösophagus* ihre Berechtigung haben, sind sie ebenso unberechtigt beim *Ösophagus mit Magenschleimhaut*, da hier anatomische und physiologische Kardia auf verschiedener Höhe liegen. Bei fast allen im Schrifttum mitgeteilten Fällen ist der Ösophagus mit Magenschleimhaut mit einer Kardiainsuffizienz, in der Regel infolge einer ösophago-gastrischen Hiatushernie, vergesellschaftet. Die Bougierung der peptischen Stenose und die gleichzeitige Beseitigung der Hiatushernie führten zum therapeutischen Erfolg, obwohl die anatomische Kardia oberhalb des Zwerchfells blieb (BARRETT, 1957).

# F. Röntgendiagnostik der ösophago-gastrischen Hernie

Die Röntgendiagnose großer Hiatusbrüche bereitet praktisch keine Schwierigkeiten, da diese Hernien oft schon im Stehen, gelegentlich schon auf Thoraxaufnahmen in Form einer epiphrenischen Luftblase im dorsalen Mediastinum sichtbar werden können. Im allgemeinen ist jedoch der radiologische Nachweis kleiner Hiatusbrüche schwierig; deshalb soll im folgenden Abschnitt die Röntgendiagnostik der kleinen ösophago-gastrischen Hiatushernien besprochen und diskutiert werden, zu deren Nachweis Untersuchungsmethoden notwendig sind, "die sich wesentlich von der routinemäßigen Magenuntersuchung unterscheiden" (OLBERT).

Unter kleinen ösophago-gastrischen Hernien sind walnuß- bis etwa mandarinengroße Magenvorstülpungen zu verstehen, die nach Größe und Gestalt mit Funktionsphasen des Vestibulum verwechselt werden können. Da jede Hiatushernie als die intrathorakale Verlagerung eines mehr oder weniger großen Magenteils durch den Hiatus oesophageus definiert ist, sind für die Diagnose einer ösophago-gastrischen Hernie von entscheidender Bedeutung:

a) Die Lokalisation des Hiatus oesophageus und
b) die Lokalisation der Grenze zwischen Ösophagus und Magen.

## I. Radiologische Lokalisation des Hiatus oesophageus

Die röntgenologische Bestimmung der Lage des Hiatus oesophageus hat sich als schwierig erwiesen, da der Hiatus nicht, wie in der Regel vermutet wird, dort zu suchen ist, wo sich die radiologisch sichtbare linke Zwerchfellkuppe und der mit Kontrastmittel gefüllte Ösophagus kreuzen.

Nach grundlegenden Voruntersuchungen an Leichen (H.MONGES, A.MONGES, GAMBARELLI, JOUVE-FOURNIER u. DAHL) befestigten BOTHA und MONGES intraoperativ Silberclips am Hiatus oesophageus und konnten so bei nachfolgenden Röntgenuntersuchungen eindeutig demonstrieren, daß der Hiatus je nach Strahleneinfall und Respirationsphase über- oder unterhalb der abgebildeten linken Zwerchfellkuppe zu suchen ist. Dieses *"Silhouettenphänomen"* (WOLF u. COHEN) ist dadurch zu erklären, daß der Hiatus nicht in Höhe der Kuppe, sondern im dorsalen "Abhang" des Zwerchfells liegt. Aus verständlichen Gründen sind die respiratorischen Lageveränderungen des Hiatus oesophageus geringer als diejenigen der Kuppe. In *Inspiration* senkt sich zwar auch der clip-markierte Hiatus, die Abflachung der Zwerchfellkuppe ist jedoch stärker, so daß in Bauchrechtslage die Clips am Ende der Inspiration *oberhalb* des sichtbaren Zwerchfellschattens liegen. In *Exspiration* ergibt sich das umgekehrte Bild: Die Zwerchfellkuppe tritt relativ stärker nach cranial als die den Hiatus oesophageus bildenden Zwerchfellschenkel; am Ende der Exspiration liegt der Hiatus oesophageus dann unterhalb der in Bauchrechtslage radiologisch gut darstellbaren linken Zwerchfellkuppe (**Abb. 26**).

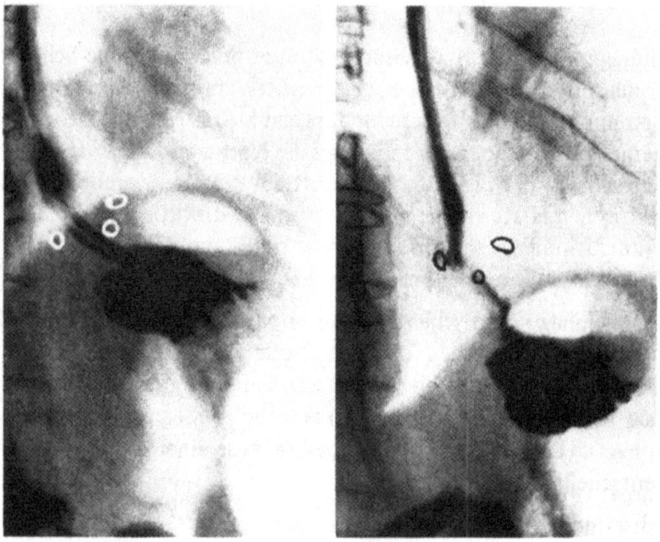

Exsp. Insp.

Abb. 26. Lage des clipmarkierten Hiatus in In- und Exspiration.
Aus MONGES: Bibl. Gastroent. **1**, 13, Karger, Basel, New York (1960).

Die Frage, ob ohne Markierung die Möglichkeit einer eindeutigen Lagebestimmung des Hiatus oesophageus röntgenologisch möglich ist, wurde von BOTHA; CREAMER u. PIERCE u. a. verneint. HAFTER; LAMBLING u. Mitarb.; WOLF u. Mitarb.; MOSETITSCH u. a. haben jedoch darauf hingewiesen, daß sich die Lage des Hiatus radiologisch auf Grund des Zwingeneffekts des Zwerchfells bestimmen lasse.

Wie bereits beschrieben (s. S. 41), führt die Kontraktion der Zwerchfellpfeiler zu Beginn der Inspiration zu einer kerbenförmigen Einengung des Ösophaguslumens im Hiatusniveau, während am Ende der Inspiration der ganze subphrenische Anteil des Vestibulum durch die intraabdominale Druckzunahme kein erkennbares Lumen mehr aufweist. Demnach ließe sich die Lage des Hiatus, selbst wenn die Zwerchfellpfeiler atrophisch sein sollten, bei maximaler Inspiration aus der oralen Grenze des "empty segment" ( WOLF u. Mitarb.) bestimmen. Den Beweis für diese Annahme erbrachten die simultanen manometrisch-röntgenkinematographischen Untersuchungen von CREAMER u. Mitarb. (1959); WOLF u. Mitarb. (1961) und COHEN u. Mitarb. (1962), in denen physiologischer und radiologischer Hiatus verglichen wurden.

Alle Untersucher, die sich mit der Physiologie des distalen Ösophagus beschäftigt haben (s. S. 19), bestimmten den *"physiologischen Hiatus"* mit Hilfe der respiratorischen Druckveränderungen in Thorax und Abdomen. Beginnt die intraösophageale

Druckaufzeichnung an einem Punkt unterhalb des Hiatus, verursachen die Inspiration eine Druckzunahme und die Exspiration eine Druckabnahme. Eine oberhalb des Hiatus einsetzende Druckmessung zeigt einen entgegengesetzten Effekt: Druckabnahme im Inspirium und Druckzunahme im Exspirium. Die Untersucher zogen daher die Spitzen ihrer druckregistrierenden Sonden aus dem Fornix ventriculi bis zu dem Punkt zurück, an dem die Inspiration zum ersten Mal einen negativen Ausschlag in der Druckkurve verursachte. Dieser *Punkt der Phasenumkehr* wurde als der "physiologische Hiatus" definiert.

WOLF u. COHEN placierten zunächst durch Clips markierte Sondenspitzen im "physiologischen Hiatus"; die danach vorgenommenen Röntgenaufnahmen während kontinuierlichen Trinkens und bei maximaler Inspiration zeigten, daß die obere Grenze des "junctional or empty segment" mit dem "physiologischen Hiatus" übereinstimmt. In Bauchrechtslage lagen der physiologische und der radiologische Hiatus am Ende der Inspiration wie bei den Untersuchungen von MONGES u. Mitarb. und BOTHA nicht auf dem Niveau der linken Zwerchfellkuppe, sondern darüber.

Demnach ist es möglich, radiologisch die Lage des Hiatus aus der oralen Begrenzung des "empty segment" bei maximaler Inspiration zu bestimmen. Jede Suche nach einer Hiatushernie sollte daher mit der Bestimmung der Lage des Hiatus oesophageus in maximaler Inspiration beginnen.

Aus den beschriebenen Beobachtungen ergibt sich, daß "the narrow, empty or junctional segment is simply the abdominal portion of the esophagus or the abdominal gullet" (WOLF u. COHEN); das *"empty segment"* entspricht also dem subphrenischen Anteil des Vestibulum (= Antrum cardiacum von IMDAHL) und nicht, wie POPPEL u. Mitarb. (1955); PALMER (1956); JOHNSTONE (1959); HAFTER (1959); LAMBLING u. Mitarb. (1960); STEIN u. Mitarb. (1960) u. a. meinen, dem Vestibulum von LERCHE. Denn sowohl LERCHE's Vestibulum als auch das "physiologische Vestibulum" erstrecken sich von etwa 1–2 cm oberhalb bis 1–2 cm unterhalb des Zwerchfells. Bei kontinuierlichem Trinken und bei maximaler Inspiration wird oberhalb des "empty segment" die bereits beschriebene ampulläre Figur sichtbar; diese *"epiphrenische Ampulle"* entspricht dem epiphrenischen Anteil des Vestibulum, ist aber keineswegs, wie z. B. POPPEL u. Mitarb.; SYCAMORE und GOULD u. Mitarb. annehmen, identisch mit LERCHE's "Ampulla of the esophagus".

## II. Grenze zwischen Ösophagus und Magen und die radiologischen Kriterien für die Herniendiagnose

### 1. Anatomische Grenze zwischen Ösophagus und Magen. Wert der Schleimhautdarstellung für die Diagnose der ösophago-gastrischen Hiatushernie

Die scheinbar einfache Frage nach der *anatomischen Grenze* zwischen Ösophagus und Magen läßt sich nicht eindeutig beantworten. Keinesfalls kann sie nach qualitativen und quantitativen Veränderungen der *Muskulatur* überzeugend festgelegt werden, denn es gibt nach BARRETT (1954) keinen eindeutigen Unterschied zwischen der "Muskulatur des oberen Magenteils und des unteren Ösophagusendes" (s. S. 4). Histologisch scheint die einzige klare Grenzlinie zwischen Ösophagus und Magen die *anatomische Kardia,* d.h. der Übergang des mehrschichtigen Plattenepithels zum Zylinderepithel der Magenschleimhaut zu sein.

Nach HAFTER (1954) läßt sich die Schleimhautgrenze *endoskopisch* "als scharfe, leicht gewellte Trennungslinie zwischen der blaß-gelblich-roten Ösophagusschleim-

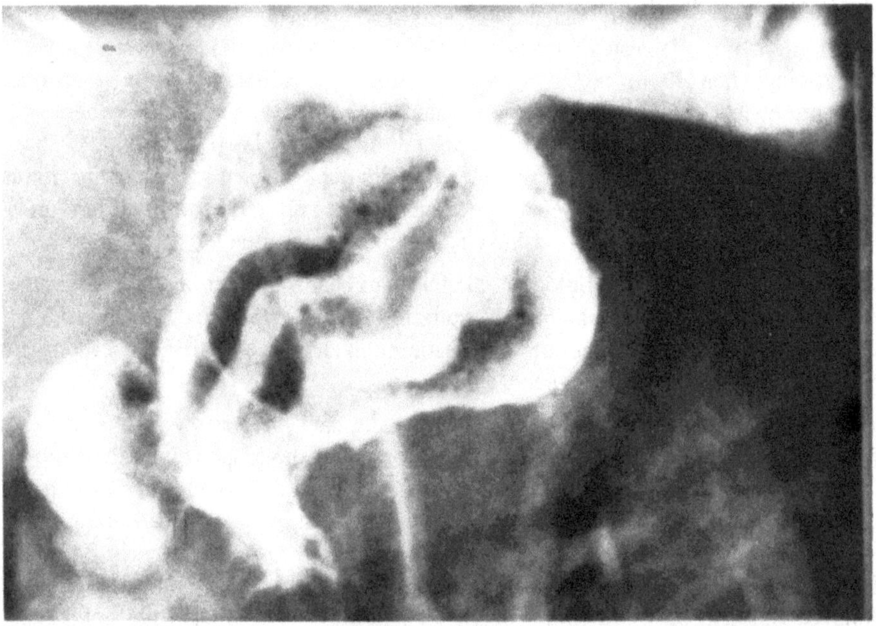

Abb. 27. Anatomische Kardia im Röntgenbild bei ösophago-gastrischer Hiatushernie.

haut und den hochroten breiten Schleimhautfalten des Magens deutlich lokalisieren"; *röntgenologisch* gelingt es jedoch "nur gelegentlich, den Übergang der schmalen Längsfalten des Ösophagus in die breiten Falten des Magens im Kardiagebiet zu erkennen" (**Abb. 27**). Nach EVANS; WOLF u. Mitarb. (1958), HOLTHUSEN u. a. ist eine exakte radiologische Darstellung der Schleimhautgrenze im allgemeinen nicht möglich.

Aber auch ösophagoskopisch kann die Unterscheidung zwischen Ösophagus- und Magenschleimhaut schwierig, wenn nicht unmöglich werden, sofern eine Entzündung der Speiseröhre mit Hyperaemie und Oedem vorliegt (ROSSETTI, 1966; STADELMANN). Zwar glauben die meisten Endoskopiker, auch dann noch "die Grenze nach der Faltenbildung lokalisieren zu können. Das ist unter normalen Bedingungen, viel weniger bei entzündlich alteriertem Relief der Fall" (ROSSETTI, 1966).

Die Epithelgrenze kann mehr oder weniger scharf sein. Nach den Bezeichnungen "ora serata" im deutschen und "z-line" (LERCHE: "zig-zag line") im angloamerikanischen Schrifttum entspricht die Schleimhautgrenze einer mehr oder weniger geschlängelt verlaufenden Linie. PALMER (1953) konnte nach Befestigung von Silberclips an der höchsten "Magenschleimhautzunge" und an der tiefsten "Zunge" der

Ösophagusschleimhaut zeigen, daß dieses Übergangsgebiet, in dem Ösophagus- und Magenschleimhaut nebeneinander liegen, in einigen Fällen mehr als 1 cm lang ist. Demgegenüber ist nach HAASTERT (1968) "die Darstellung des Magenschleimhautreliefs oberhalb des Zwerchfells zum sicheren Nachweis einer kleinen Gleithernie von großer Bedeutung" und nach PRÉVÔT ist der Nachweis von Magenfalten oberhalb des Zwerchfells "entscheidend für die Diagnostik"; in gleicher Weise wird von DAGRADI u. Mitarb.; KILLEEN u. SCHINDLER der epihiatal nachgewiesenen Magenschleimhaut die größte Bedeutung in der Herniendiagnostik zugemessen.

BARRETT hat schon 1950 ähnlich wie später PALMER (1953) und MAHLO (1965) vorgeschlagen, den plattenepitheltragenden Teil des oberen Verdauungstraktes *"Ösophagus"*, den mit Zylinderepithel ausgekleideten Teil *"Magen"* zu nennen. Diese Definition hat zwar den Vorteil, einfach zu sein (INGELFINGER, 1958), sie ist aber nur unter Vernachlässigung funktioneller Gesichtspunkte haltbar. Denn nach heutigem Wissen kann Zylinderepithel unter vier bzw. fünf Bedingungen oberhalb des Zwerchfells vorkommen:

a) Bei Vorhandensein einer Zwerchfellhernie temporär oder konstant, je nachdem, ob die Hernie fixiert ist oder nicht.

b) Konstant bei einem Ösophagus mit Magenschleimhaut.

c) Bei einem Thoraxmagen infolge eines "congenital short esophagus" (s. S. 49).

d) Heterotope Magenschleimhautinseln in einer mit Plattenepithel ausgekleideten Speiseröhre; derartige Inseln sind vor allem in der cranialen Speiseröhre nachweisbar.

e) Temporär bei einer größeren Verschieblichkeit der Schleimhaut.

Ähnlich wie SCHATZKI (1965); ROSSETTI (1966) und HEITMANN u. Mitarb. (1966) haben kürzlich WOLF u. Mitarb. (1968) darauf hingewiesen, daß die anatomische Kardia unter physiologischen Bedingungen in den meisten Fällen im Bereich des "empty segment" liegt. Dabei muß jedoch berücksichtigt werden, daß "die Mucosa nirgendwo im Verdauungstrakt unverschieblich befestigt ist und daß die Muscularis mucosae eine beträchtliche Wanderung der Schleimhaut verursachen kann, die von der Motilität des Muskelrohres unabhängig ist" (GOULD u. Mitarb.).

Eine beträchtliche "automatic migration" der Epithellinie, "wahrscheinlich verursacht durch eine einfache Längskontraktion der Muscularis mucosae" (PALMER), haben ALLISON und PALMER mit Hilfe von Silberclip-Markierungen nachweisen können; POPPEL u. Mitarb. bestätigten die Verschieblichkeit der Mucosa nach Untersuchungen mit ihrer "oil contrast technique" an 500 Personen.

Bei einer Herniensuche im Liegen oder in Kopftieflage muß infolgedessen damit gerechnet werden, daß sich der Abstand zwischen Hiatus und anatomischer Kardia verringert. Normalerweise darf zwar auch dann noch angenommen werden, daß die anatomische Kardia subhiatal liegt, mit der Erhöhung des intraabdominalen Druckes durch Husten oder Pressen (VALSALVA'scher Druckversuch) kann jedoch die anatomische Kardia zeitweilig über den Hiatus nach oben treten. Dieser Befund, auch in Verbindung mit vermutlich vorkommender Magenschleimhaut, dürfte eine zumindest sehr fragwürdige Grundlage der Diagnostik einer ösophago-gastrischen Hiatushernie sein, hat doch schon EVANS 1952 aus den gleichen Gründen die epihiatale Lage der anatomischen Kardia als diagnostisches Kriterium für eine Hiatushernie abgelehnt.

## 2. Physiologische Grenze zwischen Ösophagus und Magen

### a) Röntgendiagnostik der ösophago-gastrischen Hiatushernien mit Hilfe der Röntgenkinematographie oder "schneller Aufnahmeserie"

Im unteren Ösophagus laufen charakteristische Funktionsphasen ab, die einerseits zur Verwechslung mit einer ösophago-gastrischen Hernie führen können, andererseits aber die Bestimmung der unteren Grenze des Vestibulum und damit der physiologischen Grenze zwischen Magen und Ösophagus ermöglichen (vgl. S. 42).

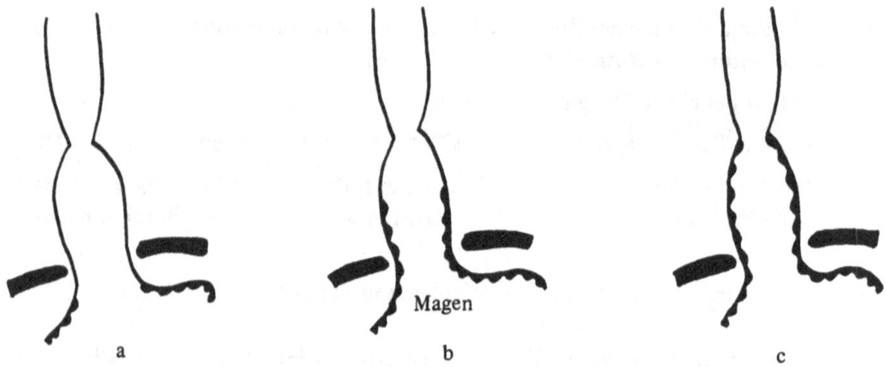


Abb. 28. Schematische Darstellung verschiedener "radiologischer Ampullen". Magenschleimhaut gezähnelt dargestellt.
Nach OTTO: Inaug.-Diss. Bonn **45** (1968).

Aus der Betrachtung einer einzelnen Röntgenaufnahme (z. B. **Abb. 29b**) läßt sich in der Regel nicht entscheiden, ob eine epiphrenisch dargestellte ampulläre Figur einer Funktionsphase des Vestibulum entspricht (**Abb. 28a**), ob diese "radiologische Ampulle" im oberen Teil vom Vestibulum und aboral bereits von einer Hernie gebildet wird (**Abb. 28b u. 29b**) oder ob sie ausschließlich eine ösophago-gastrische Hernie darstellt (**Abb. 28c u. 29c**).

Mit Hilfe der Röntgenkinematographie (WOLF u. Mitarb.; CROSS, KAY u. JOHNSON; LAMBLING u. Mitarb.; GENTON; BUGNION; JANKER, IMDAHL u. POELL; MOSETITSCH; RINALDO u. Mitarb.; STABLE u. Mitarb.; STILSON; DORNIER; PELLNITZ u. Mitarb.; HEITMANN u. Mitarb.; EBEL; CHÉRIGIÉ u. Mitarb.; MAURER u. OTTO u.a.) ist die Erfassung des ganzen Funktionsablaufes und damit die Differentialdiagnose: Vestibulum – ösophago-gastrische Hiatushernie, am ehesten möglich.

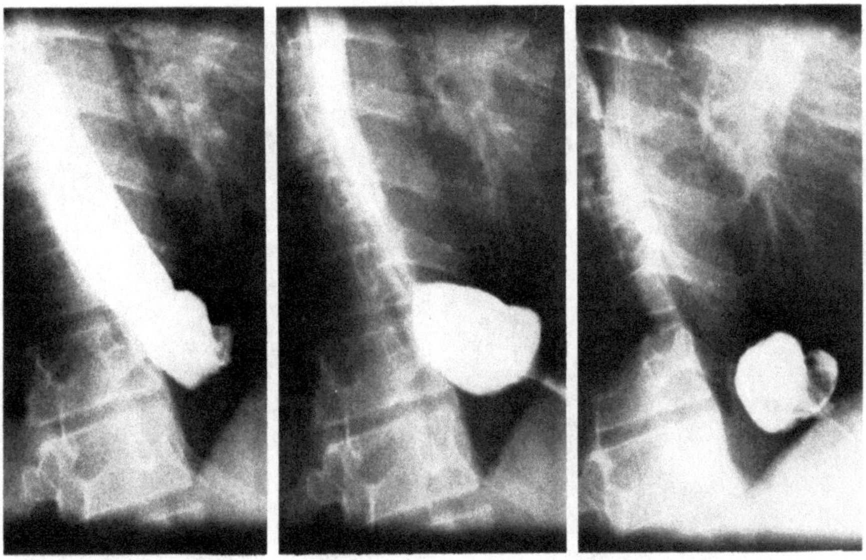

a b c

Abb. 29. Die Schwierigkeiten der Beurteilung einzelner Röntgenaufnahmen. Erst die Aufnahmeserie erlaubt eine eindeutige Beurteilung: a) Ringbildung zwischen Vestibulum und ösophago-gastrischer Hiatushernie, b) "radiologische Ampulle", die oral noch einen erschlafften Teil des Vestibulum gastro-oesophageale, aboral eine ösophago-gastrische Hiatushernie enthält (vgl. Abb. 27b), c) nach vollständiger Kontraktion des Vestibulum bleibt oberhalb des Zwerchfells konstant eine "radiologische Ampulle" nachweisbar, die jetzt ausschließlich durch die Hernie gebildet wird (vgl. Abb. 27c).

MAURER u. BUCHHEIM haben 1959 zur möglichst vollständigen Darstellung des Bewegungsablaufes das Schirmbildverfahren benutzt. Es erlaubt "mit relativ einfachen Mitteln, geringen Kosten und vor allen Dingen ohne besonders große Dosisbelastung der Patienten (Kinder!), die Untersuchungen in einer für den Kliniker voll befriedigenden Form durchzuführen" (BUCHHEIM u. MAURER). Das Schirmbildverfahren ermöglicht über längere Zeit mit relativ langsamer Aufnahmefolge, z. B. 1–2 Aufnahmen/sec, die charakteristischen Funktionsphasen des Vestibulum zu verfolgen.

Die Röntgendiagnose einer ösophago-gastrischen Hernie erfolgt röntgenkinematographisch oder mit "schneller Serie" weniger durch die Darstellung der *"Ringe"* (s. S. 60) als vielmehr durch die Darstellung der *Funktionsphasen* des Vestibulum. Wenn oberhalb des Zwerchfells eine ampulläre Figur nachweisbar ist, über der das Vestibulum erschlafft und sich wieder kontrahiert, darf eine ösophago-gastrische Hiatushernie diagnostiziert werden (s. **Abb. 29 u. 30**). Denn Funktionsphasen: Dilatation und vor allem die Kontraktion, zeigt nur das Vestibulum, nie aber ein angrenzender Magenteil (WOLF u. Mitarb.; MAURER u. BUCHHEIM; POTSAID; IMDAHL; VANDERFELDE u. Mitarb.; MAURER, MARSCH u. OTTO; MAURER u. OTTO; HEITMANN u. Mitarb.; HAFTER; TEXTER u. Mitarb.). Dabei ist die Beobachtung der

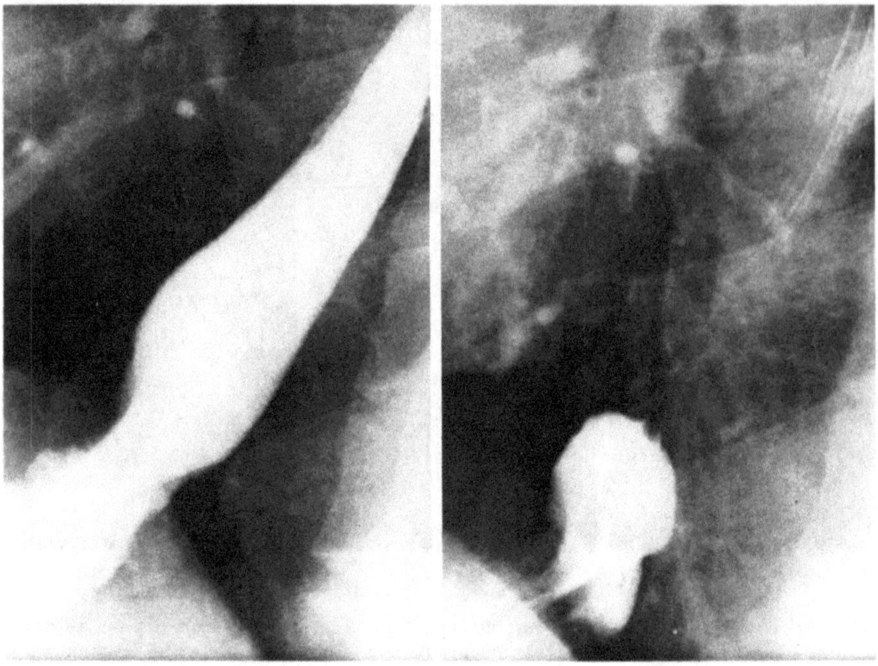

a b

Abb. 30. Röntgendiagnostik der ösophago-gastrischen Hiatushernie aus den charakteristischen vestibulären Funktionsphasen. Im Gegensatz zu Abb. 29a ist während der Erschlaffung des Vestibulum (a) kein Ring zwischen terminalem Ösophagus und Hernie nachweisbar; erst die funktionslose Fornixkappe nach vollständiger Kontraktion des Vestibulum berechtigt zu der Diagnose: kleine ösophago-gastrische Hiatushernie.

Kontraktion des Vestibulum besonders wesentlich, denn sie "gestattet eine gute Abgrenzung gegenüber den niemals sich kontrahierenden herniierten Fornixanteilen" (MAURER u. BUCHHEIM).

Ist das Vestibulum kontrahiert (**Abb. 29c u. 30b**), so hängt die Hernie wie eine *Glocke* am kontrahierten unteren Ösophagussegment (BUCHANAN; SCHLEGEL; HAGARTY). Bei Erschlaffung des Vestibulum kann es einer kleinen ösophago-gastrischen Hernie *kappenförmig* aufsitzen (WOLF u. Mitarb., 1958; HAFTER, 1959; BIVETTI; IMDAHL). Erfolgt eine Röntgenaufnahme unter diesen Bedingungen in maximaler Inspiration, so können unter günstigen Umständen *drei Ringe* zur Darstellung kommen (**s. Abb. 31**), die WOLF 1957 als erster mit der Technik des kontinuierlichen Trinkens bei leichter Kompression des Abdomens dargestellt und in ihrer Bedeutung erkannt hat. Nach WOLF u. Mitarb. (1958); HAFTER (1959); OLBERT; IMDAHL u.a. entsprechen:

a) *Der obere Ring* der Grenze tubulärer Ösophagus-Vestibulum.
b) *Der mittlere Ring* der Grenze Vestibulum-Magen.
c) *Der untere Ring* ist zurückzuführen auf die Strangulation der Hernie durch den inspiratorisch verengten Hiatus.

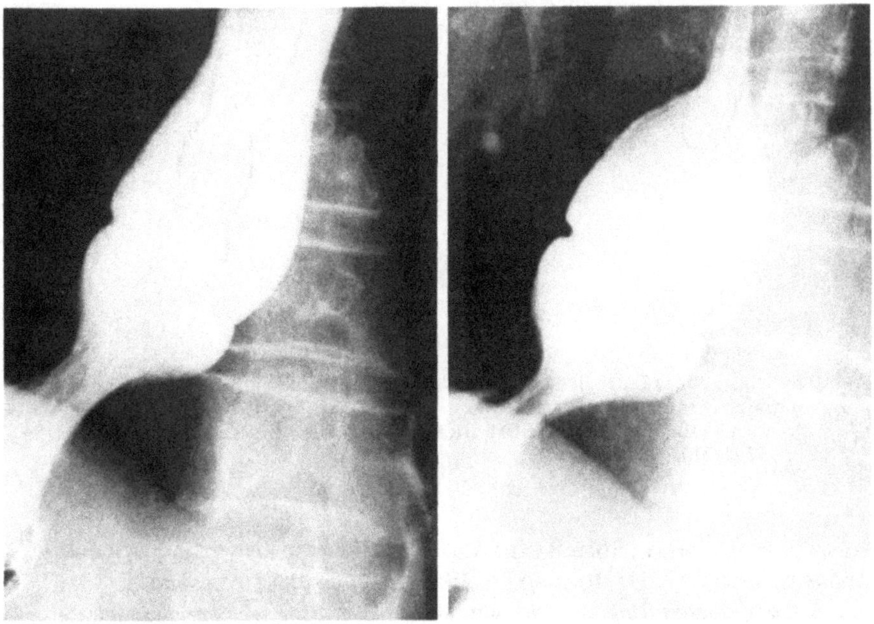

a b

Abb. 31. Ösophago-gastrische Hiatushernie mit Darstellung der 3 diagnoseerleichternden Ringe.
a) Nach vollständiger Erschlaffung des Vestibulum ist der obere Ring nur noch angedeutet zu erkennen, b) mit Beginn der vestibulären Kontraktionsphase wird ein oberer Ring besonders deutlich.

**b) Lokalisation und Genese der Ringe**

Nach Poppel, Zaino u. Lentino entspricht der *obere Ring* dem "Inferior esophageal sphincter" von Lerche an der Basis der "Ampulla oesophagea". In einer späteren Arbeit (Zaino, Poppel, Jacobson, Lepow u. Osturk) wird dagegen der "Inferior esophageal sphincter" als orale Grenze der "extra muscle bundles" und als oberer Teil des Vestibulum definiert (vgl. S. 38). Damit zu vergleichen wäre die radiologische Beschreibung von Lambling, Bader u. Gueret, die den "Inferior esophageal sphincter" als oberes Segment des Vestibulum bezeichnen. Nach Wolf u. Mitarb.; Hafter; Imdahl u. a. entspricht der obere Ring der Grenze zwischen dem tubulären Ösophagus und dem Vestibulum.

Hafter (1960) beschreibt ähnlich wie Wolf u. Mitarb. (1958) den oberen Ring als einen kontraktilen Ring oder zwei Einkerbungen, die das Vestibulum vom tubulären Ösophagus abgrenzen: "Der Ring kann sehr markant sein, ändert sich jedoch in seiner Breite und Tiefe und kann völlig verstreichen". Hafter nimmt daher an, "daß es sich um eine *muskuläre Kontraktur* handelt": Er entspreche dem "funktionellen Sphincter oesophagi inferior" (Hafter 1964).

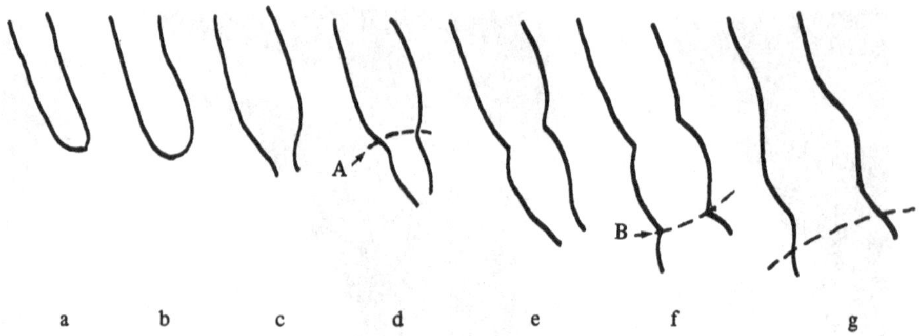


Abb. 32. Schematische Darstellung der Erschlaffung des Vestibulum bei einem Patienten mit ösophago-gastrischer Hiatushernie.
Nach WOLF, MARSHAK, SOM, BRAHMS u. GREENBERG: J. Mt. Sinai Hosp. **25**, 167 (1958).

Wie WOLF, MARSHAK, SOM, BRAHMS u. GREENBERG haben später auch JOHNSTONE u. Mitarb. (1959); JOHNSON u. Mitarb. (1961); BERRIDGE; HEITMANN u. Mitarb. u.a. den *oberen Ring,* den WOLF u. Mitarb. als "Ring A" bezeichnen, unter zwei Bedingungen nachweisen können:

1. Während sich das Vestibulum füllte (**vgl. Abb. 32**), wurden Kerben in Höhe von A sichtbar, die mit völliger "Dehnung" des Vestibulum verschwanden (**Abb. 32g**).

2. **Abb. 33** zeigt bei d eine vollständige zirkuläre Konstriktion auf der Höhe, wo in vorhergehenden Bildern Kerben sichtbar waren. Diese Kontraktion schreitet nach oral fort: Dieser Ablauf ist nach WOLF u. Mitarb. aber selten; zur gleichen Zeit erfolgt aboral die "typische Entleerung des Vestibulum".

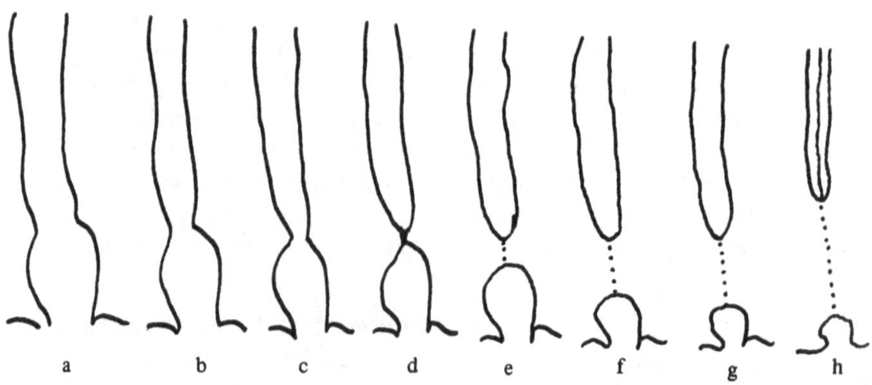


Abb. 33. Schematische Darstellung der Kontraktion des Vestibulum.
Nach WOLF, MARSHAK, SOM, BRAHMS u. GREENBERG: J. Mt. Sinai Hosp. **25**, 167 (1958).

WOLF u. Mitarb. sind der Auffassung, das Vestibulum werde durch das Kontrastmittel *gedehnt* ("distended"). Heute ist nach radiologischen und manometrischen Untersuchungen gesichert, daß die Weitstellung des Vestibulum primär ein *reflektorischer Vorgang* ist. JANKER, IMDAHL u. POELL und MAURER u. OTTO konnten z. B. röntgenkinematographisch zeigen, daß das Vestibulum erschlafft, bevor der Breischluck den terminalen Ösophagus erreicht hat (**Abb. 34**); andererseits kann das erschlaffte Vestibulum noch sichtbar sein, wenn ein kleiner Breischluck bereits in den Magen abgeflossen ist.

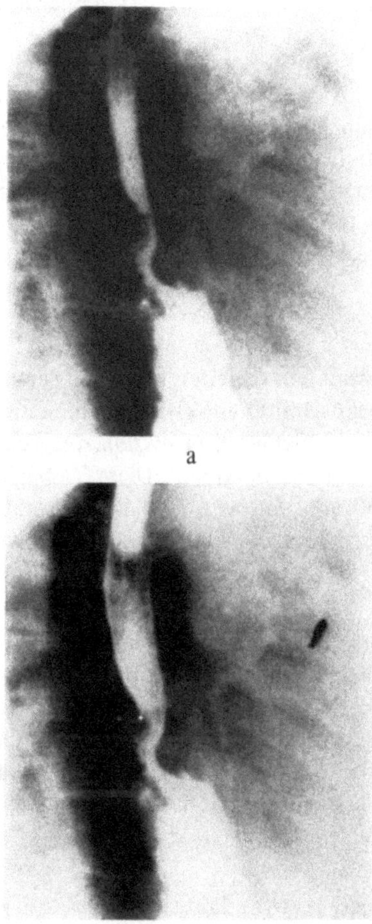

Abb. 34. Die schluckaktbedingte reflektorische Erschlaffung des Vestibulum. Aus MAURER u. OTTO, Film (1967).

Der *obere Ring* läßt sich ohne Schwierigkeiten aus den Funktionsphasen des Vestibulum erklären, denn er wird am besten sichtbar "bei der reflektorischen Weitstellung der epiphrenischen Ampulle, da die angrenzende Ampulla oesophagea den schluckaktbedingten Formwechsel nicht mitvollzieht" (IMDAHL). Die sichtbaren

Kerben entsprechen demnach der *Grenze* zwischen tubulärem Ösophagus und Vestibulum (**vgl. Abb. 32 d–f**). Bei vollständiger Erschlaffung des Vestibulum können die Kerben verstreichen (**Abb. 32g**), die Grenze: tubulärer Ösophagus – Vestibulum, ist nicht zu erkennen; diese wird erst wieder bei beginnender Kontraktionsstellung des Vestibulum sichtbar (**Abb. 33a**), wobei sich zunächst Kerben und schließlich ein kompletter Kontraktionsring bilden (**Abb. 33d**). Wie bereits früher beschrieben (vgl. S. 41), schreitet die Kontraktion des Vestibulum von oral nach aboral fort (**Abb. 33e–h**). Demnach entspricht der zuletzt genannte Kontraktionsring *nicht* der Grenze: Vestibulum – tubulärer Ösophagus, sondern dem oberen Teil des Vestibulum.

Wolf u. Mitarb. (1958) haben während endoskopischer Untersuchungen Clips an der Grenze zwischen Ösophagus- und Magenschleimhaut befestigt oder die Schleimhautgrenze durch Injektion von Kontrastmittel markiert. Bei den folgenden Röntgenuntersuchungen lagen Markierung und der *mittlere Ring* "annähernd" auf gleicher Höhe. Wichtiger als diese Untersuchungen ist die Tatsache, daß der mittlere Ring ("Ring B" bei Wolf u. Mitarb.) auch röntgenkinematographisch als distales Ende des Vestibulum bzw. als Grenze zwischen Ösophagus und Magen sichtbar wird (**Abb. 35**).

Die Erschlaffung des Vestibulum schreitet, wie bereits erwähnt, von oral nach aboral fort. Solange der untere Abschnitt des Vestibulum die reflektorische Erschlaffung nicht mitvollzogen hat, wird hier ein *Kontraktionsring* sichtbar, der den erschlafften Vestibulumanteil und die Hernie trennt. Diese Beobachtung ist von Wolf u. Mitarb.; Lambling u. Mitarb.; Imdahl und Maurer u. Otto gemacht worden. Imdahl diskutiert *diesen* mittleren Ring als flüchtige Funktionsphase des Antrum cardiacum (= subphrenischer Anteil des Vestibulum).

Ist das Vestibulum vollständig erschlafft, so kann an der Grenze: Vestibulum – Magen, ein in seinem Maximaldurchmesser konstanter Ring sichtbar werden, der nach Wolf u. Mitarb. beträchtlich größer ist als das Kaliber des tubulären Ösophagus. Die den Ring anzeigenden Kerben seien "charakteristischerweise tief, scharf begrenzt und rechtwinklig". Hafter hat wiederholt eine ähnliche Beschreibung dieses *eigentlichen* mittleren Ringes mit konstantem maximalen Durchmesser gegeben.

Nach Wolf u. Mitarb. und Hafter läßt sich dieser Ring jedoch nur dann demonstrieren, wenn Vestibulum und Hernie durch intraabdominale Druckzunahme "aufgebläht" (Hafter) werden. Eine solche Blähung kann nach Hafter durch kontinuierliches Trinken erreicht werden. Das Vestibulum wird primär weder gedehnt (Wolf u. Mitarb.) noch gebläht (Hafter), seine Erschlaffung ist vielmehr reflektorisch bedingt (vgl. S. 22). Gebläht werden kann jedoch der herniierte Magenanteil, so daß sich die Kontur des in seinem Durchmesser konstanten Ringes besser abhebt. Demnach ist der eigentliche mittlere Ring "das optische Resultat eines weniger dehnungsfähigen Segments gegenüber einem weiten Segment" (Imdahl).

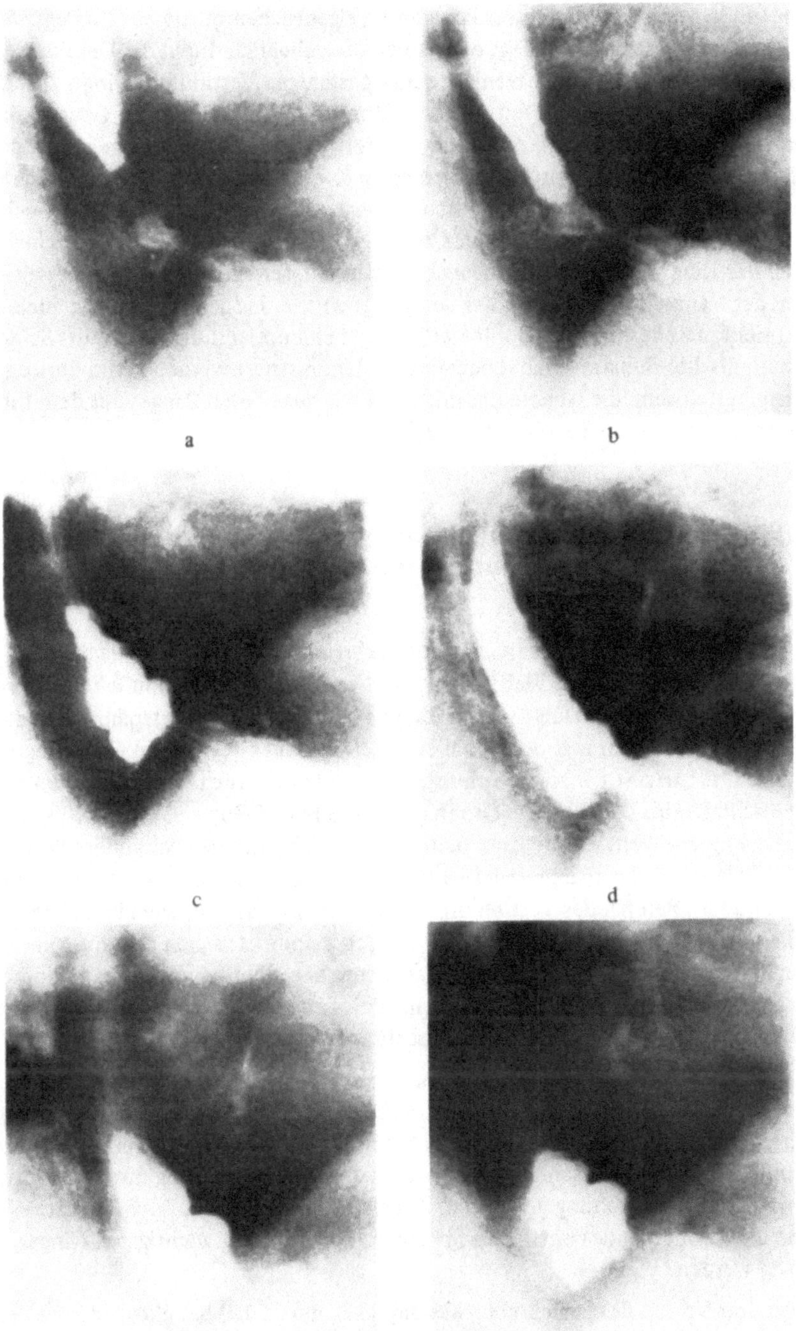

a b c d e f

Abb. 35. Im Röntgenfilm werden die drei WOLF-HAFTER'schen Ringe als flüchtige Funktionsphasen des Vestibulum gastro-oesophageale temporär sichtbar (vgl. Abb. 32 u. 33 ). Aus MAURER u. OTTO, Film (1967).

Ob diesem in seinem Durchmesser konstanten eigentlichen mittleren Ring ein *anatomisches Substrat* zugrunde liegt oder ob er ausschließlich durch die Dehnung der Hernie, die an dem nicht oder weniger dehnungsfähigen Vestibulum hängt, zustandekommt, läßt sich bisher nicht entscheiden. POPPEL u. Mitarb. (1955); GOULD u. Mitarb.; LAMBLING u. Mitarb.; ZDANSKY; BIVETTI; OLBERT u. a. bezeichnen diesen mittleren Ring nach LERCHE als *"Constrictor cardiae"*. HAFTER ist der Ansicht, der in seiner Breite und in seinem Durchmesser konstante mittlere Ring sei "nicht kontraktil, somit wohl nicht muskulär, sondern fibrös"; WOLF u. Mitarb. nehmen an, daß der Ring vielleicht durch besondere Muskelfasern gebildet werde, denen vor Jahren der Name "Cardiac sphincter" beigelegt wurde. Jedoch sind sie wie auch wir der Ansicht, daß der Begriff "Sphincter" eine "Fehlbezeichnung" darstellt. Solange ein anatomisches Substrat nicht überzeugend demonstriert werden kann, dürfte es u. E. am besten sein, die Genese des mittleren wie des oberen Ringes aus dem funktionellen Geschehen im Vestibulum zu erklären.

## 3. Röntgendiagnose der ösophago-gastrischen Hiatushernien mit Hilfe von Serienschlucken bei gleichzeitiger abdominaler Kompression

JANKER, IMDAHL u. POELL zeigten röntgenkinematographisch, daß nach einem kleinen Kontrastschluck die Weitstellung der "epiphrenischen Ampulle" nur etwa 5–7 sec dauert, danach erfolgt wieder die Engstellung. "Diese Zeitspanne liegt in der Größenordnung der manometrisch ermittelten Dauer des schluckaktbedingten Druckabfalls" (IMDAHL). Nach *Serienschlucken* bleibt jedoch das Vestibulum so lange erschlafft, bis der tubuläre Ösophagus entleert ist (WOLF u. Mitarb., 1958). Diese *verlängerte* Weitstellung kann heute ohne Zwang auf die "sekundäre Peristaltik" (s. S. 16) zurückgeführt werden, konnten doch CREAMER u. SCHLEGEL einen Druckabfall im Bereich des Vestibulum so lange demonstrieren, wie ein aufgeblasener Ballon als Stimulanz wirksam war. Nach den manometrischen und röntgenkinematographischen Untersuchungen darf daher angenommen werden, daß mit Hilfe der "sekundären Persitaltik" der "physiologische Sphincter" solange offen gehalten wird, bis auch größere Schluckportionen in den Magen gelangt sind.

Dieser Befund ist deshalb von praktischer Bedeutung, weil mit Hilfe von Serienschlucken die Weitstellung des Vestibulum ebenso wie die Ringbildung zeitlich verlängert werden können und so röntgenologisch leichter darstellbar werden. Ist das Vestibulum vollständig erschlafft und wird eine Hernie gleichzeitig durch die intraabdominale Druckerhöhung gebläht, darf nach dem Gesagten auf der Röntgenaufnahme die Abbildung des mittleren, für unsere Fragestellung wichtigsten Ringes erwartet werden.

Ein weiterer Vorteil des Serienschluckes liegt u.E. darin, daß bei ektoper Lage des Vestibulum über eine geraume Zeit das ganze erschlaffte Segment sichtbar wird, während nach einem kleinen Kontrastschluck häufiger zu beobachten ist, daß sich der aborale Teil des Vestibulum erst zu öffnen beginnt, wenn an seiner oralen Begrenzung bereits wieder die Kontraktionsphase beginnt. Bei der Suche nach einer ösophago-gastrischen Hiatushernie ist demnach die Untersuchung mit dem Serienschluck vor allem dann die Technik der Wahl, wenn die Aufnahme des Funktionsablaufs weder röntgenkinematographisch noch mit einer "schnellen Serie" möglich ist.

Die Untersuchungstechnik mit Serienschlucken bei gleichzeitiger abdominaler Kompression hat vor allem HAFTER benutzt, um kleine ösophago-gastrische Hernien zur Darstellung zu bringen. Zur Verlangsamung der Breipassage und zur besseren Füllung der Hernie untersucht er in Horizontallage. Um die ösophago-gastrischen Gleithernien zum Durchtreten durch den Hiatus oesophageus zu bringen, ist die Erhöhung des intraabdominalen Druckes erforderlich; dies erreicht HAFTER durch Kopftieflagerung, bei adipösen Patienten durch Bauchlage auf dem Buckytisch oder bei mageren Patienten "durch leichte manuelle Kompression des Oberbauchs, besser noch durch ein das Epigastrium komprimierendes Kissen, einen Schwammgummi oder einen Ballon in Bauch- oder Bauchrechtslage, eventuell auch durch Heben der gestreckten Beine oder durch Füllen des Colons mit 500 $cm^3$ Luft durch einen in den Anus eingeführten Katheter".

Wird im Anschluß an das kontinuierliche Trinken einer Bariumaufschwemmung eine Röntgenaufnahme in maximaler Inspiration angefertigt, können unter günstigen Bedingungen bei Vorhandensein einer Hiatushernie die drei WOLF-HAFTER'schen Ringe zur Darstellung kommen (vgl. **Abb. 31** und **Abb. 35**):

a) Der *obere Ring:* Er ist bei vollständiger Erschlaffung des Vestibulum im allgemeinen verstrichen und wird erst bei beginnender Engstellung des Vestibulum wieder sichtbar, wobei die flüchtige Kerbenbildung in einen Kontraktionsring übergeht, der von oral nach aboral fortschreitet. Daher liegt unter diesen Bedingungen "nie eine konstante Einschnürung, welche immer auf der gleichen Höhe bleibt" (BIVETTI), vor.

b) Der *mittlere Ring:* Die durch die intraabdominale Druckerhöhung geblähte Hernie hebt sich vom erschlafften Vestibulum ab. Dieser Ring ist in seiner Lage und Weite konstant und entspricht der physiologischen Grenze zwischen Vestibulum und Magen.

c) Der *untere Ring,* "der durch die Strangulation der Hernie durch den sich inspiratorisch verengenden Hiatus verursacht wird und die Hernie vom subdiaphragmalen Magen trennt" (HAFTER).

Häufiger als die drei WOLF-HAFTER'schen Ringe werden nur zwei Ringe sichtbar, da bei der beschriebenen Aufnahmetechnik der obere Ring im allgemeinen verstrichen ist (**vgl. Abb. 29a**). Zur Röntgendiagnose einer ösophago-gastrischen Hernie besteht aber nur dann eine Berechtigung, wenn der mittlere Ring differentialdiagnostisch von dem oberen und unteren Ring unterschieden werden kann. Die Differentialdiagnose: mittlerer–unterer Ring, ist dabei am einfachsten, da der untere Ring im Exspirium verschwindet. Die Unterscheidung von mittlerem und oberem Ring ist u.E. aus einer einzelnen, "blind" geschossenen Röntgenaufnahme häufig unmöglich. Trifft nämlich die Aufnahme die beginnende Kontraktionsphase im oralen Bereich des Vestibulum, kann dieser obere Ring in seiner Gestalt einen mittleren

Ring vortäuschen (vgl. **Abb. 33c**). Röntgenkinematographisch oder mit "schneller Serie" stellt die Differentialdiagnose: oberer – mittlerer Ring bzw. Vestibulum – ösophago-gastrische Hernie, im allgemeinen kein Problem dar (s. **Abb. 34**). Die übliche Zielaufnahme-Technik kann jedoch nur dann zu befriedigenden Ergebnissen führen, wenn die Aufnahmen unter Durchleuchtungskontrolle angefertigt werden, wobei der Funktionsablauf des Vestibulum beachtet werden muß.

Durchleuchtung und erforderliche Zielaufnahme führen jedoch zu einer relativ hohen Patientendosis. Wie Dosismessungen (Phantom und Patient) von MAURER u. BUCHHEIM und BUCHHEIM u. MAURER gezeigt haben, ist die Dosisbelastung der Patienten bei einer Schirmbildserie niedriger als bei der konventionellen Röntgendurchleuchtung mit Zielaufnahmen. Darüber hinaus gestattet dieses Verfahren, "dynamisch ablaufende Vorgänge losgelöst vom Untersuchungsraum und -milieu als unendliches Band, als "Konserve", wenn nötig unbegrenzt wiederholt, ablaufen zu lassen" (MAURER u. BUCHHEIM, 1959).

## 4. Röntgendiagnose der ösophago-gastrischen Hiatushernien aus dem Reflux

Ausgehend von der Überlegung, daß der Reflux von Magensaft in den Ösophagus Ursache der Beschwerden der Patienten mit ösophago-gastrischen Hiatushernien ist (s. S. 113), wurde wiederholt, z.B. von EVANS; HOFFMANN (1958) und JOHNSTONE (1959) vorgeschlagen, den Refluxnachweis als röntgenologisches Kriterium für diese Hernienform zu betrachten.

Der Reflux von Kontrastmittel in den Ösophagus kann zwar häufig, nicht aber obligat bei Patienten mit röntgen-anatomisch nachweisbarer ösophago-gastrischer Hiatushernie beobachtet werden (MORIN u. HERNANDEZ; HAFTER; SPIRO; BIVETTI; SCHÄRER u. a.). Andererseits kann ein Reflux auch ohne Hernie vorkommen, "z. B. bei hoher Insertion des Ösophagus oder bei funktionellen Tonusstörungen, so daß ein Nachweis noch keine Hernie bedeutet" (HAFTER).

1965 wurde im Krankengut der Chirurgischen Universitätsklinik Bonn bei 190 Patienten nach röntgen-anatomischen Kriterien eine ösophago-gastrische Hiatushernie diagnostiziert. Ein Reflux von Kontrastmittel konnte zum Zeitpunkt der Untersuchung bei 96 der 190 Patienten (= 51%) beobachtet werden (COCCHI 40%; FOOD, WELLS u. BAKER 53%; SERPANTIÉ 59%). Röntgenologische Anzeichen einer Refluxösophagitis waren bei 34 der 190 Patienten vorhanden (= 18%), jedoch konnte nur bei 16 der 34 Patienten (= 47%) gleichzeitig ein Reflux beobachtet werden; die übrigen 53% mit Refluxösophagitis entfallen auf die 93 Patienten, bei denen ein Reflux zur Zeit der Untersuchung nicht nachweisbar war. Dieser Befund zeigt eindeutig, daß ein zum Zeitpunkt der Untersuchung nicht nachweisbarer Reflux *nicht* gegen das Vorliegen einer ösophago-gastrischen Hernie spricht. Deshalb legen wir wie HAFTER "dem Reflux in der Herniendiagnostik eine ganz untergeordnete Bedeutung bei. Lieber eine Hernie auf dem Film als ein Reflux auf dem Durchleuchtungsapparat" (HAFTER 1960).

# G. Beziehungen zwischen "physiologischer" Ringbildung und stenosierenden Ösophagusringen

Nach TRINKLE; BARRETT (1962); HAFTER (1964); MOSSBERG (1965); SCHATZKI (1965) u.a. haben TEMPLETON 1944 und später JUTRAS u. Mitarb. (1949) und EVANS (1952) einen Schnürring bei geblähter "epiphrenischer Ampulle" beobachtet. Die radiologische Beobachtung eines epiphrenisch gelegenen Ringes ist jedoch so alt wie die erste zusammenfassende Arbeit über Hiatushernien: "Nicht selten kann man (bei Vorliegen einer Hiatushernie) oberhalb der Diaphragmaebene eine die Kardia markierende Verengung direkt nachweisen, während man bei Füllung eines Antrum cardiacum niemals ähnliche Bilder erhält" (ÅKERLUND); demnach hat schon ÅKERLUND 1926 zur Differentialdiagnose zwischen Antrum cardiacum (= subphrenischer Anteil des Vestibulum) und Hiatushernie auf die diagnostisch bedeutsame Ringbildung an der Grenze zwischen Ösophagus und Magen verwiesen.

Über Ösophagusringe sind in den vergangenen Jahren mehr Arbeiten als über die Hiatushernie selbst veröffentlicht worden, ohne daß über Lokalisation, Genese, Therapie und Terminologie Einigkeit erzielt werden konnte. Aus grundsätzlichen Erwägungen heraus halten wir es für erforderlich, *asymptomatische* Ringe von *symptomatischen* Ringbildungen zu unterscheiden. Dies ist einer der Gründe, weshalb bei der Diskussion des oberen und mittleren Ringes (Ring A und B nach WOLF) der vor allem im anglo-amerikanischen Schrifttum lebhaft diskutierte *"Lower esophageal ring"* ausgeklammert wurde; ferner hat es den Anschein, daß *jede* Ringbildung im Bereich des terminalen Ösophagus inzwischen als "Lower esophageal ring" bezeichnet wird, obwohl vieles dafür spricht, daß an *verschiedenen* Stellen *verschiedene* stenosierende Ringe, wahrscheinlich auch unterschiedlicher Genese, auftreten können **(vgl. Abb. 36)**:

## I. Der "Lower esophageal ring" von Schatzki und Gary (= Schatzki-Ring)

Angeregt durch die Arbeiten von INGELFINGER u. KRAMER (1953) berichteten SCHATZKI u. GARY im gleichen Jahr über 5, 1956 über 85 Patienten mit einer "diaphragmaähnlichen, lokalisierten Einengung im unteren Ösophagus", die sie als *"Lower esophageal ring"* bezeichneten. Dieses mehr oder weniger symmetrische dünne Diaphragma lag im allgemeinen 4–5 cm oberhalb des Zwerchfells und wurde nur dann sichtbar, wenn das Lumen ober- und unterhalb des Ringes mit Barium gefüllt war. Gewöhnlich bestand ein scharfer, ungefähr rechter Winkel zwischen Ösophaguswand und dieser Einkerbung. Der Durchmesser des Ringes variierte von Fall zu Fall, erwies sich aber als eine fest lokalisierte konstante Struktur: Er änderte seine Lage nicht und sein maximaler Durchmesser war bei der betreffenden Person gewöhnlich über Jahre konstant.

Die 5 ersten Patienten (1953) und 21 der 85 Patienten (1956) litten an einer *Dysphagie.* Bei den übrigen 64 Patienten von 1956 mit einem Lower esophageal ring bestand subjektiv keine Dysphagiesymptomatik. SCHATZKI u. GARY fanden eine bestimmte Relation zwischen dem Maximaldurchmesser des Ringes und den dysphagischen Beschwerden: Alle Patienten mit einem kleineren Ringdurchmesser als 13 mm litten an Dysphagie, war der Ringdurchmesser größer als 25 mm, so waren die Patienten völlig beschwerdefrei und bei einer dritten Gruppe mit Ringdurchmessern zwischen 13 und 25 mm bestanden im allgemeinen keine Beschwerden, konnten aber gelegentlich auftreten, wenn zu hastig gegessen wurde.

Ein Patient der Gruppe 1953 mit einem Ringdurchmesser von 3 mm wurde operiert: Es wurde eine ösophago-gastrische Hiatushernie gefunden; der Ring lag an der Grenze zwischen Ösophagus- und Magenschleimhaut. Die histologische Untersuchung ergab eine Hyperkeratose der Schleimhaut, die Muscularis war in die Ringbildung nicht mit einbezogen.

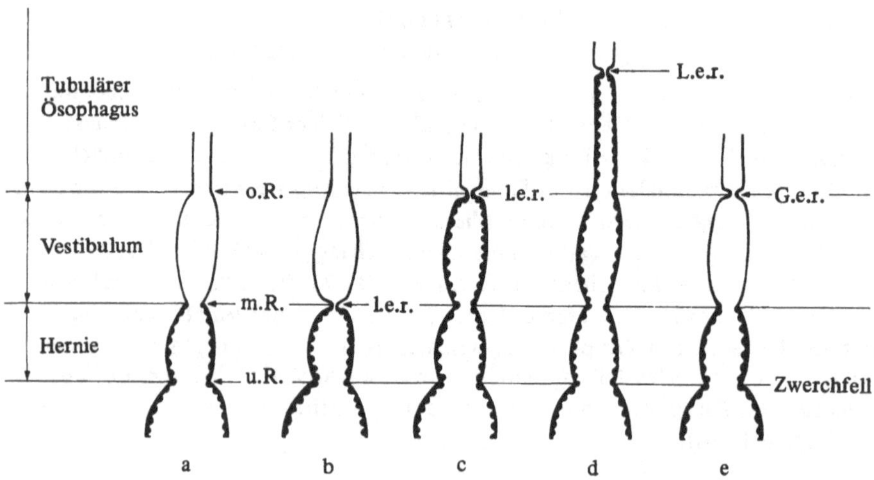


Abb. 36. Schematische Darstellung der "physiologischen" und der "stenosierenden" Ösophagusringe. Magenschleimhaut gezähnelt dargestellt. Die "physiologischen" Ringe (oberer, mittlerer u. unterer Ring) (a). "Lower esophageal ring" (= stenosierender Ring an der anatomischen Kardia) in Höhe des mittleren Ringes (b), in Höhe des oberen Ringes bei Endobrachyösophagus en miniature (c) und im tubulären Ösophagus beim Ösophagus mit Magenschleimhaut (d). Contractile esophageal ring (C.e.r.) in Höhe des oberen Ringes (e).

In anderen Fällen lag der Ring röntgenologisch an der Verbindung: Ösophagus – herniierter Magenteil, "manchmal jedoch war das Vorhandensein einer Hernie wenig überzeugend". SCHATZKI u. GARY neigen jedoch zu der Annahme, bei allen Fällen sei eine "Aufwärtsdisplacierung" von Ösophagus und Magen vorhanden.

Nach Auffassung von GOULD u. Mitarb.; WOLF u. Mitarb. (1958); HAFTER (1960); LAMBLING u. Mitarb.; JOHNSON u. Mitarb.; BERRIDGE u. Mitarb.; KEYTING u. Mitarb.; KLEINFELDER u. Mitarb.; EDELSON u. Mitarb.; SCHATZKI (1963);

IMDAHL u. a. liegt der Lower esophageal ring von SCHATZKI u. GARY an der Grenze zwischen Ösophagus und Magen, also an der Stelle des oben beschriebenen mittleren Ringes.

Wir möchten dennoch den *Lower esophageal ring* und den *mittleren Ring* nicht wie die meisten Autoren als identische Gebilde ansehen, obwohl beiden Ringbildungen eine radiologisch wie auch manometrisch nachweisbare Konstanz der Lage sowie ein konstanter Maximaldurchmesser gemeinsam sind; auch spräche das Wandern eines Ringes oder eine Änderung seines Maximaldurchmessers sowohl gegen den mittleren als auch gegen einen Lower esophageal ring.

Wesentlicher als das Gemeinsame erscheinen uns jedoch die *Unterschiede:*

1. die Symptomatologie und die darauf aufzubauende Therapie,
2. die Genese und zum Teil auch
3. die Lage im oberen Verdauungstrakt.

Der *mittlere Ring* wird bei Vorliegen einer ösophago-gastrischen Hiatushernie nach vollständiger Erschlaffung des Vestibulum bei gleichzeitiger Blähung der Hernie sichtbar (**vgl. Abb. 29a u. 31**). Röntgenkinematographisch konnten der mittlere Ring (= physiologische Grenze zwischen Vestibulum und Magen) wie auch der obere Ring (= Grenze zwischen tubulärem Ösophagus und Vestibulum) zumindest teilweise aus den flüchtigen vestibulären Funktionsphasen erklärt werden (s. S. 63 **u. Abb. 35**); entsprechend müßte der mittlere Ring bei ungestörter Vestibulumfunktion und bei günstiger Filmexposition stets nachweisbar sein. Diese nur bei Vorliegen einer Hiatushernie auftretende typische Ringbildung ist völlig *asymptomatisch* und kann dementsprechend nach Beseitigung der ösophago-gastrischen Hiatushernie auch nicht mehr nachgewiesen werden.

Im Gegensatz dazu litten die von SCHATZKI u. GARY (1953) beschriebenen 5 Patienten mit einem *"Schatzki-Ring"* und 21 der 85 Patienten (1956) an einer *Dysphagie,* die weder auf einer Refluxösophagitis noch auf einer Pseudoösophagitis (s. S. 135) beruhte, sondern auf eine *stenosierende* Ringbildung zurückgeführt werden mußte (**Abb. 37**).

Die Genese des *mittleren Ringes* kann hinreichend als das "optische Resultat eines weniger dehnungsfähigen Segments (Vestibulum) gegenüber einem weiten Segment" (geblähte Hernie) erklärt werden (IMDAHL, 1963), die Genese des *stenosierenden Schatzki-Ringes* dagegen bleibt jedoch unklar. Nahezu alle Autoren sind davon überzeugt, daß ein Lower esophageal ring nur bei Vorhandensein einer Hiatushernie zur Darstellung gelangt, jedenfalls konnte ein Lower esophageal ring niemals unterhalb des Zwerchfells nachgewiesen werden.

Während MONGES u. Mitarb. (1964) und ebenso KELLEY u. Mitarb. (1966) an eine *angeborene* Anomalie denken, soll der Lower esophageal ring nach STIENNON (1963) *sekundär* infolge einer Kontraktion der Längsmuskulatur der Speiseröhre bei einer Hiatushernie dadurch entstehen, daß die umliegende Schleimhaut durch Verkürzung des Muskelrohres eine Falte wirft. Dies soll auch der Grund dafür sein, daß der Ring nach Streckung der Speiseröhre durch eine Gastropexie verschwindet. Auch BARTLETT u. JOHNES haben an einen ähnlichen Entstehungsmechanismus gedacht.

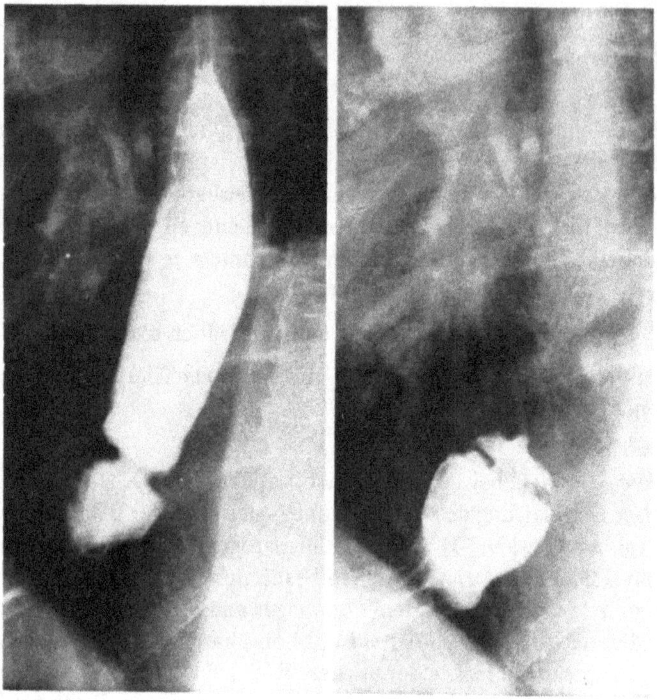

Abb. 37. "Lower esophageal ring" bei einem 44-jährigen Patienten. Leitsymptom: Dysphagie.

Beide Annahmen haben u. E. wenig für sich: Gegen die Theorie der angeborenen Anomalie spricht das meist fortgeschrittene Lebensalter der Patienten, gegen die "Plikationstheorie" die Tatsache, daß die operative Beseitigung der Hernie allein meist nicht ausreicht, die Patienten von ihren dysphagischen Beschwerden zu befreien (KRAMER, 1965).

Wahrscheinlicher, wenn auch bisher nicht bewiesen, ist die Bildung des Lower esophageal ring auf dem Boden einer klinisch nicht manifesten Refluxösophagitis. Diesen Entstehungsmechanismus haben vor allem BARRETT (1962); RINALDO u. Mitarb. (1966) und POSTLEWAIT u. Mitarb. betont; dabei ist nach BARRETT der Lower esophageal ring geradezu als Schutzmechanismus gegen einen gastro-ösophagealen Reflux aufzufassen. BARRETT vertritt sogar die Ansicht, eine ascendierende Ösophagusfibrose als Komplikation des Refluxes träte nur dann auf, wenn der Lower esophageal ring einen Reflux nicht hinreichend verhindern könne; der Lower esophageal ring begrenze die Ausbreitung der Entzündung um den Preis einer leichten Dysphagie, mit der der Patient zu leben lerne.

Die Bildung eines Lower esophageal ring wäre demnach ein *Kompensationsversuch* einer gestörten Kardiafunktion, ähnlich wie die ZAHN'schen Leisten bei einer Aorteninsuffizienz. Mit dieser Theorie wäre die schon von SCHATZKI u. GARY (1953) beschriebene Beobachtung vereinbar, daß sich Lower esophageal ring und

Refluxsymptome nahezu ausschließen. Die Konsequenz für eine beabsichtigte Therapie eines Lower esophageal ring liegt auf der Hand: Er darf *nie* exzidiert oder digital oder instrumentell gesprengt werden *ohne* gleichzeitige Beseitigung der Kardiainsuffizienz durch Operation der Hiatushernie (BARRETT, 1962).

Während der *mittlere Ring* eindeutig an der physiologischen Grenze zwischen Ösophagus und Magen liegt, läßt sich die Lage des *Lower esophageal ring* nicht mit genügender Sicherheit bestimmen. Nach HARRIS u. Mitarb. (1960); CAUTHORNE u. Mitarb. (1964) und KELLEY u. Mitarb. (1966) liegt er "eindeutig" an der oralen Grenze des Vestibulum, also in Höhe des oberen Ringes (s. S. 64). Nahezu alle anderen Autoren lokalisieren ihn an die Grenze zwischen einer ösophago-gastrischen Hernie und dem Vestibulum; dabei stützen sie sich nicht nur auf manometrische und röntgenkinematographische, sondern auch auf bi- und autoptische Befunde: Nach MACMAHON u. Mitarb.; RINALDO u. Mitarb. (1966); BARTLETT u. Mitarb.; BARRETT (1962); WILKINS u. Mitarb.; MONGES u. Mitarb. (1964) u. a. ist der Lower esophageal ring oral von Plattenepithel, aboral von Zylinderepithel bedeckt, er liegt demnach an der Kardia, aber nicht unbedingt an der physiologischen, sondern vielmehr an der *anatomischen.* Zwar sind anatomische und physiologische Kardia im allgemeinen so eng benachbart, daß der Nachweis eines Lower esophageal ring zunächst einmal für das Vorliegen einer Hiatushernie spricht, andrerseits kann jedoch die anatomische Kardia, wie die Untersuchungen beim Ösophagus mit Magenschleimhaut ergeben haben, überall in der Speiseröhre, u. U. sogar in Höhe des Aortenbogens liegen. In diesem Zusammenhang sind die Beobachtungen von HEITMANN u. Mitarb. von höchstem Interesse: Bei 2 Patienten mit einem Ösophagus mit Magenschleimhaut und Hiatushernie fanden sie im mittleren Ösophagus einen Ring, der histologisch, manometrisch, radiologisch und klinisch alle Kriterien eines sog. SCHATZKI-Ringes erfüllte, gleichzeitig konnte aber auch die physiologische Grenze zwischen Ösophagus und Magen: der mittlere Ring, nachgewiesen werden (s. **Abb. 57**).

Die Röntgenbilder des Ösophagus mit Magenschleimhaut von SOM u. Mitarb. lassen gleichfalls daran denken, daß der *stenosierende* Lower esophageal ring an der anatomischen Kardia und der nichtstenosierende *asymptomatische* mittlere Ring an der physiologischen Kardia verschiedenen Strukturen entsprechen (s. S. 135). Wie die anatomische Kardia könnte auch ein Lower esophageal ring *überall* in der Speiseröhre liegen und wäre damit nicht unbedingt der Hinweis auf eine Hiatushernie (**vgl. Abb. 36, b–d**)

## II. Der "Contractile esophageal ring" von Ingelfinger u. Kramer

Wird der "Lower esophageal ring" als eine Dysphagie verursachende organische Stenose in Höhe der anatomischen Kardia aufgefaßt, läßt sich nicht ausschließen, daß ähnliche, Dysphagie verursachende Ringe anderer Genese und anderer Lokalisation im unteren Ösophagus auftreten können ( WOLF u. Mitarb. 1958). Wir möchten daher den von INGELFINGER u. KRAMER (1953) beschriebenen *"Contractile esophageal ring"*, der immer wieder im Zusammenhang mit dem "Lower esophageal ring" erwähnt und diskutiert wird, zumindest in einigen ihrer 6 Fälle, anders als die Autoren interpretieren. Bei ihrem operierten Fall ergab sich histologisch "kein Anhalt für eine Entzündung oder Fibrose, sondern nur eine extreme Verdickung der Muskulatur"; im Bereich der "muskulären Hypertrophie" fand sich "typische Ösophagusschleimhaut". Röntgenologisch hatten sie beobachtet, daß der Grad der Verengung während des Schluckaktes zu- und abnahm und bei 2 ihrer 6 Patienten hatte sich gezeigt, "daß die ringförmige Einschnürung kardiawärts fortschritt". Nach Operationsbefund und röntgenologischem Verhalten der Ringe dachten sie daher an einen *"overactive mechanism of the inferior esophageal sphincter"*.

Ob der beschriebene kontraktile Ring tatsächlich auf der Höhe des oberen Ringes lag (**vgl. Abb. 36 a u. e**), können wir nicht entscheiden, aber in den beiden Fällen, bei denen die ringförmige Einschnürung kardiawärts fortschritt, kann es sich nicht um einen Lower esophageal ring gehandelt haben, denn eines seiner Charakteristika: Konstanz seiner Lage, fehlt.

HARRIS u. Mitarb. (1960); CAUTHORNE u. Mitarb. und KELLEY u. Mitarb. (1966) führten bei Patienten mit einem "Lower esophageal ring" und dem klinischen Symptom: Dysphagie, röntgenkinematographische und manometrische Untersuchungen durch; sie fanden unterhalb der von ihnen beobachteten Ringe eine Hochdruckzone mit schluckaktbedingter, reflektorischer Erschlaffung und zogen daraus die Schlußfolgerung, der Lower esophageal ring liege an der Grenze zwischen Vestibulum und einer Hiatushernie (Abb. 38).

Ein stenosierender Ring an der Grenze zwischen tubulärem Ösophagus und Vestibulum könnte unterschiedliche Ursachen haben: Einerseits könnte tatsächlich ein *Lower esophageal ring* an der anatomischen Kardia bei einem *Ösophagus mit Magenschleimhaut en miniature* vorliegen (**Abb. 34c**); der Beweis wäre nur histologisch möglich. Andererseits wäre wie bei den von INGELFINGER u. KRAMER beschriebenen Fällen an eine von der anatomischen Kardia unabhängige stenosierende Ringbildung an der Grenze von tubulärem Ösophagus und Vestibulum zu denken (**Abb. 34e**); mehr in diese Richtung weisen die histologischen Untersuchungen von HOLYOAKE: Bei 2 Patienten mit chirurgisch entfernten Ringen fand sich unterhalb wie auch oberhalb des Ringes Plattenepithel. Neuerdings haben auch WOLF u. Mitarb. (1968) einen stenosierenden A-Ring (= oberer Ring) nachweisen können, der vom radiologischen Aspekt her nicht von einem Lower esophageal ring abgrenzbar war, der Lage nach aber als *"spastischer persistierender A-Ring"* bezeichnet werden mußte; klinisch bestand eine Dysphagie. Da bei den spastischen A-Ringen in der tubulären Speiseröhre häufig segmentale Kontraktionen beobachtet werden können, ist anzunehmen, daß der spastische A-Ring durch die gleichen Ursachen ausgelöst wird wie segmentale Kontraktionen (s. S. 18).

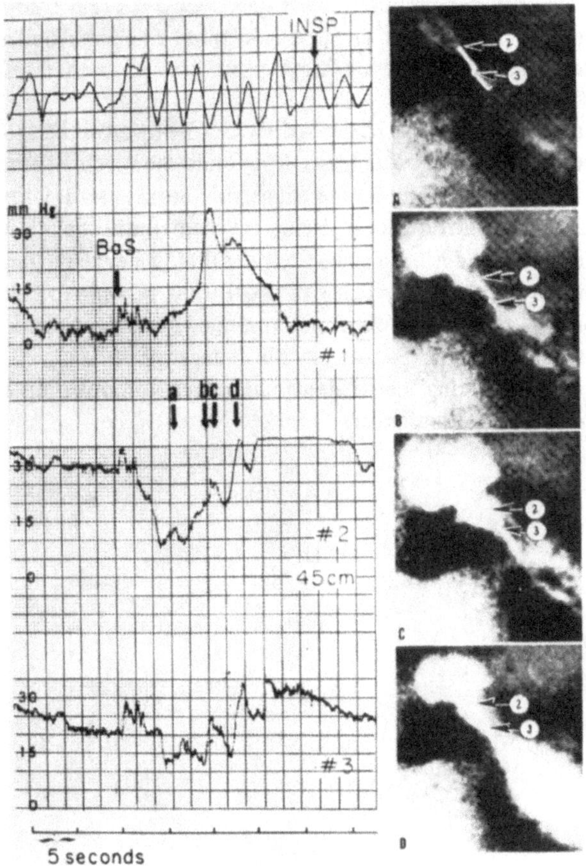


Abb. 38. Simultane manometrisch-radiologische Untersuchung bei einem Patienten mit "stenosierendem Ösophagusring" an der Grenze zwischen Vestibulum und tubulärer Speiseröhre (vgl. Abb. 36c.). Obere Kurve: Pneumograph, 1. Druckkurve: tubulärer Ösophagus, 2. und 3. Druckkurve: Vestibulum gastro-ösophageale. Dem Schluckakt folgt im tubulären Ösophagus eine Peristaltikwelle, im Bereich des Vestibulum ist manometrisch der schluckaktbedingte Druckabfall, radiologisch die Erschlaffung des Vestibulum zu beobachten. Zeitpunkt der Röntgenaufnahmen: Pfeile a-d in der 2. Druckkurve.
Aus CAUTHORNE, VANHOUTTE, DONNER u. HENDRIX: Gastroenterology **49**, 632 (1965).

## III. Die "Membranstenosen"

BUGDEN u. DELMONICO (1956) beschrieben 2 Fälle mit Dysphagie, die durch eine "membranous weblike structure" im unteren Drittel des Ösophagus hervorgerufen wurde. Diese Struktur nannten sie *"Lower esophageal web"*. Nach ihrer Meinung sind diese "Webs" mit den von INGELFINGER u. KRAMER und SCHATZKI u. GARY beschriebenen Ringen identisch. THELEN (1958) hat eine ähnliche "gutartige Ösophagusstenose" beschrieben und als "SCHATZKI-Ring" diskutiert.

In einer Diskussionsbemerkung zu der Arbeit von BUGDEN u. DELMONICO vertritt SWEET die Ansicht, daß der "SCHATZKI-*Ring*" und die beschriebenen *"Webs"* völlig verschiedene Dinge seien. Während die Ringe von SCHATZKI u. GARY und INGELFINGER u. KRAMER nur röntgenologisch, aber nicht endoskopisch nachweisbar seien, ließen sich die "Webs", einschließlich der drei, die er selbst beobachtet habe, ösophagoskopisch nachweisen. Auch EDELSON u. ROSENBLATT (1962) halten "Lower esophageal ring" und "Webs" für verschiedene Dinge, wobei "Webs" endoskopisch demonstrabel seien. BARRETT (1962) dagegen ist davon überzeugt, "Webs" und "Lower esophageal ring" seien identisch und als Komplikation eines gastroösophagealen Refluxes aufzufassen.

# H. Häufigkeit der Hiatushernien

Nach ÅKERLUND (1926) sind "Hiatusbrüche 6–7 mal häufiger als alle anderen Arten von Zwerchfellbrüchen zusammengenommen". Nach neueren statistischen Angaben hat sich diese Relation noch mehr zugunsten der Hiatushernien verschoben. HARRINGTON (1955) berichtete über 605 operierte Zwerchfellbrüche, 489 davon waren Hiatushernien (= 80,8%). STUCKI-VON MURALT fand im Material des Röntgendiagnostischen Zentralinstituts der Universität Zürich 71 Zwerchfellhernien, darunter 62 Hiatushernien (= 87%). Nach KIRKLIN u. HODGSON sind 98% der diagnostizierten Zwerchfellhernien Hiatusbrüche (GREMMEL u. Mitarb.: 66,9%; EVANS: 89,2%; SCHNEPPER u. Mitarb.: 95,9%; BOYD u. Mitarb.: 97,3%). Nach BOYD u. Mitarb. variiert der prozentuale Anteil der Hiatushernien an der Gesamtzahl der Zwerchfellhernien bei den verschiedenen Autoren zwischen 78% und 98%. Auf Grund der vorliegenden Daten sind unzweifelhaft die Hiatusbrüche die häufigste Form der Zwerchfellhernien.

Seit der klassischen Arbeit von ÅKERLUND, ÖHNELL u. KEY (1926) sind eine Fülle von Arbeiten erschienen, in denen das Problem der Hiatushernie und deren Häufigkeit erörtert wurden. Dennoch gibt es nach HAFTER "kaum eine Erkrankung, deren Häufigkeit und klinische Bedeutung so umstritten ist wie die der Hiatushernie".

SCHNEPP sammelte 1943 die Angaben über ihre Häufigkeit und fand einen Schwankungsbereich von 0,02% bis 8,0%. BLAHA hält die Hiatushernie nach dem Schrifttum für "wahrscheinlich häufig", REX u. Mitarb. bezeichnen sie als "eine der häufigsten Anomalitäten des oberen Verdauungstraktes".

Nach GOULD u. BARNHARD schwanken die Angaben der Häufigkeit im Schrifttum zwischen 1,3% und 73%. Für diesen erheblichen Schwankungsbereich machen die genannten Autoren die Auswahl der Patienten, die Untersuchungsmethoden und die Kriterien für die Diagnose einer Hiatushernie verantwortlich.

# I. Die Häufigkeit der Hiatushernien in einem ausgewählten Krankengut

Die Auswahl der Patienten, d. h. die Zusammensetzung des Krankengutes ist sicher ein bedeutender Faktor für diesen großen Schwankungsbereich. Beispielsweise kann nicht bezweifelt werden, daß Hiatushernien häufiger bei Patienten mit als bei solchen ohne Herniensymptome gefunden werden können. Wurde z.B. eine Ösophagitis diagnostiziert und anschließend eine radiologische Herniensuche durchgeführt, so wurde im Mittel bei 77% der Fälle eine Hiatushernie als ätiologischer Faktor der Ösophagitis gefunden (s. **Tab. 1**).

Tab. 1. Häufigkeitsangaben von Hiatushernien bei Ösophagitispatienten

| Autor | Jahr | Anzahl der Patienten mit peptischer Ösophagitis | Anzahl der Hernien | Prozent |
|---|---|---|---|---|
| PALMER | 1954 | 100 | 24 | 24 |
| STEWART | 1955 | 66 | 42 | 60 |
| CROSS | 1956 | 55 | 41 | 75 |
| CARVER | 1958 | 150 | 120 | 80 |
| BENEDICT | 1954 | 100 | 85 | 85 |
| CROSS | 1962 | 183 | 153 | 85 |
| SPIRO | 1958 | 100 | 89 | 89 |
| SCHMIDT | 1953 | 170 | 158 | 93 |
| Total | | 924 | 712 | 77 |

1960 berichtete CLEMENÇON über seine Untersuchungen an Bronchialasthmatikern; er fand unter 100 Patienten in 34 Fällen eine Hiatushernie. NUZUM konnte bei einer Gruppe von 100 Patienten mit der klinischen Diagnose "Angina pectoris" 25 Hiatushernien nachweisen. SCHATZKI (1932) untersuchte 30 Patienten im Alter von 65–83 Jahren; die Mehrzahl von ihnen hatte Symptome des senilen Marasmus. Bei 14 Patienten konnte er eine Hiatushernie durch Kopftieflagerung darstellen (46,7%), 8 weitere Hernien wurden erst durch starke abdominale Druckerhöhung (Luftblähung des Colons) sichtbar (= 26,7%). Diesem hohen und oft zitierten Anteil von insgesamt 73% stehen die Angaben von NEMOURS-AUGUSTE (1953) gegenüber, der bei der Untersuchung von 95 Patienten im Alter von 72 Jahren und älter nur in 13 Fällen eine Hiatushernie fand (= 14%).

Häufigkeitsangaben von Hiatushernien bei Patienten, die nach verschiedenen Kriterien wie Alter, Ösophagitis, Angina pectoris, Bronchialasthma und anderem mehr ausgesucht werden, sind sicherlich von Bedeutung, denn Angaben dieser Art können sehr aufschlußreiche Informationen über die Ätiologie der Hiatushernie, ihre Symptomatologie und ihre Komplikationen geben. Jedoch sind Häufigkeitsangaben von einem ausgesuchten Krankengut nicht ohne weiteres mit denen eines unausgewählten Kollektivs vergleichbar. Prozentangaben von einem unausgesuchten Krankengut beziehen sich auf alle Patienten, bei denen aus irgendeinem Grund, im allgemeinen wegen Symptomen seitens des Verdauungstraktes, eine Magen-Darm-Passage (= MDP) durchgeführt wurde. Das bedeutet, auch diese Prozentangaben beziehen sich auf einen ausgesuchten Personenkreis, nämlich auf die MDP-Patienten, und nur diese Werte sind untereinander und mit unseren Ergebnissen von 1962–1965 vergleichbar.

## II. Die Häufigkeit der Hiatushernie bei kontinuierlich Magen-Darmuntersuchten Patienten; Ursachen der unterschiedlichen Prozentangaben

Aus der Literatur ergibt sich eine Variationsbreite von 1% bis 50% (s. **Tab.** 2). In diesem Schwankungsbereich liegen die eigenen Werte von 1962–1965 (s. **Tab.** 3). Für diesen erheblichen Schwankungsbereich von 1% bis 50% können folgende Faktoren verantwortlich gemacht werden:

a) Die Definition des Begriffs Hiatushernie durch verschiedene Untersucher,
b) die unterschiedliche Untersuchungstechnik,
c) Unterschiede im Krankengut sowie
d) die verschiedene Zielsetzung der Untersucher.

Tab. 2. Häufigkeitsangaben von Hiatushernien aus der Literatur

| Autor | Jahr | MDP-Anzahl | Hernienzahl | Prozent |
|---|---|---|---|---|
| COCCHI | 1955 | 1000 | ? | etwa 1 |
| BECK | 1954 | 1230 | 26 | 1,14 |
| DEMPSTER | 1957 | 1719 | 26 | 1,5 |
| RITTER | 1965 | 4644 | 98 | 2,15 |
| PRENGEL | 1969 | 9666 | 210 | 2,2 |
| BOYD | 1956 | 1500 | 35 | 2,3 |
| WIESER | 1957 | 1000 | 26 | 2,6 |
| EVANS | 1952 | 6124 | 190 | 3,1 |
| CARMICHAEL | 1959 | 2040 | 92 | 4,5 |
| JOHNSON | 1961 | 2235 | 137 | 6 |
| PAPE | 1963 | 2860 | 206 | 7,2 |
| BRICK | 1949 | 3448 | 308 | 8,93 |
| SIM | 1964 | 909 | 100 | 10,9 |
| NUZUM | 1952 | 957 | 78 | 12,27 |
| HAFTER (1) | 1957 | 2402 | 300 | 12,5 |
| KEYTING | 1960 | 1131 | 145 | 12,8 |
| MORIN | 1956 | 300 | 41 | 13,66 |
| ALDRIDGE | 1962 | 2100 | 281 | 13,4 |
| BOSSERT | 1961 | 1300 | 182 | 14 |
| SERPANTIÉ | 1955 | 480 | 73 | 15 |
| SCHÄRER | 1960 | 1123 | 173 | 15,4 |
| HAFTER (2) | 1961 | 2200 | ? | 16,5 |
| KAINBERGER | 1967 | 2409 | 474 | 19,7 |
| MARTIN | 1963 | 100 | 26 | 26 |
| STEIN | 1960 | 100 | 50 | 50 |

Tab. 3. Häufigkeit von Hiatushernien im eigenen Krankengut

| | | |
|---|---|---|
| 1962 (1. 3. bis 31. 12.) | 677 MDP | 23 Hernien = 3,3% |
| 1963 | 1012 MDP | 44 Hernien = 4,4% |
| 1964 | 844 MDP | 51 Hernien = 6,0% |
| 1965 | 870 MDP | 197 Hernien = 22,6% |
| Total | 3403 MDP | 315 Hernien = 9,2% |

## 1. Definitionsabhängige Häufigkeitsunterschiede; ösophago-gastrische Hernie, "first degree hernias" und "Kardia-Fornix-Fehlanlagen"

Wenn STEIN u. FINKELSTEIN unter 100 unausgesuchten Patienten zwischen 20 und 85 Jahren in 50% eine "Hiatushernie" fanden, so beruhte dies nach ihren eigenen Angaben zum Teil auf der Definition des Begriffs Hiatushernie. Sie unterschieden drei Grade der Herniation:

1. Stadium: Die Herniation des Vestibulum allein.
2. Stadium: Vestibulum und etwa 2–3 cm des kardianahen Magenabschnittes sind herniiert.
3. Stadium: Wenigstens 4–5 cm des kardianahen Magenendes sind herniiert.

Hierbei ergibt sich die Frage, ob das Aufsteigen des subphrenischen Anteils des Vestibulum bereits als eine Hiatushernie gedeutet werden darf. HAFTER (1961) z.B. lehnt diese *"first degree hernias"* mit der Begründung ab, daß bei maximaler Inspiration der Hiatus auch normalerweise über die Pars abdominalis oesophagi hinabgleite und die "Ampulla oesophagi" (?) klinisch keine Symptome verursache.

Nach pathophysiologischen und klinischen Gesichtspunkten muß zugestanden werden, daß die epihiatale Verlagerung der Pars abdominalis oesophagi auch ohne gleichzeitige Verlagerung von Magenteilen so bedeutend sein kann wie eine ösophago-gastrische Hiatushernie (STEIN u. Mitarb.; TUMEN u. Mitarb.; TEXTER u. Mitarb., 1962); der Begriff der Hernien sollte dennoch nicht in diese Richtung erweitert werden: Hiatushernien sind nicht klinisch, sondern *anatomisch* als intrathorakale Verlagerung eines Magenteils durch den Hiatus oesophageus definiert. Röntgen-anatomisch können *ösophago-gastrische Hernien* durch die Darstellung der epiphrenischen Lage der funktionellen Grenze zwischen Ösophagus und Magen, sei es mit Hilfe der Ringe (vgl. S. 60) oder durch die Beobachtung der vestibulären Funktionsphasen (vgl. S. 58), exakt festgelegt werden. Demgegenüber erscheint der radiologische Nachweis von *"first degree hernias"* wie auch der *"Kardia-Fornix-Fehlanlagen"* problematischer: Sie basieren auf der Vergrößerung des HIS'schen Winkels, auf der Verkleinerung des subphrenischen Vestibulumanteils sowie auf der Beobachtung eines gastro-ösophagealen Refluxes.

Die 1953 von LORTAT-JAKOB u. Mitarb. erstmals beschriebene *"Malposition cardio-tubérositaire"*, die *"Kardia-Fornix-Fehlanlage"* nach ROBERT u. HOFFMANN (1954), unterscheidet sich von der *"first degree hernia"* im Grunde genommen nur durch die Nomenklatur. Röntgenanatomisch besteht in beiden Fällen eine hohe Insertion der Speiseröhre in den Magen mit entsprechend stumpfem HIS'schem Winkel; klinisch und radiologisch kann wie bei ösophago-gastrischen Hiatushernien eine Kardiainsuffizienz vorhanden sein.

ROSSETTI (1966) unterscheidet zwei Varianten der "kardio-fundalen Fehlbildung": a) die angeborene und b) die erworbene Form. Bedeutender als die *angeborene* Form, deren Existenz bisher unbewiesen ist, ist die *erworbene*, die infolge einer Lockerung der Fixationseinrichtungen der Pars abdominalis oesophagi entsteht. "Diese Form stellt die *Vorstufe* einer Hiatushernie dar" (ROSSETTI, 1966).

Werden "first degree hernias" bzw. "Kardia-Fornix-Fehlanlagen", wie von den meisten Autoren, nicht als Hiatushernien aufgefaßt, konnten STEIN u. FINKELSTEIN nur bei 24 ihrer 100 Patienten echte Hiatushernien nachweisen; demnach beträgt der Schwankungsbereich im Schrifttum nur noch 1% bis 26%; die eigenen Werte liegen auch dann noch in diesem Bereich.

## 2. Einfluß der Untersuchungstechnik auf die Häufigkeitsangaben

Heute wird allgemein anerkannt, daß die kleinen ösophago-gastrischen Hernien die häufigste Form der Hiatushernien darstellen. Zur Diagnose gerade dieser Hernien ist eine spezielle Untersuchungstechnik erforderlich, die von der routinemäßigen Magenuntersuchung abweicht. Eine allgemein verbindliche und durchgeführte Untersuchungsmethode zur Beurteilung der Frage, ob eine Hiatushernie vorliegt oder nicht, gibt es bisher noch nicht (MILLER, 1960). Einigkeit herrscht lediglich darüber, daß zur Diagnose der kleinen ösophago-gastrischen Hernien die Untersuchung am liegenden Patienten notwendig ist. Weiterhin beginnt sich immer mehr die bereits von ÅKERLUND vertretene Ansicht durchzusetzen, daß zur Darstellung der kleinen ösophago-gastrischen Gleithernien der intraabdominale Druck erhöht werden muß. Welche Manöver zur Erhöhung des intraabdominalen Druckes noch als physiologisch und welche als unphysiologisch anzusehen sind und in welcher Lagerung die Herniensuche durchgeführt werden soll, sind jedoch Streitfragen. Wenn zusätzlich berücksichtigt wird, daß es für Häufigkeitsangaben nicht unwesentlich sein kann, ob die Herniensuche etwa mit der HAFTER'schen Methode oder mit "schneller Serie", mit dem Bildbandspeicher oder röntgenkinematographisch erfolgt, dürfte klar sein, daß von verschiedenen Autoren bei unterschiedlicher Technik kaum übereinstimmende Ergebnisse zu erwarten sind. Denn einmal werden Fehlerquellen bei der Interpretation der Röntgenbilder um so geringer sein, je mehr die charakteristische Vestibulumfunktion phasengerecht dargestellt worden ist, des weiteren ist die Trefferquote bei der Erfassung flüchtiger Befunde, insbesondere bei ösophago-gastrischen Gleithernien, mit der Verfolgung des Bewegungsablaufes erheblich größer als mit den konventionellen Methoden: KAINBERGER (1967) fand bei 2 409 untersuchten Patienten mit der Bildverstärker-Fernsehtechnik in 19,7%, bei konventioneller Durchleuchtung nur in 10% eine Hiatushernie. STABLE u. Mitarb. berichteten über eine *Verdoppelung* der Hernienbefunde bei Anwendung der Röntgenkinematographie.

Neben diesem aufwendigen Verfahren ist es heute möglich, durch Einsatz von 70 mm-Serienaufnahmen (JÖTTEN u. MAURER; MARSCH u. MAURER) oder des Bildbandspeichers (MAURER, MARSCH u. OTTO) ohne großen technischen Aufwand reproduzierbare Befunde zu erhalten, die wesentlich besser als die konventionellen Methoden sind und durch verschiedene Untersucher wiederholt analysiert werden können.

## 3. Bedeutung des Krankenguts für Prozentangaben

Nach RITTER wird die Möglichkeit eines Herniennachweises "auch entscheidend durch eine gerichtete Selektion der zu untersuchenden Patienten beeinflußt". Dafür spricht die Häufigkeit des Hernienbefundes in seinem Berliner Krankengut (3,08%) und sein Vergleichswert aus Hamburg (1,11%).

Aufschlußreich sind hierzu auch die Angaben von WIESER; er untersuchte mit einer ähnlichen Methode wie der Gastroenterologe Hafter 1000 Patienten der Medizinischen Klinik des Kantonspitals St. Gallen und fand nur bei 2,6% seiner Patienten eine Hiatushernie. WIESER führt die viermal häufigeren Befunde von HAFTER nicht auf die Untersuchungsmethode, "sondern auf das ganz anders gelagerte Krankengut" zurück; im Sinne einer verschiedenen Auslese ist nach WIESER auch das im Vergleich zu Hafter seltenere Vorkommen der häufigsten anderen klinisch-radiologischen Diagnosen zu deuten.

An anderer Stelle (s. S. 103) wird zu erörtern sein, welche Bedeutung den sogenannten *"Begleitkrankheiten"* für die Genese einer Hernie zukommt. Wird hier ein Zusammenhang anerkannt, gewinnen Status eines Krankenhauses oder eines Röntgeninstituts für Häufigkeitsangaben eine wesentliche Bedeutung. Beispielsweise ist ein Vergleich des Krankengutes der Chirurgischen Universitätsklinik Bonn mit dem eines chirurgischen Krankengutes eines kleineren kommunalen Krankenhauses nur begrenzt möglich. Die bei uns stationär oder ambulant behandelten Patienten kommen aus dem ganzen Landkreis Bonn, darüber hinaus vor allem aus der Eifel. Im allgemeinen erfolgt die Überweisung zur Klärung jahrelanger Beschwerden oder zur Klärung der Operabilität oder zur Operation selbst. Wenn "Begleitkrankheiten" für die Herniengenese wirklich von Bedeutung sind, so müßten Hiatushernien bei unseren MDP-Patienten recht häufig sein.

## 4. Bedeutung der Zielsetzung des Untersuchers

Bei der Suche nach Hiatushernien bestehen grundsätzlich drei Möglichkeiten:

a) Nach HAFTER (1961) ist es Aufgabe des Röntgenologen, eine klinisch vermutete Hiatushernie eindeutig zur Darstellung zu bringen. RITTER fordert dementsprechend eine gute Zusammenarbeit zwischen Internisten und Röntgenologen, denn nur wenn der Radiologe Fragestellung und Problematik kenne, werde dieser alle zur Verfügung stehenden Verfahrensmöglichkeiten ausnutzen. In diesem Fall müßte sich der Röntgenologe auf die klinische Diagnose verlassen und brauchte nur dann nach der Hiatushernie zu fahnden, wenn der Kliniker hierfür einen Verdacht äußert.

b) Nach SCHÄRER geben unbestimmte Angaben der Patienten über ihre Beschwerden immer wieder Anlaß zur Untersuchung anderer Organe, die dafür ursächlich in Frage kommen könnten. Wegen der meist dürftigen anamnestischen Angaben sehe er sich gezwungen, eine eigene geleitete Anamnese selbst aufzunehmen, wobei routinemäßig die Patienten über Art, Dauer und gewohnheitsmäßige Abhängigkeit der Beschwerden befragt würden.

Die Erhebung einer eigenen geleiteten Anamnese ist sicherlich vorteilhaft, "um die Röntgenuntersuchung möglichst gezielt und gründlich vornehmen zu können" (MAURER u. VOGT); aber auch bei diesem Vorgehen erfolgt die radiologische Herniensuche wie unter (a) nach symptomatologischen Gesichtspunkten. Der Radiologe wird demnach vor allem dann nach einer Hiatushernie suchen, wenn charakteristische Symptome vorhanden sind. Das Symptomenbild der Hiatushernie kann, daran besteht kein Zweifel, so eindeutig sein, daß mit größter Wahrscheinlichkeit eine Hiatushernie klinisch vermutet werden kann bzw. vermutet werden muß. Häufiger jedoch sind die Symptome der Hiatushernie so vielgestaltig, daß uns der Name *"masquerader of the upper abdomen"* (HARRINGTON, 1940) gerechtfertigt zu sein scheint. Hier beginnen für den Kliniker wie für den Röntgenologen die anamnestischen Schwierigkeiten, zumal dann, wenn die Hiatushernie mit anderen Erkrankungen des Oberbauches vergesellschaftet ist. Diese "Begleitkrankheiten" können wirkliche Begleitkrankheiten mit untergeordneter Bedeutung ihrer Symptomatologie sein; häufig jedoch stellen die "Begleitkrankheiten" den Hauptbefund dar und ihre Symptomatik überdeckt die einer möglicherweise zur Zeit symptomlosen bzw. symptomarmen oder symptomärmeren Hiatushernie. Diese in ihrer Symptomatik verschleierten Hernien können auch bei einer geleiteten Anamnese sehr leicht übersehen werden.

c) Die Konsequenz hieraus ist: Der Röntgenologe verläßt sich weder auf die klinische noch auf die eigene geleitete Anamnese, sondern fahndet grundsätzlich bei *jeder* MDP nach einer Hiatushernie; hier sind die Rollen von Kliniker und Radiologen quasi vertauscht: Suchte der Röntgenologe bei (a) nach einer Hernie wenn der Kliniker sie vermutete, so ist es jetzt die Aufgabe des Klinikers zu entscheiden, ob die röntgenologisch diagnostizierte Hiatushernie mit den bei dem Patienten bestehenden Beschwerden ganz, teilweise oder nicht in Einklang gebracht werden kann.

Über die Bedeutung der Zielsetzung des untersuchenden Röntgenologen für unterschiedliche Häufigkeitsangaben können unsere Ergebnisse von 1962–1965 Aufschluß geben, da die Definition des Begriffs "Hiatushernie", die Untersuchungstechnik (s. MARSCH u. MAURER; MAURER, MARSCH u. OTTO) und wohl auch unser Krankengut unverändert geblieben sind. Während von 1962 bis 1964 in zunehmendem Maße auf Hiatushernien geachtet wurde, nur so ist die Steigerung von 3% auf 6% zu erklären, wurde 1965 jeder Patient, bei dem eine Röntgenuntersuchung des oberen Verdauungstraktes durchgeführt wurde, im Hinblick auf eine Hiatushernie untersucht; in diesem Jahr fanden wir bei 870

MDP 197 Hiatushernien (= 22,6%); die Häufigkeit der Herniendiagnose ist also allein durch die systematische Suche nach Hiatushernien sprunghaft in die Höhe gegangen.

## III. Häufigkeit der verschiedenen Hernienarten

Die Verteilung unserer 315 Hiatushernien auf die verschiedenen Hernienformen (**Tab. 4**) zeigt eindeutig, daß die ösophago-gastrische Hernie in allen Jahren am häufigsten diagnostiziert worden ist.

Die Angaben im Schrifttum über den prozentualen Anteil der paraösophagealen und der gemischten Hernien (diese beiden Formen der Hiatushernien sind miteinander verwandt (vgl. S. 48) und sollen deshalb zusammen berücksichtigt werden,

Tab. 4. Verteilung der Hiatushernien von 1962 bis 1965 auf die verschiedenen Hernienformen

| | Oes.-gastr. HH | | | Paraoes. u. gem. HH | | | Total |
|---|---|---|---|---|---|---|---|
| | Total | Gleitend | Fixiert | Total | Paraoes. | Gemischt | |
| 1962 | 21 | 16 | 5 | 2 | 2 | – | 23 |
| 1963 | 34 | 24 | 10 | 10 | 8 | 2 | 44 |
| 1964 | 51 | 31 | 20 | – | – | – | 51 |
| 1965 | 191* | 167 | 24* | 6 | – | 6 | 197 |
| Total | 297 | 238 | 59 | 18 | 10 | 8 | 315 |

* Eine fixierte oes.-gastr. Hernie wurde intraoperativ als "kongenital verkürzter Ösophagus" diagnostiziert.

zumal die gemischte Hernie als eigene Form der Hiatushernien noch nicht Allgemeingut geworden zu sein scheint) schwanken zwischen 30,6% und 1% (BLAHA u. SEIFFERT: 30,6%; COCCHI: 25,4%; SIM: 17%; HARRINGTON: 15%; RITTER: 14,3%; ALLISON: 13,6%; PHEAR: 11,5%; HUMPHREYS, FERRER u. WIEDEL: 9,3%; REITTER, KONRAD u. WILLMANN: 8,4%; SWEET: 8,1%; HAGARTY: 8%; SERPANTIÉ: 2,7%; HAFTER, 1957: 1%).

Im eigenen Krankengut ist die Häufigkeit der paraösophagealen und der gemischten Hernien verhältnismäßig konstant, jedoch wechselt der prozentuale Anteil an allen diagnostizierten Hiatushernien entsprechend der Zunahme der Diagnose der ösophago-gastrischen Hernien: Während 10,2% der 1962–1964 diagnostizierten Hernien paraösophageale (8,5%) oder gemischte Hernien (1,7%) waren, waren es 1965 nur etwa 3%.

Bei intensiver Suche (1965) stieg die Zahl der ösophago-gastrischen Hernien im Vergleich zu 1964 auf das Drei- bis Vierfache an. Dabei muß hervorgehoben werden, daß die Anzahl der diagnostizierten *fixierten* ösophago-gastrischen Hernien in beiden Jahren annähernd gleich geblieben ist. Die Steigerung der Häufigkeit der Hiatushernien von 6% (1964) auf 22,6% (1965) ist demnach im wesentlichen auf die häufigere Diagnose der meist kleinen und schwer diagnostizierbaren ösophago-gastrischen Gleithernien zurückzuführen.

# J. Altersverteilung der Hiatushernien

## I. Diskrepanz zwischen den üblichen Altersverteilungskurven und der prozentualen Häufigkeit der Hiatushernien in einzelnen Altersgruppen

Nach BRICK; SWEET; GANTS; HILSCHER; MOBLEY u. Mitarb.; HAFTER; HUMPHREYS u. Mitarb.; BUCHANAN u. Mitarb.; FAHRLÄNDER; FELDER u. Mitarb.; REX u. Mitarb.; PAULSON u. Mitarb. u.a. können Hiatushernien in jedem Lebensalter vorkommen, aber der weitaus größte Teil der Patienten mit einer Hiatushernie wird in den Altersgruppen zwischen 40 und 70 Jahren gefunden.

Tab.5. Die Altersverteilung der 315 Hernienträger von 1962 bis 1965

| Alter | 1962 | 1963 | 1964 | 1965 | Total | Prozent-Anteil |
|---|---|---|---|---|---|---|
| 0 – 9 | – | 1 | – | 3 | 4 | 1,3 |
| 10 – 19 | – | – | 2 | 2 | 4 | 1,3 |
| 20 – 29 | – | 2 | – | 9 | 11 | 3,5 |
| 30 – 39 | 1 | 4 | 4 | 13 | 22 | 6,9 |
| 40 – 49 | 2 | 5 | 8 | 31 | 46 | 14,6 |
| 50 – 59 | 5 | **19** | **19** | **65** | 108 | 34,3 |
| 60 – 69 | **12** | 10 | 12 | 52 | 86 | 27,3 |
| 70 – 79 | 3 | 2 | 6 | 18 | 29 | 9,2 |
| 80 – 89 | – | 1 | – | 4 | 5 | 1,6 |
| Total | 23 | 44 | 51 | 197 | 315 | 100,0 |

**Tab. 5** zeigt die Altersverteilung der 315 Hernienträger von 1962–1965. 87% unserer Hernienpatienten waren zur Zeit der Diagnose 40 Jahre und älter, nur 13% waren jünger. Diese summarische Angabe, die im wesentlichen mit denen der Literatur übereinstimmt, und die Betrachtung der **Abb. 39** könnten zu der Annahme verleiten, daß die Häufigkeit der Hiatushernien jenseits des 39. Lebensjahres sprunghaft ansteigt und weiterhin zu dem Schluß, "besonders bei Patienten im Alter von 40 Jahren und mehr muß nach einer Hiatushernie gesucht werden" (DEMPSTER), führen.

Um eine wirkliche Vorstellung über die Zunahme der Hernienhäufigkeit mit vorrückendem Alter zu gewinnen, muß die prozentuale Häufigkeit in jeder Altersgruppe ermittelt werden. **Tab. 6** enthält die eigenen Werte von 1965 (**A**) und zum Vergleich die von SERPANTIÉ (**B**) und KEYTING u. Mitarb. (**C**). Die Prozentangaben der Tabelle lassen keinen Zweifel daran, daß Hiatushernien bei älteren MDP-Patienten häufiger gefunden werden können. Die *mittlere Zuwachsrate* pro Lebensjahrzehnt liegt nach unseren Daten bei 2,9, damit zwischen denen von SERPANTIÉ (2,1) und KEYTING u. Mitarb. (3,2). Obwohl die Werte der genannten Autoren niedriger liegen als unsere des Jahres 1965, ergibt sich in der mittleren Zuwachsrate eine auffallende Übereinstimmung. Inwieweit jedoch die Häufigkeitszunahme eine lineare Funktion der Alterszunahme darstellt, ist wegen der verhältnismäßig geringen Patientenzahl pro Decennium nicht zu entscheiden; hier hilft die Summation

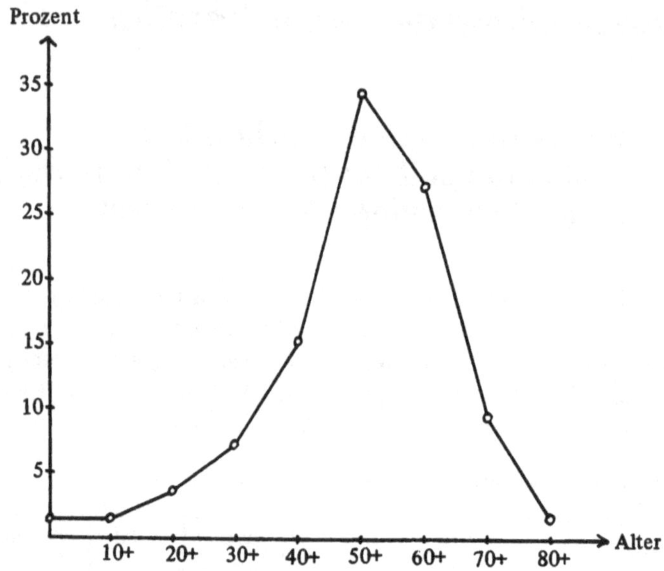


Abb. 39. Graphische Darstellung der Altersverteilung der Hernienträger von 1962–1965 (vgl. Tab. 5).
Nach OTTO: Inaug.-Diss. Bonn **69** (1968).

Tab. 6. Prozentuale Hernienhäufigkeit in den einzelnen Altersgruppen

| Alter | | 10–19 | 20–29 | 30–39 | 40–49 | 50–59 | 60–69 | 70–79 |
|---|---|---|---|---|---|---|---|---|
| A Eigenes | MDP | 19 | 69 | 99 | 137 | 253 | 211 | 64 |
| Krankengut | HH | 2 | 9 | 13 | 31 | 65 | 52 | 18 |
| | % | 10,5 | 13,0 | 13,0 | 22,6 | 25,7 | 24,6 | 28,1 |
| B Krankengut | MDP | 5 | 46 | 94 | 102 | 109 | 74 | 26 |
| SERPANTIÉ | HH | 1 | 4 | 11 | 14 | 20 | 13 | 5 |
| | % | 20,0* | 8,7 | 11,7 | 13,7 | 18,3 | 17,6 | 19,6 |
| C Krankengut | MDP | – | 83 | 236 | 248 | 143 | 324 | 84 |
| KEYTING | HH | – | 3 | 20 | 34 | 20 | 54 | 12 |
| | % | – | 3,6 | 8,5 | 13,7 | 14,0 | 16,7 | 15,4 |
| D Summe | MDP | 24 | 198 | 429 | 487 | 505 | 609 | 174 |
| A – C | HH | 3 | 16 | 44 | 79 | 105 | 119 | 35 |
| | % | 12,5 | 8,1 | 10,2 | 16,2 | 20,8 | 19,5 | 20,1 |

*Bei Ermittlung der Zuwachsrate nicht berücksichtigter Wert (vgl. Text).

der Werte aus **Tab. 6, A–C**, weiter (**s. Tab. 6, D**): Bei einer Gesamtzahl von 2460 Magen-Darmuntersuchungen sind nur 34 Patienten jünger als 20 Jahre, nur 24 Patienten sind 80 Jahre und älter; über die Häufigkeit der Hiatushernien in diesen Altersgruppen können wir demnach kaum eine statistische Aussage machen; statistisch beurteilbar sind jedoch die Patienten von 20–79 Jahren.

Die Häufigkeit der Hiatushernie nimmt prozentual vom 20. bis zum 59. Lebensjahr *annähernd linear* zu (**s. Tab. 6, D**); in der folgenden Altersgruppe bis zum 79. Lebensjahr ist kein weiteres Ansteigen der Hernienhäufigkeit erkennbar. Dieser letzte Befund deckt sich mit den statistischen Angaben von PAPE über 550 Fälle mit Hiatushernien und "präherniösen Befunden"; da diese "präherniösen Befunde" u. E. nicht als Hiatushernien zu betrachten sind, ist allerdings nur ein begrenzter Vergleich möglich. Ob nach dem 60. Lebensjahr eine konstante Hernienhäufigkeit zu erwarten ist oder ob diese weiterhin ansteigt, kann nicht entschieden werden.

Tab. 7. Häufigkeit der Hiatushernie in Prozent bei Patienten unter und über 40 Jahren

| Alter | 10 – 39 | 40 – 69 |
|---|---|---|
| Eigene Werte | 12,6 % | 24,6 % |
| SERPANTIÉ | 8,3 % | 16,5 % |
| KEYTING | 7,2 % | 15,1 % |

Die Häufigkeit der Hiatushernien nimmt zweifellos mit fortschreitendem Alter zu. Unter 601 Patienten im Alter von 40–69 Jahren fanden wir 148 Hiatushernien (= 24,6%); SERPANTIÉ ermittelte in den gleichen Altersgruppen 16,5%; KEYTING u. Mitarb. 15,1% (**s. Tab. 7**). Obwohl diese Werte weit auseinander liegen, fanden alle Untersucher übereinstimmend in der Altersgruppe von 10–39 Jahren etwa halb so viele Hiatushernien: Eigene 12,6%; SERPANTIÉ 8,3%; KEYTING u. Mitarb. 7,2%. Diese Übereinstimmung berechtigt zu der Annahme, daß die Zahl der Hernien bei Patienten im Alter von 40–69 Jahren nur etwa doppelt so hoch liegt wie bei den Patienten der Altersgruppe von 10–39 Jahren, oder umgekehrt: *Bei Patienten der Altersgruppe von 10–39 Jahren muß mit der Hälfte der Hernienzahl gerechnet werden,* die bei Patienten der Altersgruppe von 40–69 Jahren gefunden wird.

## II. Faktoren, die die Form der Altersverteilungskurven maßgeblich beeinflussen

Die Tatsache, daß bei magen-darmuntersuchten Patienten vom 40. Lebensjahr an Hiatushernien nur *doppelt so häufig* wie bei jüngeren Patienten gefunden werden, wird durch die üblichen Tabellen der Altersverteilung der Hiatushernien verwischt; denn die Gestalt der Verteilungskurven nach entsprechenden Tabellen sagt nichts über die Häufigkeit der Hiatushernie in den verschiedenen Lebensaltern aus, sondern sie wird geprägt

a) durch die Altersverteilung der MDP-Patienten,
b) durch die Häufigkeit der Diagnose einer Hiatushernie und
c) durch die Geschlechtsverteilung der MDP-Patienten.

## 1. Altersverteilung der Hiatushernien in Abhängigkeit vom Alter der MDP-Patienten

Von den 870 MDP-Patienten von 1965 und den 197 Hernienträgern im gleichen Jahr haben wir jeweils die prozentualen Anteile an den einzelnen Altersgruppen ermittelt. Die graphische Darstellung (**Abb. 40**) zeigt eindeutig, daß der Kurvenverlauf

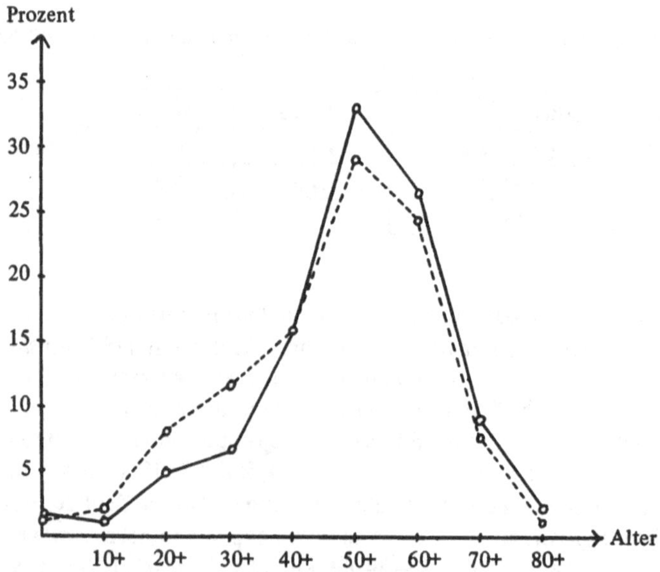


Abb. 40. Graphische Darstellung der Altersverteilung der 870 MDP-Patienten (- - -) und 197 Hernienträger (——) von 1965 (vgl. Tab. 6, A).
Nach OTTO: Inaug.-Diss. Bonn 72 (1968).

der Altersverteilung der Hiatushernien des Jahres 1965 *primär durch die Altersverteilung der untersuchten Patienten* im gleichen Jahr bestimmt wird. Zur Überprüfung dieses Ergebnisses haben wir die Werte von KEYTING u. Mitarb. herangezogen (s. **Abb. 41**): Im Gegensatz zu dem annähernd kontinuierlichen Anstieg des Alters unserer MDP-Patienten stellen bei KEYTING u. Mitarb. die Patienten der Altersgruppe von 50–59 Jahren eine verhältnismäßig kleine Gruppe dar; charakteristischerweise folgt die Kurve der Altersverteilung der Hernienträger auch hier dem Kurvenverlauf der Altersverteilung der MDP-Patienten.

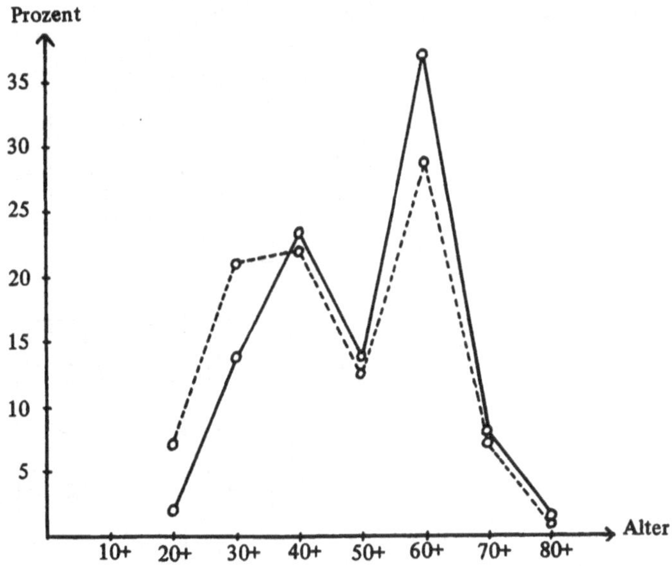


Abb. 41. Graphische Darstellung der Altersverteilung der MDP-Patienten (---) und Hernienträger (——) nach Werten von KEYTING, BAKER, MCCARVER u. DAYWITT (vgl. Tab. 6, C).
Nach OTTO: Inaug.-Diss. Bonn 73 (1968)

## 2. Gipfel der Altersverteilung der Hiatushernien in Abhängigkeit von der Häufigkeit der Herniendiagnose

In **Tabelle** 8 sind Angaben über die Altersverteilung aus der Literatur zusammengestellt. Während bei SCHÄRER; BRICK; HAFTER (1957) und SIM das Maximum der Altersverteilung wie bei unseren Patienten mit einer Hernie von 1963–1965 (**vgl. Tab. 5**) im 6. Decennium liegt, findet sich der Gipfel bei COCCHI; DEMPSTER; MOBLEY u. Mitarb.; GROVES u. Mitarb. (1959) und FELDER u. Mitarb. wie in unserem Krankengut von 1962 im 7. Decennium. Dieser Befund ist aller Wahrscheinlichkeit nach nicht auf eine unterschiedliche Altersverteilung der MDP-Patienten der einzelnen Untersucher zurückzuführen, zumal sich die Altersstruktur der Patienten der Chirurgischen Klinik Bonn nicht geändert hat.

Die auffällige Beziehung zwischen den prozentualen Angaben über die Häufigkeit der Hiatushernien und dem Maximum der Altersverteilung legen den Gedanken nahe, daß COCCHI; DEMPSTER; MOBLEY u. Mitarb.; GROVES u. Mitarb. (1959); FELDER u. Mitarb. und wir 1962 bei MDP-Patienten *jüngerer Altersklassen zu wenig nach Hiatushernien gesucht* haben. Dies geht wahrscheinlich auf die Auffassung zurück, daß vor allem bei Patienten im vorgerückten Alter nach einer Hiatushernie gesucht werden muß. Entsprechend werden Hiatushernien sehr häufig erst diagnostiziert, nachdem sie jahrelang trotz mehr oder weniger charakteristischer Symptomatologie unerkannt blieben. HAFTER (1957) hat gezeigt, wie wenig Beginn der

Tab. 8. Angaben zur Altersverteilung

| Alter | GROVES | COCCHI | DEMPSTER* | FELDER | MOBLEY | SIM | BRICK | HAFTER* | SCHÄRER |
|---|---|---|---|---|---|---|---|---|---|
| 0 – 39 | 12 | 7 | 4 | 18 | 10 | 16 | 20 | 28 | 27 |
| 40 – 49 | 53 | 13 | 5 | 46 | 31 | 11 | 37 | 70 | 37 |
| 50 – 59 | 61 | 10 | 8 | 66 | 42 | **32** | **89** | **106** | **41** |
| 60 – 69 | **66** | **22** | **21** | **74** | **50** | 21 | 76 | 68 | 36 |
| 70 + | 8 | 15 | 15 | 63 | 20 | 20 | 86 | 28 | 32 |
| Total | 200 | 67 | 53 | 267 | 153 | 100 | 308 | 300 | 173 |
| % | ? | ca. 1 | 1,5 | ? | ? | 10,9 | 8,93 | 12.5 | 15,4 |

* Angaben für die Altersgruppen 0 – 40; 41 – 50; 51 – 60 usw.

Symptome und Zeitpunkt der Diagnosestellung übereinstimmen; lag sein Maximum der Altersverteilung bei 51–60 jährigen Patienten, so lag das Maximum der ersten Herniensymptome seiner Patienten bereits ein Jahrzehnt früher. Während in seinem Krankengut nur 7 Hernienträger 30 Jahre und jünger waren, hatten 27 seiner 300 Patienten schon in diesem Alter ihre ersten Symptome.

Auch die Angaben von GROVES u. Mitarb. (1959) sind sehr aufschlußreich: Von 200 operativ behandelten Hernien wurde die Diagnose nur in 24% im 1. Jahr nach Symptombeginn gestellt; bei 75 Patienten (= 37,5%) vergingen bis zum Nachweis der Hernie mehr als 4 Jahre. Die neueren Angaben von CROZIER u. Mitarb. (1964) sind nicht anders: Das Maximum der Altersverteilung ihrer 105 Patienten mit symptomatischen Hiatushernien lag zwischen 50. und 60. Lebensjahr; bei 14% ihrer Patienten vergingen bis zur Diagnosestellung trotz mehr oder weniger charakteristischer Symptome mehr als 10 Jahre. Dieses Mißverhältnis zwischen Einsetzen der Symptome und Zeitpunkt der Diagnose läßt sich nur dann verringern, wenn bei *allen* einer Magen-Darmuntersuchung zugewiesenen Patienten, *also auch bei jungen Patienten,* nach einer Hiatushernie gefahndet wird; nur so kann vermieden werden, daß durchschnittlich nicht weniger als drei Magen-Darm-Passagen bis zur Diagnose einer Hiatushernie durchgeführt werden mußten (BEARDSLEY).

## 3. Die Altersverteilung der Hiatushernien in Relation zur Geschlechtsverteilung

In **Abb. 42** ist die Altersverteilung unserer männlichen und weiblichen Hernienträger von 1962–1964 (A) und von 1965 (B) getrennt aufgetragen. Während das Maximum der Altersverteilung der Patienten mit einer Hiatushernie bei den Männern in beiden Zeiträumen zwischen 50–59 Jahren liegt, findet es sich bei den Frauen ein Jahrzehnt später. Der erste Eindruck, daß dies auf dem höheren Alter der weiblichen Kranken beruht, täuscht (**s. Abb. 43**):

Während das Maximum der Altersverteilung der männlichen MDP-Patienten von 1965 und das Maximum der männlichen Hernienträger im gleichen Jahr bei 50–59 Jahren liegen (**Abb. 43 A**), ergibt sich bei den Frauen ein deutlicher Unterschied (**Abb. 43 B**): Das Maximum der MDP-Verteilung liegt zwar wie bei den Männern im 6., das der Hernienverteilung jedoch im 7. Decennium. Daß in der Summationskurve (**vgl. Abb. 39**) beide Maxima bei 50–59 Jahren liegen, ist demnach nur darauf zurückzuführen, daß in unserem Krankengut Männer im Verhältnis von 2:1 überwiegen (s. S. 94).

Bei COCCHI; DEMPSTER, MOBLEY u. Mitarb.; GROVES u. Mitarb. und FELDER u. Mitarb. lag das Maximum der Altersverteilung der Hiatushernie wie bei uns im Jahr 1962 bei 60–69 Jahren; in der Geschlechtsverteilung ihrer Hernienpatienten geben die genannten Autoren ein Überwiegen der Frauen an:

| | | | |
|---|---|---|---|
| COCCHI | 67 Hernien | 43 Frauen | 24 Männer |
| DEMPSTER | 53 Hernien | 46 Frauen | 7 Männer |
| MOBLEY | 153 Hernien | 92 Frauen | 61 Männer |

Wenn aus der Geschlechtsverteilung der Hiatushernien Rückschlüsse auf die Geschlechtsverteilung der MDP-Patienten gezogen werden dürfen, so wäre bei den genannten Autoren das um ein Jahrzehnt verspätete Maximum auch aus einem Überwiegen der Frauen unter den MDP-Patienten zu erklären.

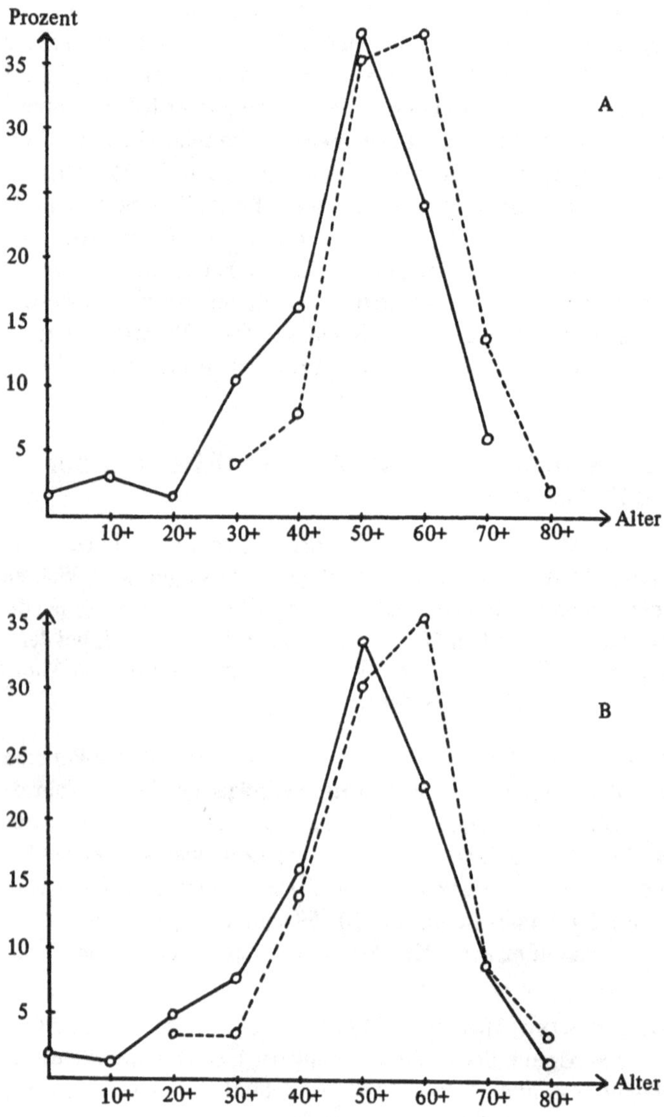


Abb. 42. Graphische Darstellung der Altersverteilung der männlichen (——) und weiblichen (---) Hernienträger, A: von 1962–1964, B: von 1965 (vgl. Tab. 9). Nach OTTO: Inaug.-Diss. Bonn 75 (1968).

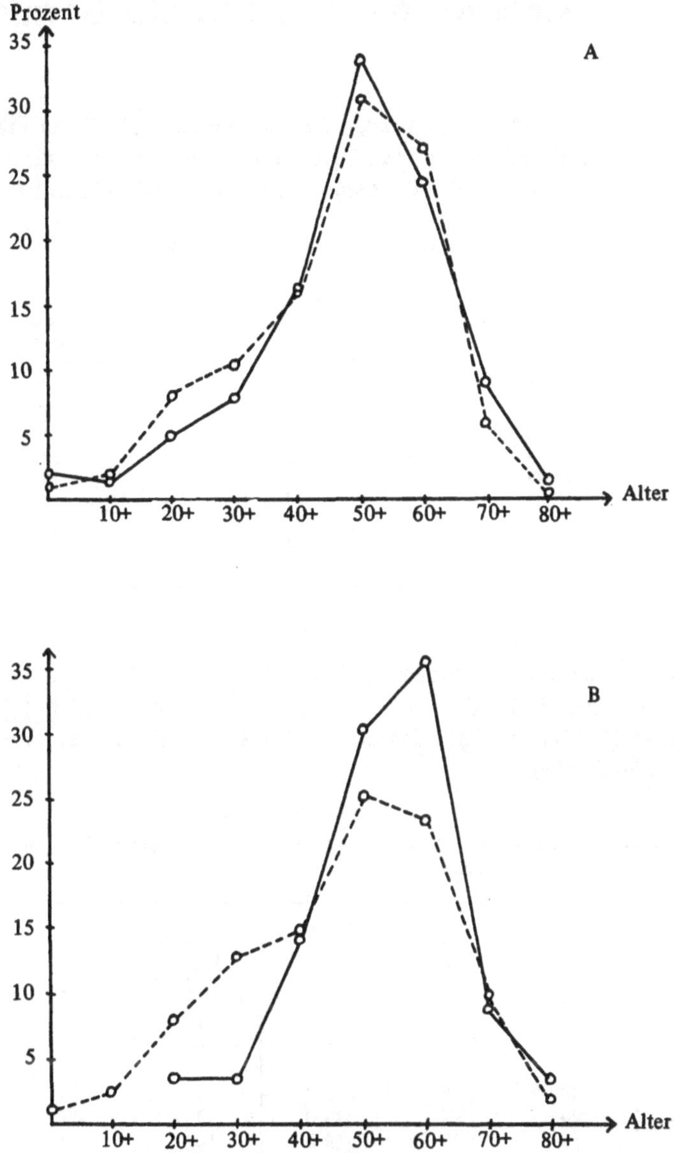


Abb. 43. Graphische Darstellung der Altersverteilung. A: Der männlichen MDP-Patienten (---) und der männlichen Hernienträger (——) von 1965, B: der weiblichen MDP-Patienten (---) und der weiblichen Hernienträger (——) von 1965 (vgl. Tab. 10). Nach OTTO: Inaug.-Diss. Bonn 77 (1968).

# K. Geschlechtsverteilung der Hiatushernien

Von unseren 315 Hiatushernien entfallen 208 auf Männer und 107 auf Frauen (s. **Tab.** 9). Dieses Verhältnis von etwa 2 : 1 beruht im wesentlichen auf der Geschlechtsverteilung unserer MDP-Patienten: Von den 870 MDP-Patienten von 1965

Tab. 9. Geschlechts- und Altersverteilung der 315 Hiatushernien

| | ♂ | | | ♀ | | |
|---|---|---|---|---|---|---|
| Alter | 1962–1964 | 1965 | Total | 1962–1964 | 1965 | Total |
| 0 – 9 | 1 | 3 | 4 | – | – | – |
| 10 – 19 | 2 | 2 | 4 | – | – | – |
| 20 – 29 | 1 | 7 | 8 | – | 2 | 2 |
| 30 – 39 | 7 | 11 | 18 | 2 | 2 | 4 |
| 40 – 49 | 11 | 23 | 34 | 4 | 8 | 12 |
| 50 – 59 | 25 | 48 | 73 | 18 | 17 | 35 |
| 60 – 69 | 16 | 32 | 48 | 19 | 20 | 39 |
| 70 – 79 | 4 | 13 | 17 | 7 | 5 | 12 |
| 80 – 89 | – | 2 | 2 | 1 | 2 | 3 |
| Total | 67 | 141 | 208 | 51 | 56 | 107 |

waren 577 Männer, und 293 Frauen (s. **Tab. 10**). Bei den 577 Männern fanden wir 141 Hernien (= 24,4%), bei den 293 Frauen 56 Hiatushernien (= 19,1%). Die bereits von ÖHNELL (1926) diskutierte Geschlechtsdisposition der Frau kann demnach *nicht* bestätigt werden.

Tab. 10. Prozentuale Häufigkeit der Hiatushernien in den verschiedenen Lebensjahrzehnten bei Mann und Frau (1965)

| | ♀ | | | ♂ | | |
|---|---|---|---|---|---|---|
| Alter | MDP | HH | Prozent | MDP | HH | Prozent |
| 0 – 9 | 3 | – | – | 6 | 3 | 50,0 |
| 10 – 19 | 7 | – | – | 12 | 2 | 16,7 |
| 20 – 29 | 23 | 2 | 8,7 | 46 | 7 | 15,2 |
| 30 – 39 | 38 | 2 | 5,3 | 61 | 11 | 18,0 |
| 40 – 49 | 44 | 8 | 18,2 | 93 | 23 | 24,7 |
| 50 – 59 | 74 | 17 | 23,0 | 179 | 48 | 26,8 |
| 60 – 69 | 69 | 20 | 29,0 | 142 | 32 | 22,4 |
| 70 – 79 | 29 | 5 | 17,2 | 35 | 13 | 37,1 |
| 80 – 89 | 6 | 2 | 33,3 | 3 | 2 | 66,6 |
| Total | 293 | 56 | 19,1 | 577 | 141 | 24,4 |

Daß Unterschiede in der Häufigkeit der Hiatushernie bei Mann und Frau in den verschiedenen Lebensaltern vorhanden sind, ergibt sich bereits aus der Betrachtung der Abb. 42 und 43; um diese Unterschiede deutlich werden zu lassen, wurden von den Patienten des Jahres 1965 für beide Geschlechter getrennt die Prozente pro Decennium ermittelt (**Tab. 10**): Sowohl beim Mann als auch bei der Frau nimmt die

Häufigkeit der Hiatushernie mit vorrückendem Alter zu, jedoch liegen unterhalb des 50. Lebensjahres alle Werte des Mannes konstant über denen der Frau, oberhalb des 50. Lebensjahres ist zum Teil eine umgekehrte Tendenz erkennbar.

Um von einer größeren Patientenzahl die Prozente ermitteln zu können, fassen wir alle Patienten von 20–49 und von 50–79 Jahren jeweils zu einer Gruppe zusammen (s. **Tab. 11**). Nach den prozentualen Werten der Tab. 11 scheint die Hiatushernie *unterhalb* des 50. Lebensjahres beim Mann etwa doppelt so häufig zu sein wie bei der Frau, *oberhalb* des 50. Lebensjahres ist die Häufigkeitsrate bei Mann und Frau nach unseren Werten annähernd gleich groß.

Tab. 11. Prozentwerte für Mann und Frau von 20 – 49 und 50 – 79 Jahren

| Alter | ♂ | ♀ |
|---|---|---|
| 20 – 49 | 20,5 % | 11,4 % |
| 50 – 79 | 26,1 % | 24,4 % |
| Zuwachsrate | 5,6 | 13,0 |

Der hohe Prozentsatz an Hiatushernien bei Frauen im Alter von 60–69 Jahren (29,0%) läßt jedoch daran denken, daß Hiatushernien jenseits des 50. Lebensjahres bei Frauen häufiger als bei Männern zu finden sind. Diese Vermutung wird durch die Angaben von SERPANTIÉ und MORIN u. HERNANDEZ bestärkt: SERPANTIÉ fand bei seinen männlichen MDP-Patienten über 50 Jahren in 15% eine Hiatushernie, in der gleichen Altersgruppe bei Frauen in 13%; MORIN u. Mitarb. fanden bei Männern über 50 Jahren in 20%, bei Frauen in 30% Hiatushernien.

Nach SERPANTIÉ ist die *Häufigkeitsrate beim Mann* in den verschiedenen Lebensjahrzehnten annähernd konstant (12%), während die Häufigkeit der Hernien bei *Frauen* mit zunehmendem Alter ansteigt. Sowohl die Betrachtung der Abb. 43A (weitgehend ähnlicher Kurvenverlauf) als auch die Werte der **Tab. 11** lassen eine gewisse Konstanz der Häufigkeit des Hernienbefundes bei Männern erkennen, obwohl die genaue Ermittlung der Werte für jedes Lebensjahrzehnt sowohl bei uns (**s. Tab. 10**) als auch bei SERPANTIÉ einen Anstieg der Hernienhäufigkeit mit zunehmendem Alter deutlich macht. So haben MORIN u. Mitarb. der Ansicht von SERPANTIÉ widersprochen: Die Häufigkeit des Hernienbefundes nehme auch bei Männern zu, jedoch sei die *Zuwachsrate bei der Frau etwa doppelt so groß;* dieser Befund stimmt auch mit unseren Werten überein (**Tab. 11**).

In **Tab. 12** sind weitere Angaben über die Geschlechtsverteilung der gefundenen Hiatushernien zusammengestellt. Aus Angaben dieser Art Rückschlüsse auf die Häufigkeit der Hiatushernien bei beiden Geschlechtern ziehen zu wollen, ist u. E. *nicht* möglich, solange über die geschlechtliche und altersmäßige Zusammensetzung der MDP-Patienten keine Angaben gemacht werden. Bei SERPANTIÉ und MORIN u. Mitarb. überwiegt wie bei uns zahlenmäßig das männliche Geschlecht, gleichzeitig überwiegen aber auch bei ihnen wie bei uns die männlichen MDP-Patienten.

Tab. 12. Angaben über die Geschlechtsverteilung von Hiatushernien in Prozent

| Autor | Jahr | Zahl der HH | ♂ | ♀ |
|---|---|---|---|---|
| ÖDEGAARD | 1959 | 35 | 23% | 77% |
| REITTER | 1959 | 95 | 24% | 76% |
| ÖHNELL | 1926 | 24 | 29% | 71% |
| SWEET | 1952 | 111 | 31% | 69% |
| KIRKLIN | 1947 | 306 | 34% | 66% |
| RITTER | 1965 | 98 | 35% | 65% |
| STUCKI-V.MURALT | 1955 | 62 | 39% | 61% |
| SCHÄRER | 1960 | 173 | 39% | 61% |
| HUMPHREYS | 1957 | 96 | 40% | 60% |
| BLAHA | 1961 | 62 | 42% | 58% |
| PAPE | 1963 | 550 | 43% | 57% |
| BRICK | 1949 | 308 | 46% | 54% |
| WIESER | 1957 | 26 | 46% | 54% |
| PAULSON | 1962 | 512 | 46% | 54% |
| PHEAR | 1957 | 87 | 48% | 52% |
| HAFTER | 1957 | 300 | 53% | 47% |
| MORIN | 1956 | 41 | 54% | 46% |
| SERPANTIÉ | 1955 | 73 | 55% | 45% |
| Eigene Werte | 1962–1964 | 118 | 57% | 43% |
| | 1965 | 197 | 72% | 28% |

Wenn angenommen werden darf, daß Hiatushernien *unterhalb* des 50. Lebensjahres häufiger bei Männern, *oberhalb* des 50. Lebensjahres häufiger bei Frauen gefunden werden können, ließe sich wenigstens zum Teil das zahlenmäßige Überwiegen der Frauen im größeren Teil der zitierten Arbeiten erklären; die zahlenmäßige Geschlechtsverteilung der diagnostizierten Hiatushernien ist unter den genannten Voraussetzungen von vier Faktoren abhängig:

1. Von der Anzahl der männlichen MDP-Patienten unter 50 Jahren,
2. von der Anzahl der männlichen MDP-Patienten über 50 Jahren,
3. von der Anzahl der weiblichen MDP-Patienten unter 50 Jahren und
4. von der Anzahl der weiblichen MDP-Patienten über 50 Jahren.

Setzen wir in allen vier Punkten ein gemischtes Krankengut von jeweils 25% voraus, so müßten, wenn bei jeder MDP nach einer Hiatushernie gesucht wird, die Häufigkeit bei beiden Geschlechtern in etwa gleich sein; wird jedoch speziell bei älteren Patienten auf eine Hiatushernie geachtet, so müßten bereits zahlenmäßig die Frauen überwiegen.

Nicht nur in unserem Krankengut, sondern auch bei anderen Autoren scheinen mehr als 50% der MDP-Patienten älter als 50 Jahre zu sein; die Verschiebung der MDP-Patienten zu höheren Altersstufen (oder zugunsten der Faktoren 2 und 4) müßte bei einem gemischten Krankengut (50% Männer und 50% Frauen) häufiger zum Befund: Hiatushernie, bei Frauen führen. Eine Verschiebung des Krankengutes in Richtung auf Faktor 3 (mehr als 25% der älteren MDP-Patienten sind Frauen) hätte ein weiteres zahlenmäßiges Überwiegen der Frauen zur Folge. Schließlich können im gesamten Krankengut Frauen häufiger als Männer vertreten sein (Verschiebung zugunsten 3 und 4).

*Frauen* können also zahlenmäßig nach unserem Schema unter *vier* Bedingungen überwiegen. Der Anteil der *Männer* an der Gesamtzahl der diagnostizierten Hiatushernien liegt jedoch nur unter *zwei* Voraussetzungen höher als 50%:

1. Männer überwiegen im jüngeren Krankengut oder
2. sie überwiegen, wie bei uns, im gesamten Krankengut.

# L. Ätiologie der Hiatushernien

Nach MAURER u. KEIRLE; FISHER u. JOHNSON u. a. ist die Ätiologie der Hiatushernie unbekannt. Im Schrifttum werden zwar zahlreiche Gründe für die Herniengenese diskutiert: kongenitale Fixationsanomalien, Gewebsschwäche im Alter, intraabdominale Druckerhöhung u. a., ohne daß es jedoch bisher gelungen wäre, die einzelnen Faktoren ihrer Bedeutung gemäß einzustufen. So ist u. a. ungeklärt, inwieweit die Genese der Hiatushernien, die definitionsgemäß den erworbenen Hernien zugehören, da die intrathorakale Verlagerungsfähigkeit eine zunächst intraabdominale Lage voraussetzt, auf erworbene oder kongenitale Momente zurückzuführen ist.

Die Frage nach der Genese der Hiatusbrüche ist im wesentlichen eine Frage nach der Entstehung der häufigsten Hernienform: der ösophago-gastrischen Hernie. Während die Genese der paraösophagealen Hiatushernien seit EPPINGER auf angeborene Defektbildungen im Bereich des Hiatus oesophageus zurückgeführt wird, ist für die Entstehung der ösophago-gastrischen Hiatushernien, der "Gleithernien" in chirurgisch-anatomischer Begriffsbestimmung (s. S. 45), die Bedeutung regressiver Gewebsveränderungen immer wieder hervorgehoben worden.

Wie aus der Beschreibung der Normalverhältnisse ersichtlich ist (s. S. 9 ff), scheint die Fixation des Ösophagus im Hiatus oesophageus *nicht absolut straff* zu sein: "Die lockere Fixierung des Ösophagus im Ösophagusschlitz, die vor allem ELZE betont, ist auch den Chirurgen bekannt und für sie bei Operationen in der Kardiagegend von großer Bedeutung (Zurückschnellen der an der Kardia abgetrennten und nicht künstlich fixierten Speiseröhre in den Brustraum)" (SCHATZKI, 1932). Dennoch ist offensichtlich, daß die *normale* Fixation des Ösophagus ausreicht, d. h. straff genug ist, um die normale Lage des Vestibulum gastro-oesophageale zu gewährleisten. Die epihiatale Verlagerung von Magenteilen (= Bildung einer ösophago-gastrischen Hiatushernie) ist theoretisch möglich:

a) Durch eine *Schwächung des Fixationsapparates,* sei es
   durch eine kongenitale Fixationsanomalie oder
   durch eine kongenitale allgemeine Bindegewebsschwäche oder
   durch regressive Gewebsveränderungen im Alter.

b) Durch eine *Stressituation,* die zu einer Überforderung der jeweils vorhandenen Fixationseinrichtungen führt; in diesem Sinne können alle Erkrankungen wirksam werden, die zu einer Erhöhung der Druckdifferenz zwischen Thorax und Abdomen (etwa bei Ascites) oder zu einer Erhöhung des normalen Zuges der kontraktilen Speiseröhre führen (s. S. 103).

# I. Kongenitale und erworbene Disposition

Bei der Beurteilung der Frage, ob eine manifeste Hiatushernie auf eine kongenitale oder erworbene Fixationsanomalie zurückzuführen ist, sind nach BLAHA, ähnlich auch nach ÖHNELL; BRICK; KRAHL u. BADER; BUCHANAN u. Mitarb.; HILSCHER u. a. um so eher kongenitale Faktoren in Betracht zu ziehen, je früher eine Hiatushernie manifest wird; die Hiatushernien bei Erwachsenen werden von der großen Mehrzahl aller Autoren auf altersbedingte atrophische Vorgänge im Hiatusbereich zurückgeführt; so lassen sich nach STUCKI-VON MURALT "eigentlich zwei Kategorien von Hiatushernien unterscheiden, solche in den höheren Altern – Endresultat einer sozusagen physiologischen Gewebsatrophie – und solche, die schon bei weniger betagten Individuen auftreten".

Auch ÖHNELL unterscheidet "zwei Haupttypen": "Die congenitalen im eigentlichen Sinne, die sich früh entwickeln . . . " und "die des Seniums, die, obzwar möglicherweise congenital präformiert, sich doch nicht entwickeln, bevor die Widerstandskraft der Körpergewebe eventuell inklusive Abmagerung herabgesetzt ist". ÖHNELL hat demnach bereits 1926 in Betracht gezogen, daß den sogenannten Altershernien als *Primärdefekt* eine kongenitale Fehlanlage zugrunde liegen könnte.

In der neueren Literatur vertritt vor allem HARRINGTON (1955) die Auffassung, die meisten Hernien seien *"fundamentally congenital in origin"*: die Altersatrophie der phrenico-ösophagealen Membran führe vor allem dann zu einer Hiatusinkompetenz, wenn der Hiatus, kongenital bedingt, anomal weit sei; in der ersten Lebenszeit könne die Membran zwar stark genug sein, "um die Öffnung zu schützen", mit vorrückendem Alter jedoch führe die Atrophie des elastischen Gewebes zur Verlagerung von Magenteilen durch den weiten Hiatus. In solchen Fällen wäre nach HARRINGTON wahrscheinlich schon in früheren Lebensjahren eine Hernie manifest geworden, wenn eine Stressituation zu einer Überforderung des vorhandenen Fixationsapparates geführt hätte.

Ob Hiatushernien primär auf erworbene oder kongenitale Fixationsanomalien zurückzuführen sind, kann bei älteren Patienten auch bei intraoperativer Inspektion des Hiatus nicht mehr mit Sicherheit entschieden werden, da zu diesem Zeitpunkt vorhandene Defekte sowohl kongenital als auch erworben sein können. Am ehesten ist diese Frage aus der Zunahme der Häufigkeit der Hiatushernien mit vorrückendem Alter zu entscheiden: Wäre die Altersinvolution des hiatalen Fixationsapparates für die Herniengenese von größerer Bedeutung, so müßte jenseits des 40. Lebensjahres ein *steiler* Anstieg der Kurve der Hernienhäufigkeit zu erwarten sein. Die Altersverteilung der Hernienträger zeigt auch tatsächlich ein steiles Ansteigen der Hernienhäufigkeit vom 40. Lebensjahr an (vgl. Tab. 5 und Abb. 39): Wie bereits erwähnt, waren 87% unserer Hernienpatienten zur Zeit der Diagnose 40 Jahre und älter. Hieraus den Schluß ziehen zu wollen, die Gewebsatrophie sei für die Herniengenese von größerer Bedeutung als die kongenitale Herniendisposition, ist, wie die Ermittlung der Prozente pro Decennium gezeigt hat (vgl. Tab. 6), nicht gerechtfertigt. Denn *anstatt einer sprunghaften Zunahme der Häufigkeit des Hernienbefundes bei Patienten von 40 Jahren und älter fanden wir im eigenen Krankengut eine annähernd lineare Häufigkeitszunahme vom 20. Lebensjahr an.* Da dieser Befund mit den Angaben von SERPANTIÉ und KEYTING u. Mitarb. übereinstimmt (vgl. S. 85), kann die *erworbene "Hiatusinsuffizienz"* durch die altersbedingte Gewebsatrophie *nicht von so entscheidender Bedeutung* für die Herniengenese sein, wie im Schrifttum auf Grund der Altersverteilung der Hernienträger angenommen wird.

Die *kongenitale Disposition* für eine Hiatushernie besteht in einer weniger oder mehr ausgeprägten Lockerheit des Fixationsapparates und ist wahrscheinlich *individuell verschieden:*

Die Fixation des Ösophagus im Hiatus erfolgt nach den Angaben im Schrifttum (s. S. 9 ff) hauptsächlich durch Fascienblätter, die im allgemeinen als *phrenico-ösophageale Membran* bezeichnet werden. Der durch ein mehr oder weniger lockeres Gewebe ausgefüllte Spalt zwischen dem freien Rand des muskulären Hiatus und dem durchtretenden Ösophagus wird durch die beiden Fascienblätter überbrückt, die sich zwischen der Ösophagusfascie und den Zwerchfellfascien ausspannen (s. Abb. 6).

Nach HUMPHREYS u. Mitarb. variieren Länge und Stärke der phrenico-ösophagealen Membran von Patient zu Patient, auch nach LERCHE ist die Stärke der "phrenico-esophageal membrane" großen individuellen Schwankungen unterworfen. Eine kongenital dünne Membran bedeutet eine weniger starke Fixation des Ösophagus im Hiatus, des weiteren aber eine Verminderung der Spaltüberbrückung; damit würde der Spalt zwischen muskulärem Hiatus und dem durchtretenden Ösophagus zu einem *locus minoris resistentiae* und könnte die Bildung einer Hiatushernie begünstigen.

Weiterhin wurde gezeigt, daß die beiden *Crura medialia der Pars lumbalis* des Zwerchfells in individuell verschiedenem Ausmaß an der Bildung des Hiatus oesophageus beteiligt sind (s. S. 5 ff). Dieser anatomische Befund legt es nahe anzunehmen, daß die Weite des Hiatus kongenital individuell verschieden sein kann: Ein weiter Hiatus ist gleichbedeutend mit einer Vergrößerung des Spaltes, der durch membranöse Einrichtungen überbrückt werden müßte und könnte so einen zusätzlichen Faktor der kongenitalen Disposition für eine Hiatushernie darstellen.

Schließlich haben wir das von MONGES; TÖNDURY; MAHLO; NISSEN u. a. beschriebene *Verwachsungsfeld* zumindest als einen die Wirkung der Fascien unterstützenden Faktor diskutiert (s. S. 13). Die Ausdehnung des Verwachsungsfeldes ist nach TÖNDURY starken individuellen Schwankungen unterworfen; ein in seiner Ausdehnung geringes Verwachsungsfeld oder sein Fehlen würde eine verminderte subhiatale Fixation des subphrenischen Anteils des Vestibulum und damit eine weitere Erhöhung der Herniendisposition bedeuten.

Es gibt demnach eine Fülle von Variationsmöglichkeiten in der Ausprägung der Fixationseinrichtungen. Wird weiter berücksichtigt, daß die *allgemeine kongenitale Herniendisposition* (= Straffheit des gesamten Körperbindegewebes) individuell verschieden sein kann, ist kaum zu erwarten, daß die kongenitale Disposition für eine Hiatushernie bei verschiedenen Individuen gleich ist. Es darf vielmehr angenommen werden, daß die Straffheit der kongenitalen Fixation von *"sehr schwach"* bis zu *"sehr fest"* reichen kann; zwischen diesen beiden Extremen liegen alle möglichen Zwischenstufen (s. **Abb. 44**). Diese individuell unterschiedliche kongenitale Hernien-disposition führt nur dann zu Hernienmanifestation, wenn ein entsprechender ***Stress*** mit einer Überforderung des jeweils vorhandenen Fixationsapparates hinzutritt.

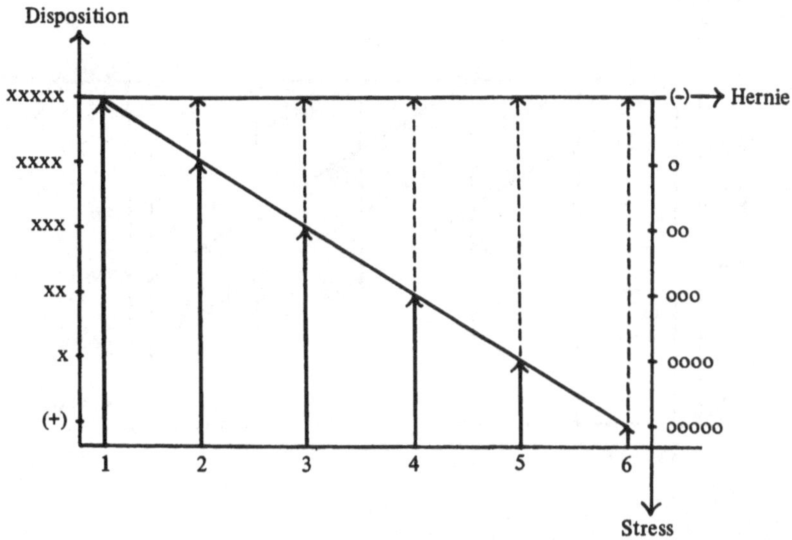


Abb. 44. Schematische Darstellung der Beziehungen zwischen kongenitaler Disposition und Stressituation. Symbole:
xxxxx = sehr große Disposition
(+) = sehr kleine Disposition
xxxx bis x = mögliche Zwischenstufen
ooooo bis o = verschiedene Grade des Stress
(-) = normale Beanspruchung
Pfeile 1 bis 6 = Individualgruppen
Nach OTTO: Inaug.-Diss. Bonn **89** (1968).

Bei einem Individuum mit einem "sehr schwachen" Fixationsapparat kann die kongenitale Disposition für eine Hiatushernie so groß sein, daß die Normalsituation: Die normale Druckdifferenz zwischen Thorax und Abdomen (nach DORNHORST, HARRISON u. PIERCE bei tiefer Inspiration 15 mm Hg, bei maximaler Inspiration gegen die verschlossene Glottis 80 mm Hg), und der normale Zug des kontraktilen Ösophagus zur Hernienmanifestation ausreichen können. So wäre am ehesten die Genese der Hiatushernien im Säuglings- oder frühen Kindesalter erklärbar, sofern eine vorhergehende Stressituation wie etwa eine Pylorusstenose (intraabdominale Druckerhöhung) auszuschließen ist. Bei den restlichen Individuen (s. Abb. 44) wäre demnach in den ersten Lebensjahren *nicht mit einer Hiatushernie zu rechnen, solange kein pathologischer Prozeß zur Überforderung des vorhandenen Fixationsapparates führt.* Eine Stressituation wird aber um so eher zu einer Hernienmanifestation führen, je schwächer der kongenitale Fixationsapparat gestaltet ist.

Der kongenitale Halteapparat erfährt während des Lebens Veränderungen, vor allem durch die sogenannte *physiologische Gewebsatrophie* im Alter: Atrophie der elastischen Fasern der phrenico-ösophagealen Membran sowie des Verwachsungsfeldes und Relaxation der den Hiatus bildenden Muskelfasern.

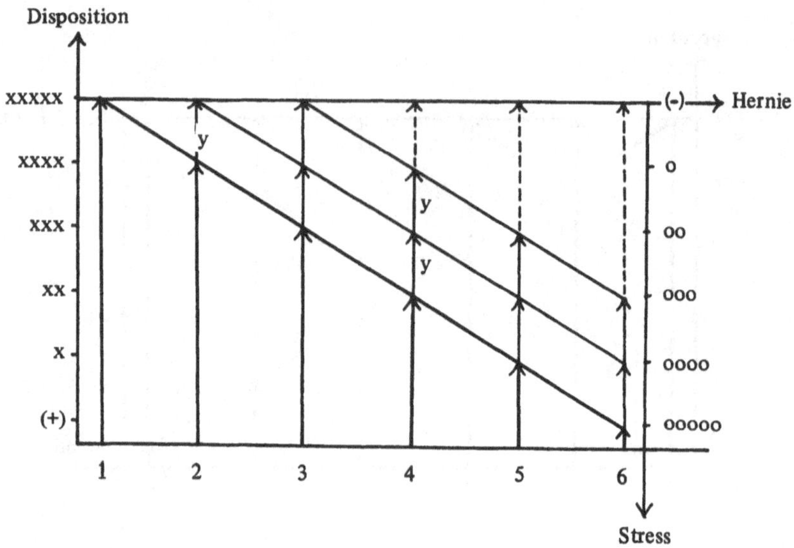


Abb. 45. Schema der Erhöhung der Disposition für Hiatushernien mit Zunahme des Alters. Symbole: vgl. Abb. 44, zusätzlich: y = Gewebsathropie im mittleren Lebensalter
yy = Gewebsathropie im späten Lebensalter
Nach OTTO: Inaug.-Diss. Bonn **91** (1968).

Es darf angenommen werden, daß die altersbedingte Gewebsatrophie ebenfalls individuell verschieden ist. Setzen wir für unsere Überlegungen eine *mittlere,* d. h. normale oder physiologische Gewebsatrophie für ein bestimmtes Alter voraus, so wird sich in allen sechs Gruppen (vgl. Abb. 44) die kongenitale Herniendisposition im gleichen Ausmaß (**Abb. 45**: Faktor "y" bzw. "yy") erhöhen, da alle dargestellten Gruppen atrophische Vorgänge durchmachen. Diese erworbene Erhöhung der kongenitalen Herniendisposition ist jedoch für die sechs durch Pfeile dargestellten Individualgruppen keineswegs gleichwertig; bestand etwa bei den Gruppen 2 und 3 eine mehr oder weniger große kongenitale Fixationsanomalie, so war in den ersten Lebensjahren oder -jahrzehnten für die Manifestation einer Hiatushernie ein Stress von der Stärke "o" bzw. "oo" ausreichend. Blieb dieser Stress in den ersten Lebensjahrzehnten aus, kam es nicht zur Hernienmanifestation. Durch die altersbedingte Erhöhung der Herniendisposition um "y" bei Gruppe 2 in den mittleren Lebensjahren oder durch die Erhöhung der Disposition um "yy" bei Gruppe 3 im Alter kann aus der "kongenitalen *relativen* Hiatusinsuffizienz" eine *absolute* Insuffizienz entstehen: Für die Manifestation einer Hiatushernie reichen jetzt schon die normalen physiologischen Kräfte aus.

Wenn "yy" als die maximale mittlere Gewebsatrophie bei alten Menschen betrachtet wird, wäre bei den restlichen drei Gruppen eine Hernienbildung nur möglich:

a) durch eine *sehr starke Atrophie,* etwa "yyy", was in Gruppe 4 zur absoluten Hiatusinsuffizienz führen würde,

b) durch eine *Stressituation,* die die noch vorhandenen fixierenden Kräfte überfordert; hierbei ist u. E. sehr wesentlich, daß jetzt im Gegensatz zum jugendlichen Alter schon ein schwächerer Stress zur Hernienmanifestation genügt.

## II. Überforderung der Fixationseinrichtungen durch Stressituationen; Bedeutung der "Begleitkrankheiten" für die Genese der Hiatushernie

Für die Genese einer Hiatushernie ist neben der individuell unterschiedlichen kongenitalen Herniendisposition, die durch regressive Gewebsveränderungen im Alter lediglich erhöht wird, eine Stressituation erforderlich (s. S. 101). Die in einem bestimmten Zeitpunkt vorhandene Disposition kann so groß sein, daß die Normalsituation: Normale Druckdifferenz und normaler Tonus der Ösophagusmuskulatur, zur Hernienmanifestation ausreicht. Nur so kann die Entstehung der Hernien erklärt werden, bei deren Träger keine früheren oder gleichzeitigen Erkrankungen nachweisbar sind, die zu einer unphysiologischen Beanspruchung des Fixationsapparates führten. Eine *pathologische Beanspruchung* kann erfolgen:

a) Durch alle Erkrankungen, die zu einer Vergrößerung der Druckdifferenz zwischen Thorax und Abdomen führen, sei es durch eine Erhöhung des intraabdominalen Druckes oder durch eine Verminderung des intrathorakalen Druckes (z. B. durch das Lungenemphysem).

b) Durch alle Erkrankungen, die den normalen Zug des kontraktilen Ösophagus erhöhen (in diesem Sinne können über "vago-vagale Reflexe" [Kuckuck; Knothe] alle schmerzhaften Erkrankungen des Abdomens wirksam werden), des weiteren alle Thoraxerkrankungen, die den Ösophagus innerhalb des Mediastinums verlagern: Mediastinaltumoren, Herzvergrößerungen, eventuell Strumen usw.

c) Durch alle Erkrankungen der Speiseröhre, die durch Narbenbildung eine sekundäre Verkürzung des Organs mit sich bringen (z. B. primäre Refluxösophagitis mit sekundärer Verlagerung eines Magenteils infolge der narbigen Schrumpfung).

d) Durch chirurgische Eingriffe am Ösophagus oder im Oberbauch, wobei durch die intraoperativ notwendigen Manipulationen der Fixationsapparat überfordert werden kann.

e) Durch ausgedehnte Kyphosen und Skoliosen der Wirbelsäule, die nicht nur zur Verlagerung der Speiseröhre im Mediastinum, sondern auch zu erheblichen Verschiebungen der Ursprungspunkte der Pars lumbalis des Zwerchfells führen können (Kassen u. Mitarb.; Krahl u. Mitarb.).

Während der klinischen und röntgenologischen Untersuchung wurden bei 151 der 190 Patienten von 1965 mit einer ösophago-gastrischen Hiatushernie (= 79,0%) eine oder mehrere gleichzeitige Erkrankungen der Abdominal- und/oder Thoraxorgane gefunden (s. Tab. 13). Die Vielzahl vor allem der abdominalen Begleiterkrankungen

Tab. 13. "Begleiterkrankungen" der 190 Patienten mit ösophago-gastrischer Hiatushernie von 1965

| | | | |
|---|---|---|---|
| I. | Erkrankungen des Verdauungstraktes | | |
| | Ulzera | | 35 |
| | Duodenum | 20 | |
| | Magen | 15 | |
| | Karzinome | | 17 |
| | Ösophagus | 3 | |
| | *Magen | 12 | |
| | *Caecum | 1 | |
| | *Rectum | 1 | |
| | Divertikulose | | 20 |
| | Ösophagus | 6 | |
| | Duodenum | 9 | |
| | Colon | 5 | |
| | *Polyposis | | 3 |
| | Magen | 1 | |
| | Duodenum | 1 | |
| | Colon | 1 | |
| | *Chronische Opstipation | | 23 |
| | *Starke Blähungen | | 1 |
| | *Meteorismus | | 1 |
| | Hypersekretion | | 8 |
| | Kaskadenmagen | | 4 |
| | Gastritis (PE) | | 2 |
| | *Magenneurinom | | 1 |
| | *Prolaps der Magenschleimhaut in den Bulbus duodeni | | 1 |
| II. | Abdominalerkrankungen außerhalb des Verdauungstraktes | | |
| | Erkrankungen der Leber | | 29 |
| | *Zirrhose mit portaler Hypertension | 24 | |
| | *Vergrößerung | 4 | |
| | *Karzinommetastase | 1 | |
| | *Abflußstörungen der Harnwege | | 9 |
| | Nierenstein | 5 | |
| | Nieren- und Ureterkarzinom | 1 | |
| | Prostatakarzinom | 2 | |
| | Prostatahypertrophie | 1 | |
| | Erkrankungen der Gallenblase | | 27 |
| | Cholelithiasis | 23 | |
| | Andere Cholecystopathien | 4 | |
| | Hernien anderer Lokalisation | | 8 |
| | *Leistenhernie einerseits | 3 | |
| | beiderseits | 1 | |
| | *Narbenbruch | 3 | |
| | Prolaps uteri | 1 | |
| | Verwachsungen | | 6 |
| | Chronische Pancreatitis | | 2 |
| | *Pancreaskarzinom | | 2 |
| | *Retroperitonealer Tumor | | 2 |
| | *Peritonealkarzinom mit Ascites | | 1 |
| | *Milzvergrößerung | | 1 |

| | | |
|---|---|---|
| III. | Thoraxerkrankungen außerhalb des Ösophagus | |
| | Herzmuskelschaden (5) und -insuffizienz (2) | 7 |
| | Emphysem (10) und Asthma bronchiale (2) | 12 |
| | Bronchuskarzinom | 3 |
| | Struma einerseits (11) und beiderseits (9) | 20 |
| | Lungeninsuffizienz durch Silikose | 1 |
| IV. | Generalisierte Erkrankungen | |
| | *Adipositas | 14 |
| | Generalisierte Arteriosklerose | 1 |

* Erkrankungen, die zu einer intraabdominalen Druckerhöhung führen können.

[203 Befunde, die auf 136 Patienten entfallen (= 72% aller Hernienträger)] läßt daran denken, daß die große Mehrzahl unserer Hernien "sekundärer Natur" (BLAHA) sind: Ohne den jeweiligen Stress wären diese Hernien möglicherweise nicht entstanden.

Sicher ist es nicht möglich, alle aufgeführten Begleiterkrankungen für die Hernienmanifestation bei den einzelnen Patienten verantwortlich zu machen; es ist auch nicht möglich, jede Erkrankung ihrer Bedeutung gemäß einzustufen, da ihre Intensität von Fall zu Fall variiert (HUMPHREYS u. Mitarb.). Da jedoch eine bloße Aufzählung der Begleiterkrankungen, die für die Genese der Hiatushernie verantwortlich sein könnten, wenig sinnvoll erscheint, sollen im Folgenden fünf Möglichkeiten an Hand der 190 Patienten von 1965 mit ösophago-gastrischer Hernie untersucht werden:

a) Zusammenhang zwischen einer intraabdominalen Druckerhöhung und der Herniengenese,
b) Zusammenhang zwischen Ulkuserkrankung und Hiatushernie,
c) Karzinom des oberen Verdauungstraktes und Hiatushernie,
d) der Einfluß von Ösophagus- und Oberbauchoperationen auf die Hernienbildung und
e) Hiatushernien in Verbindung mit Hernien anderer Lokalisation und/oder Divertikulose.

## 1. Entstehung von Hiatushernien infolge Erhöhung des pleuro-peritonealen Druckgradienten

Die Bedeutung der *intraabdominalen Druckerhöhung* für die Hernienmanifestation in Verbindung mit stenosierenden Prozessen des Magen-Darm-Traktes (Tumoren, Pylorusstenosen, Schleimhautprolapse, Narbenstrikturen), extra- oder intraperitonealen Tumoren, Ascites, postoperative Verwachsungen, Obstipation, Abflußstörungen der Harnwege, Gravidität, Fettleibigkeit, Einengung durch Mieder u.a., ist seit SCHATZKI (1932) immer wieder hervorgehoben worden (BRICK; ALLISON, 1951; BARRETT, 1954; JOHNSTONE, 1955; TEXTER u. Mitarb., 1956; MOBLEY u. Mitarb.; FLEISCHNER; DEMPSTER; BUCHANAN u. Mitarb.; HOFFMANN; ZDANSKY; REITTER

u. Mitarb.; SCHÄRER; FAHRLÄNDER; CLEMENCON, 1960; CORNET; RICHARD; BLAHA; PAPE; BÜCHELE u. Mitarb.; RITTER; MARSCH u. MAURER). Im eigenen Krankengut fanden wir bei 82 der 190 Patienten von 1965 (= 43,2%) eine oder mehrere Erkrankungen, die zu einer Druckerhöhung im Abdomen geführt haben könnten (109 Befunde; Tab. 13). Demanch können auch wir die im Schrifttum vertretene Ansicht, die intraabdominale Druckerhöhung sei für die Herniengenese von größerer Bedeutung (BRICK: "Abnorme Stressituation"), ohne Vorbehalt bestätigen.

Von besonderem Interesse ist die Häufigkeit des Hernienbefundes in Verbindung mit einer Leberzirrhose, zumal von 1962–1964 nur bei 4 Patienten unserer Klinik diese Kombination gefunden wurde, wahrscheinlich deshalb, weil wegen der Fragestellung: Varizen und Ulkus, nicht auf eine Hernie geachtet wurde. Gerade dieses Beispiel zeigt, wie sehr Angaben über die Häufigkeit der Hiatushernien a) von der Zielsetzung des Untersuchers und b) von der Zusammensetzung des Krankengutes abhängig ist; alle Zirrhose-Kranken (1962–1965) waren in die Chirurgische Universitätsklinik Bonn zur Durchführung einer Shunt-Operation verlegt worden.

## 2. Ulkuskrankheit und Hiatushernie; die Bedeutung "vago-vagaler Reflexe" für die Herniengenese

Wenn auch die Theorie vom vago-vagalen Reflex schwer zu objektivieren ist (BLAHA), so ist doch das Zusammentreffen der Hiatushernie mit anderen Oberbaucherkrankungen "vielleicht nicht zufällig, wurde doch von Schülern v.BERGMANN's nachgewiesen, daß schon geringe faradische Vagusreize zu einer starken Verkürzung der Speiseröhre führen" (FAHRLÄNDER). So konnte KUCKUCK "im Kaninchenversuch nachweisen, daß schon eine geringe faradische Reizung des Vagus am Ösophagus genügt, um eine so eklatante Verkürzung der Speiseröhre in der Längsachse zu erwirken, daß die kardianahen Magenteile in den Hiatus hinaufgerissen werden" (v. BERGMANN). War bei ähnlichen Versuchen an Hunden der Reiz stark genug, so wurde der Magen "über das Zwerchfell hinausgezerrt, und wir haben das experimentelle Äquivalent einer Hiatushernie" (KNOTHE).

DEY, GILBERT, TRUMP u. ROSKELLEY konnten, ebenfalls im Hundeversuch, die Verkürzung des Ösophagus durch elektrische Reizung des Vagus oder durch mechanische Reizung des Peritoneum im Bereich des Oberbauchs provozieren. Unter dem Eindruck dieser tierexperimentellen Studien und wegen der häufigen Kombination: Hiatushernie – schmerzhafte Oberbaucherkrankung, sind v. BERGMANN, der den Begriff *"Traktionsluxation"* prägte, KNOTHE; JOHNSON u. Mitarb.; BUCHANAN u. Mitarb.; ZDANSKY; KAISER; PALMER u. a. der Ansicht, daß eine chronische Vagusirritation bei schmerzhaften Erkrankungen des Abdomens: Magen- oder Duodenalulcus, Cholelithiasis, Pancreatitis u. a., auf Grund der Kontraktion der Längsmuskulatur des Ösophagus die Bildung einer Hiatushernie begünstigen könne.

Im Gesamtkrankengut von 1965 (= 870 MDP-Patienten) fanden wir 118 Duodenal- (n = 62) oder Magenulzera (n = 56) (870 : 118 = 14%). Bei diesen 118 Ulkuspatienten war in 35 Fällen gleichzeitig eine ösophago-gastrische Hernie vorhanden (= 30%), auf die restlichen 752 MDP-Patienten entfallen die übrigen 155 Hiatushernien

(= 21%). Demnach sind Hiatushernien bei Patienten mit einer gleichzeitigen Ulkuserkrankung um 9% häufiger als bei den übrigen MDP-Patienten. Hiernach darf, im Gegensatz zu den Angaben von BRICK, ein indirekter Zusammenhang zwischen Ulkuserkrankung und Herniengenese angenommen werden.

Bei 62 Patienten mit einem Duodenalulkus wurden 20 Hiatushernien diagnostiziert (= 32%), bei 56 mit einem Ulcus ventriculi 15 Hiatushernien (= 27%). Diese unterschiedliche Verteilung läßt sich verschieden erklären: Es wäre beispielsweise denkbar, daß Duodenalulzera nicht nur auf reflektorischem Weg die Hernienbildung begünstigen, sondern auch, sicherlich weit eher als Magenulzera, infolge einer Stenose druckerhöhend wirken. Andererseits ergab die Durchsicht der Krankengeschichten eine unterschiedliche Verteilung der Rezidivulzera: Während bei 14 der 20 Patienten mit einem 1965 nachweisbaren Duodenalulcus schon in früheren Jahren ein Ulkus diagnostiziert wurde (= 70%), sind nur 4 der 15 Magenulzera Rezidive (= 27%).

Dieser Befund kann u. E. so erklärt werden, daß ein Ulkusrezidiv einen wiederholten Stress darstellt, wobei die hernienauslösende Kraft einer Stressituation in jedem Fall nicht nur von der Art der Erkrankung, sondern auch von der Dauer des pathologischen Zustandes abhängig ist. Besonders bei Patienten mit rezidivierenden Ulzera, aber nicht nur bei diesen, bestand sehr häufig eine jahre- bis jahrzehntelange Ulkusanamnese.

Die Unterschiede in der Häufigkeit der Hiatushernien bei Patienten mit einer gleichzeitig nachweisbaren Ulkuserkrankung (30%) und bei den übrigen MDP-Patienten (21%) sprechen wie die unterschiedliche Verteilung auf Patienten mit Duodenal- (32%) und Magenulzera (27%) für einen Zusammenhang zwischen Ulkuserkrankung und Hernienentstehung. Wenn wir demnach die Ulkuserkrankung wie die genannten Autoren als Stressituation auffassen, müssen auch die Ulzera berücksichtigt werden, die bei den Hernienträgern von 1965 in den vorhergehenden Jahren (weitere 32 Patienten) nachweisbar waren. Folglich sind *mehr als ein Drittel (190 : 67) unserer Hernienträger von 1965 Ulkuspatienten.* Diese Koinzidenz ist u. E. nicht zufällig.

## 3. Beziehungen zwischen Hiatushernie und Karzinom des oberen Verdauungstraktes hinsichtlich der Genese

Bei der Kombination Hiatushernie und Karzinom des Ösophagus oder des Magens sind zwei Gesichtspunkte von besonderem Interesse: Der ätiologische Zusammenhang und die exakte Diagnosestellung (HÄRING).

SMITHERS fand 1955 die Kombination Hiatushernie und Karzinom im Schrifttum 96mal, er selbst beobachtete sie bei 12 weiteren Patienten. HÄRING fand diese Kombination bei 4, MAURER u. KEIRLE fanden sie bei 2 ihrer 45 Hernienträger, GROVES u. EFFLER bei 12 unter mehr als 500 chirurgisch versorgten Hiatushernien, KONRAD u. Mitarb. (1967) bei 33 ihrer 500 Hernien-Patienten (= 6,6%). GAUL u. PARCHWITZ berichteten 1962 über 5 Fälle, die in der Chirurgischen Klinik der Universität Bonn unter 54 Patienten (= 9%) mit einer Hiatushernie gefunden wurden. Unter den 106 Patienten mit einer ösophago-gastrischen Hiatushernie von

1962–1964 lag in 5, unter den 190 Patienten von 1965 in 12 Fällen die Kombination: Hiatushernie – Magenkarzinom, vor (= 6%); bei 3 weiteren Patienten von 1965 fanden wir die Hiatushernie in Kombination mit einem Neoplasma im unteren Ösophagus.

Wenn auch der ätiologische Zusammenhang zwischen Karzinom des oberen Verdauungstraktes und Hiatushernie nicht restlos geklärt ist, so sind wir doch in Übereinstimmung mit den genannten Autoren der Ansicht, daß diese Kombination mehr als zufällig ist.

Im wesentlichen werden im Schrifttum *zwei Theorien* vertreten, die sich nicht widersprechen, sondern ergänzen:

a) Durch eine *primär vorhandene Hiatushernie* werden die physiologischen Verhältnisse im Bereich des herniierten Magenteils und im unteren Ösophagus verändert. Ist die Folge der Hernienbildung eine Kardiainsuffizienz (s. S. 113), kann ein langdauernder Reflux von Magensaft in den Ösophagus zu chronisch entzündlichen Veränderungen der Ösophagusschleimhaut führen, die maligne entarten können (SMITHERS; FOGEL; GAUL u. PARCHWITZ; HÄRING; KORHOŇ u. Mitarb. u. a.). Entsprechend der epithelialen Auskleidung des Ösophagus müßten in diesen Fällen Plattenepithelkarzinome entstehen. Bei der großen Mehrzahl der im vorliegenden Zusammenhang diskutierten Ösophaguskarzinome handelt es sich jedoch um Adenokarzinome. Nach SMITHERS ist das Überwiegen der Adenokarzinome des Ösophagus bei Hiatushernien wahrscheinlich auf zwei Faktoren zurückzuführen:

   α) Wie früher beschrieben (s. S. 49), kann ein mehr oder weniger großer Teil der Speiseröhre von Magenschleimhaut ausgekleidet sein, die das Substrat für ein peptisches Ulkus des Ösophagus (BARRETT*ulkus*) bilden kann. Wie ein peptisches Magenulkus die Disposition für Adenokarzinome des Magens erhöht, kann auch aus einem BARRETTulkus ein Adenokarzinom des Ösophagus entstehen.

   β) Der bevorzugte Ausbreitungsweg der kardianahen Karzinome der Magenfornix erfolgt in den submukösen Lymphbahnen des Ösophagus.

b) Das *Karzinom entsteht primär* und führt sekundär zur Hernienbildung:

   Primärtumoren im unteren Ösophagus oder in der Fornix ventriculi können sich in den Hiatuskanal hineinentwickeln. Dies bewirkt einmal eine Erweiterung des Hiatus oesophageus, des weiteren kann das submuköse Wachstum der Karzinome "zu einer schrumpfungsbedingten Verlagerung mehr oder weniger großer Abschnitte der Magenfornix" (GAUL u. PARCHWITZ) führen. Auch können Karzinome im Bereich des Vestibulum gastro-ösophageale eine Beeinträchtigung der Organfunktion und damit eine primäre Kardiainsuffizienz zur Folge haben. Die durch den Reflux verursachte Vagusirritation kann durch die erhöhte Kontraktion der Längsmuskulatur des Ösophagus eine intrathorakale Verlagerung mehr oder weniger großer Magenteile bewirken. Große Magentumoren schließlich können durch die Stenosierung und durch die hierdurch bedingte intragastrale

Druckerhöhung "zur Hernienbildung beitragen, wenn der Hiatus schlaff ist" (HÄRING), oder aber sie können "infolge ihrer Masse durch den Hiatus prolabieren" (GAUL u. PARCHWITZ).

Ob Karzinome in Verbindung mit Hiatushernien *primärer* oder *sekundärer* Natur sind, kann röntgenologisch nicht entschieden werden; Rückschlüsse in Bezug auf diese klinisch so wichtige Frage sind noch am ehesten aus der *Anamnese* möglich. So erkennen WURNIG; HÄRING; FOGEL; ROSSETTI (1966) und KONRAD u. Mitarb. (1967) eine Karzinomentstehung auf dem Boden einer Hiatushernie bzw. einer Refluxösophagitis nur dann an, "wenn nachzuweisen ist, daß die Hernie bereits lange Zeit vor dem Karzinom bestanden hat und außerdem eine mehrjährige Refluxanamnese vorliegt" (HÄRING); KONRAD u. RASP fordern in diesem Zusammenhang eine Expositionszeit von zumindest 8–10 Jahren. Eine langjährige, einschlägige Vorgeschichte war bei SMITHERS in 3, bei GAUL u. PARCHWITZ in 2, bei HÄRING in 1 Fall vorhanden; ROSSETTI berichtete über 3 Patienten mit 10–12-jähriger, GROVES u. Mitarb. über 4 mit einer 10-jährigen, KORHOŇ u. Mitarb. über 1 Patienten mit 9-jähriger Refluxanamnese.

Die Beschwerden der Mehrzahl aller im Schrifttum mitgeteilten Fälle bestanden jedoch erst seit relativ kurzer Zeit. Auch bei den eigenen 20 Patienten der Jahre 1962–1065 reicht in 19 Fällen die Beschwerdedauer von einem Monat bis zu einem Jahr: Die Genese des Karzinoms auf dem Boden einer Hiatushernie kommt demnach für diese Patienten wahrscheinlich nicht in Frage. Deshalb nehmen wir wie HÄRING; ROSSETTI u. a. an, daß die Hiatushernie in den meisten Fällen als eine Folge des primär vorhandenen Karzinoms anzusehen ist; dies schließt jedoch nicht aus, daß gelegentlich ein Karzinom auf dem Boden einer chronischen Refluxösophagitis entstehen kann. In unserem Krankengut ist dies jedoch höchstens in einem Fall vorstellbar: Bei einer Patientin des Jahres 1964 bestanden Schluckbeschwerden, Schmerzen hinter dem Sternum und Ekel gegen Speisen seit 1962. Ein Gewichtsverlust von 25 kg innerhalb von 2 Jahren spricht für eine maligne Erkrankung; andererseits gab die Patientin an, erst in den letzten 6 Monaten 15 kg an Gewicht verloren zu haben. Die restlichen 10 kg in den ersten 18 Monaten können u. E. auch durch die behinderte Nahrungspassage bei einer Stenose auf dem Boden einer Refluxösophagitis erklärt werden.

## 4. Operativer Stress und Herniengenese

BOSSERT hat bei 60 Magenresezierten (B. II: n = 56; B. I: n = 4) fast doppelt so viele ösopago-gastrische Hiatushernien (41,6%) nachweisen können wie bei Nichtresezierten (22%), obwohl das Durchschnittsalter der Nichtresezierten (61 Jahre) wesentlich höher lag als das der Magenresezierten (48 Jahre). KAINBERGER fand jedoch umgekehrte Relationen: Nach Magenresektion (Verteilung zwischen B.I und B.II annähernd gleich) bestand in 11%, im nicht operierten Krankengut in 20% eine Hiatushernie.

Tab. 14. Bis Ende 1964 durchgeführte Operationen

| Art der Operation | Anzahl | Nach der Operation (1965) | |
|---|---|---|---|
| | | andere Erkrankungen | keine anderen Erkrankungen |
| B. II wegen Ulc. oder Tu | 13 | 7 | 6 |
| B. I | 9 | 3 | 6 |
| Magenoperation, Art nicht bekannt | 1 | 1 | – |
| Kardiaoperation, Art nicht bekannt | 1 | – | 1 |
| Cholecystektomie | 11 | 7 | 4 |
| Milzexstirpation | 2 | 2 | – |
| Dünndarmoperation | 2 | 2 | – |
| Duodenopancreatektomie | 1 | – | 1 |
| Mehrere Laparotomien, Art unbekannt | 1 | 1 | – |
| Total | 41 | 23 | 18 |

Wie aus **Tab. 14** hervorgeht, wurde bei 41 der 190 Hernienträger von 1965 bis zum Ende des Jahres 1964 eine Operation im Oberbauch durchgeführt (= 21,6%). Jeder Fünfte der Hernienträger von 1965 ist demnach bis Ende 1964 laparotomiert worden. Daher müssen folgende Fragen diskutiert werden:

a) Sind die Hernien bei den operierten Patienten durch die Manipulation während der Operation entstanden?

b) Sind bei den operierten Patienten nach der Operation andere Erkrankungen aufgetreten, die als Stressituation für die Hernienbildung verantwortlich gemacht werden könnten?

c) Waren die Hernien schon zur Zeit der Operation vorhanden, ätiologisch also auf die Grunderkrankung zu beziehen, die zur Operation führte?

Bei 23 der 41 bis Ende 1964 operierten Patienten waren 1965 neben der Hernie eine oder mehrere Erkrankungen nachweisbar, die als Stressituation (s. S. 103) diskutiert wurden: Leberzirrhosen (n = 6), 4 davon bei Patienten mit einer 20 oder mehr Jahre zurückliegenden Cholecystektomie; Lebervergrößerung (n = 2); Verwachsungen (n = 6); Ulzera (n = 4); Cholelithiasis (n = 3); Obstipation (n = 2); Emphysem (n = 1); Hypernephroides Karzinom der rechten Niere (n = 1) (= 25 Befunde). Bei diesen 23 Patienten könnte die Entstehung der 1965 nachgewiesenen Hernie allein durch eine rezidivierende Stressituation erklärt werden: Frühere Erkrankungen und die von 1965. Bei den restlichen 18 Patienten ist diese Erklärung jedoch nicht berechtigt, da hier die Hernie 1965 den einzigen röntgenologisch und klinisch nachweisbaren pathologischen Befund darstellte. Diese Hernien müssen entweder durch die Grunderkrankung selbst oder durch die Manipulation während der Operation entstanden sein.

Die wichtige Frage, inwieweit durch Oberbauchoperationen Hiatushernien entstehen oder ob diese schon vor der Operation vorhanden waren, kann nur dann beantwortet werden, wenn vor der Operation eine MDP durchgeführt und dabei auf eine Hernienbildung geachtet wurde, obwohl andere Erkrankungen wie chronische Ulzera oder Leberzirrhosen klinisch im Vordergrund standen. Diese Bedingung ist 1965 in der Röntgenabteilung der Chirurgischen Universitätsklinik Bonn erfüllt worden, da grundsätzlich bei jeder MDP nach einer Hiatushernie gefahndet wurde.

Tab. 15. 1965 durchgeführte Operationen

| Art der Operation | Anzahl | Keine MDP vor Op. | MDP vor Op. | Nachweis der Hernie | |
|---|---|---|---|---|---|
| | | | | vor Op. | bei Kontroll-MDP |
| B. I wegen Ulkus (9) oder Tumor (2) | 11 | 1 | 10 | 8 | 2 |
| B. II wegen Ulkus | 3 | – | 3 | 2 | 1 |
| Oberer Magen und Kardia entfernt | 1 | – | 1 | 1 | – |
| Traktionsdiv. mittl. Ösoph. | 1 | – | 1 | 1 | – |
| Übernähung perforiert. Ulkus | 1 | 1 | – | – | – |
| Duod.-Div. | 1 | – | 1 | 1 | – |
| Pancreaticojejunostomie | 1 | – | 1 | 1 | – |
| Cholecystektomie | 10 | 3 | 7 | 7 | – |
| Shunt-Op. | 16 | 3 | 13 | 10 | 3 |
| Total | 45 | 8 | 37 (= 100 %) | 31 (= 84 %) | 6 (= 16 %) |

1965 wurden 45 der 190 Hernienträger erstmalig wegen einer Oberbauch- oder Thoraxerkrankung laparotomiert bzw. thoracotomiert (s. **Tab. 15**). Bei 8 der 45 Patienten erfolgte die Untersuchung des Magens in unserer Klinik nur nach der Operation, bei den restlichen 37 hatten wir Gelegenheit, bereits vor der Operation eine MDP durchzuführen. Nur diese 37 operierten Patienten sind mithin für unsere Fragestellung verwertbar. In 31 Fällen (= 84 %) war die Hernie bereits *vor* der Operation, bei 6 Patienten (= 16 %) jedoch erst *postoperativ* nachweisbar.

Nach diesem Ergebnis darf angenommen werden, daß in der Mehrzahl der Fälle das Grundleiden selbst als der Stress anzusehen ist, der zur Hernienmanifestation führt. Die Genese der 6 postoperativen Hernien kann jedoch nur so erklärt werden, daß der *operative Stress* zu dem durch das Grundleiden vorhandenen Stress hinzutrat und daß so der schon jahrelang überforderte Halteapparat versagte.

## 5. Die Hiatushernie in Verbindung mit Hernien anderer Lokalisation und/oder Divertikulose

Hafter (1957) fand bei 9 % seiner 300 Hernienträger gleichzeitig eine *Hernie anderer Lokalisation;* in unserer Serie von 1965 war diese Kombination nur bei 7 Patienten vorhanden, jedoch war bei 11 weiteren Hernienträgern von 1965 in früheren Jahren einmal oder sogar mehrmals (3) eine Herniotomie durchgeführt worden. Demnach sind gleichzeitige oder frühere Hernien anderer Lokalisation bei 9,5 % der Hernienträger von 1965 nachweisbar.

Bei 18 der 190 Patienten wurde neben der Hiatushernie eine Divertikulose diagnostiziert (20 Befunde, s. Tab. 13); die vor allem von Palmer in den Vordergrund gerückte "Saint'*sche Trias*": Cholelithiasis, Divertikulose des Dickdarmes und Hiatushernie, fanden wir nur bei einem Patienten (s. Marsch u. Maurer). Auffallend war jedoch, daß bei 6 der 18 Patienten mit Divertikelbildungen in früheren Jahren oder 1965 eine Hernie anderer Lokalisation nachweisbar war.

Die Kombination der Hiatushernie mit Hernien anderer Lokalisation und/oder Divertikulose deutet auf eine *allgemein erhöhte Disposition* für Hernien hin (s. S. 100). Die Genese der Hiatushernie ist jedoch auch in diesen Fällen neben der erhöhten Disposition auf eine Stressituation zurückzuführen: Eine 1965 vorhandene abdominale Erkrankung, die als Stressituation anzusehen wäre, fanden wir bei 15 der 18 Patienten: Leberzirrhose mit portaler Hypertension und Ascites (n = 5); Obstipation (n = 3); Meteorismus (n = 1); Adipositas (n = 1); Hypernephrom der rechten Niere (n = 1); Ulcus duodeni (n = 2); ausgedehntes, inoperables Magenkarzinom (n = 1); Karzinom im unteren Drittel des Ösophagus (n = 1); Cholelithiasis (n = 2) (= 17 Befunde). Der 16. Patient litt an einem chronischen Lungenemphysem (vgl. CLEMENCON), gleichzeitig war bei ihm 1963 eine Magenresektion (B. II) durchgeführt worden. Bei dem 17. Patienten wurde 1961 die Gallenblase entfernt (seit 1962 Symptome der Hernie nachweisbar); der letzte Patient schließlich hatte 1953 ein Magenulkus.

Daß wir bei den Patienten mit Hernien anderer Lokalisation in allen Fällen eine gleichzeitige oder frühere Erkrankung finden konnten, die zu einer Überforderung des wahrscheinlich geschwächten Fixationsapparates führte, dürfte zufällig sein; denn es ist nicht zu bezweifeln, daß es auch Hiatushernien gibt, die ohne jede pathologische Überforderung des hiatalen Fixationsapparates entstanden sind (s. S. 101). Bei der großen Mehrzahl der Patienten mit einer ösophago-gastrischen Hernie scheint jedoch in einem klinischen Krankengut die Hiatushernie die "zweite Krankheit" v. BERGMANN*'s zu sein. Entsprechend muß bei jedem Patienten mit nachgewiesener Hiatushernie nach einer "Primär"-Erkrankung, die zur Manifestation der Hiatushernie geführt haben könnte, gesucht werden.*

SCHADE hat sich besonders intensiv mit der Korrelation zwischen Hiatushernie und Begleiterkrankungen als Ausdruck einer Bindegewebsschwäche befaßt. Bei 169 (= 68,4%) seiner 320 Pat. mit einer Hiatushernie ließen sich 1–4 Zeichen einer Bindegewebsschwäche nachweisen, z.B. Leistenhernien, Narbenbrüche, Prolaps uteri, Varizen (ohne Ösophagus- und Magenvarizen), Haemorrhoiden. Aus diesen, sehr ins einzelne gehenden Untersuchungen läßt sich die von OTTO aufgestellte Hypothese über die Bedeutung des Einflusses einer Bindegewebsschwäche auf die Entstehung einer Hiatushernie gut untermauern, zumal bei Pat. ohne Hiatushernie die Erkrankungen im Sinne einer Bindegewebsschwäche signifikant seltener sind (SCHADE).

# M. Pathophysiologie und Klinik der ösophago-gastrischen Hiatushernien

Das klinische Bild der ösophago-gastrischen Hiatushernien reicht von völliger Symptomlosigkeit bis zu schwersten Krankheitszuständen. Ob diese Hernienform mit Symptomen behaftet ist oder nicht, hängt im allgemeinen nicht von ihrer Größe ab. Während größere Hernien asymptomatisch sein können, sind häufig gerade die kleinen, röntgenologisch schwer nachweisbaren Hernien mit schwersten Symptomen behaftet. Ihre Ursache ist meist nicht die ösophago-gastrische Hernie, sondern eine durch die Hernie hervorgerufene *Kardiainsuffizienz,* d.h. das pathologische Versagen des Verschlußmechanismus zwischen Ösophagus und Magen. Damit stellen die kleinen ösophago-gastrischen Hernien weniger ein anatomisches als vielmehr ein funktionelles Problem dar.

## I. Kardiaschlußmechanismus und Kardiainsuffizienz bei ösophago-gastrischen Hiatushernien

Nach COLLIS u. Mitarb.; MONGES u. Mitarb. (1955); HALE u. Mitarb.; HUMPHREYS u. Mitarb.; HOFFMANN; ZDANSKY; HOLLE u. Mitarb.; ATKINSON u. Mitarb. (1959); SMITH u. Mitarb.; RICHARD; KAISER; HAFTER (1960); BLAHA; FOGEL (1962); IMDAHL (1963); SCHATZKI (1965); WILLICH (1965); DITTRICH; BOMBECK u. Mitarb.; WOLF u. Mitarb. (1968) u. a. sind eine Reihe von Faktoren am normalen Kardiaverschluß beteiligt. Die Wertigkeit der einzelnen im Schrifttum diskutierten Faktoren beim Kardiaschlußmechanismus wurde an anderer Stelle untersucht (s. (S. 27 ff).

Nach allen vorliegenden Untersuchungsergebnissen an Kardiagesunden muß heute der physiologische Sphincter als Hauptfaktor beim Kardiaverschluß angesehen werden. Der einzige Faktor, dem noch eine gewisse Bedeutung zugesprochen werden könnte, ist der HIS'sche Winkel. Vielleicht schützt die Incisura cardiaca tatsächlich, wie IMDAHL am Ende seiner Funktionsanalyse ausführt, die Druckbarriere vor einer Überforderung. Möglicherweise ist von Bedeutung, daß der retrograde Magendruck auf die Magenblase gerichtet ist, solange der HIS'sche Winkel spitz ist; die Kardia liegt dabei an relativ geschützter Stelle unterhalb der Magenfornix, die als Druckausgleichsmechanismus wirken könnte.

Mit der Bildung einer ösophago-gastrischen Hiatushernie verstreicht die Incisura cardiaca: der HIS'sche Winkel wird zunehmend stumpfer und damit in jedem Fall für den Kardiaverschluß weniger bedeutungsvoll. Auch liegt jetzt die Insertion des Ösophagus im Magen nicht mehr an der Basis der Magenfornix, sondern wie bei den "Kardia-Fornix-Fehlanlagen" (LORTAT-JACOB u. Mitarb.; ROBERT u. Mitarb.) an der höchsten Stelle des Magens. Dadurch wird nunmehr der retrograde Magendruck *direkt* auf die Kardia gerichtet.

Der vor allem chirurgischerseits als wichtigste Komponente beim Kardiaverschluß hervorgehobene *Ventilmechanismus* ist u. E. unvereinbar mit der Tatsache, daß zahlreiche Hernien asymptomatisch sind. Ein "Ventil" am ösophago-gastralen Übergang fehlt bei ösophago-gastrischen Hernien in jedem Fall und das hat längst nicht immer eine Kardiainkontinenz zur Folge. Dieses Phänomen kann heute ausschließlich durch Veränderungen am physiologischen Sphincter erklärt werden.

## 1. Die "Hochdruckzone" bei ösophago-gastrischen Hiatushernien

Unsere heutigen Kenntnisse über die Kardiainsuffizienz wurden in den vergangenen Jahren entscheidend durch manometrische Untersuchungen an Patienten mit radiologisch nachgewiesenen ösophago-gastrischen Hiatushernien sowie an Patienten mit *primärer* Kardiainsuffizienz (= Insuffizienz ohne Hiatushernie) erweitert (ATKINSON u. Mitarb.,1957; CROSS u. Mitarb., 1957; MONGES, 1960; BETTARELLO u. Mitarb.; TUTTLE u. Mitarb., 1960; BRINDLEY u. Mitarb.; CODE u. Mitarb.; SIEGEL u. Mitarb.; STERN u. Mitarb., AFFOLTER u. Mitarb., 1964; HELM u. Mitarb.; OLSEN u. Mitarb., 1965; KELLEY; LIND u. Mitarb.; HEITMANN u. Mitarb., 1966; RINALDO u. Mitarb., 1966; WINANS u. Mitarb.; POPE u. a.).

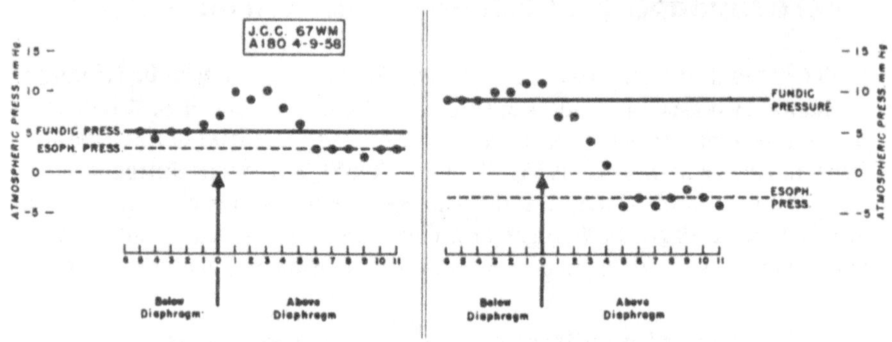


Exspiration Inspiration

Abb. 46. Druckverhältnis bei einem Patienten mit ösophago-gastrischer Gleithernie bei normotoper Lage des subphrenischen Anteils des Vestibulum. Links: Druckwerte bei maximaler Exspiration, rechts: Druckwerte bei maximaler Inspiration.
Aus VANTRAPPEN, LIEMER, IKEYA, TEXTER u. BARBORKA: Gastroenterology 35, 595 (1958).

An Patienten mit ösophago-gastrischen Gleithernien konnten VANTRAPPEN u. Mitarb. (1958) bei simultanen manometrisch-radiologischen Untersuchungen nachweisen, daß bei nicht herniiertem Vestibulum eine "high pressure zone" wie bei Normalpersonen (s. S. 19 ff) gemessen werden konnte: am Ende der Inspiration lag der Spitzendruck unterhalb, am Ende der Expiration oberhalb des Hiatus (**Abb. 46**). Wird mit der Bildung der ösophago-gastrischen Hernie der subphrenische Anteil des Vestibulum intrathorakal in das Mediastinum verlagert, entstehen bei der Inspiration ein Druckabfall und bei der Exspiration eine Druckzunahme im ganzen Bereich des Vestibulum (**Abb. 47**). Die Bildung einer ösophago-gastrischen Hernie hat demnach den Verlust des Spitzendruckes in der *Inspiration* zur Folge, d. h. zu der Zeit, in der durch die Zunahme des intraabdominalen Druckes die Refluxgefahr am größten ist.

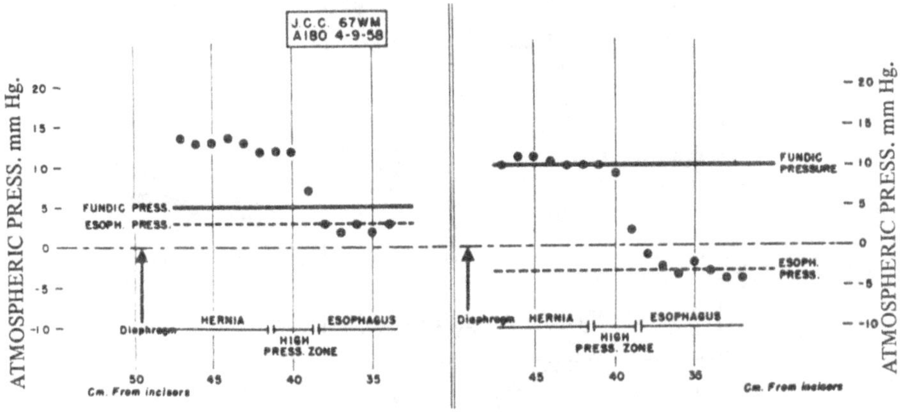


Exspiration Inspiration

Abb. 47. Druckverhältnisse bei demselben Patienten (vgl. Abb. 46.) zur Zeit des Sichtbarwerdens der Hernie. Links: Druckwerte bei maximaler Exspiration, rechts: Druckwerte bei maximaler Inspiration.
Aus VANTRAPPEN, LIEMER, IKEYA, TEXTER u. BARBORKA: Gastroenterology **35**, 595 (1958).

Der Verlust der mechanischen Kompression des subphrenischen Vestibulumanteils durch den intraabdominalen Druck am Ende der Inspiration bedeutet in *jedem Fall* eine Schwächung des Kardiaverschlusses; dennoch sind nicht bei allen Patienten mit ösophago-gastrischen Hiatushernien Zeichen oder Symptome einer Kardiainsuffizienz vorhanden. Dieses an sich überraschende Phänomen konnte von ATKINSON u. Mitarb. (1957) auf einen individuell verschieden hohen Ruhetonus des "intrinsic sphincter" zurückgeführt werden:

Sie untersuchten 18 Patienten mit ösophago-gastrischen Hernien, wobei die Drucke am Ende der Exspiration gemessen wurden. Den barrierewirksamen Druck ermittelten sie durch Subtraktion des Druckes in der Hernie, der annähernd so hoch ist wie der Druck im subphrenisch gelegenen Magenteil, vom Spitzendruck im "spincteric segment" (**Abb. 48**). Bei 13 ihrer 18 Patienten lag der in Exspiration ermittelte barrierewirksame Druck zwischen 2–18 cm $H_2O$, bei den übrigen 5 Patienten war kein Druckanstieg zwischen Hernie und tubulärem Ösophagus registrierbar; bei einigen Patienten dieser Gruppe konnte trotzdem noch ein schluckaktbedingter Druckabfall demonstriert werden. Bei 9 der 18 Patienten war eine Refluxbarriere von 3 cm $H_2O$ oder weniger vorhanden, wobei jeder Refluxsymptome hatte (s. Abb. 49). Die übrigen 9 Patienten hatten einen barrierewirksamen Druck von 7 cm $H_2O$ oder mehr; von diesen litt nur einer an den Symptomen einer Kardiainsuffizienz.

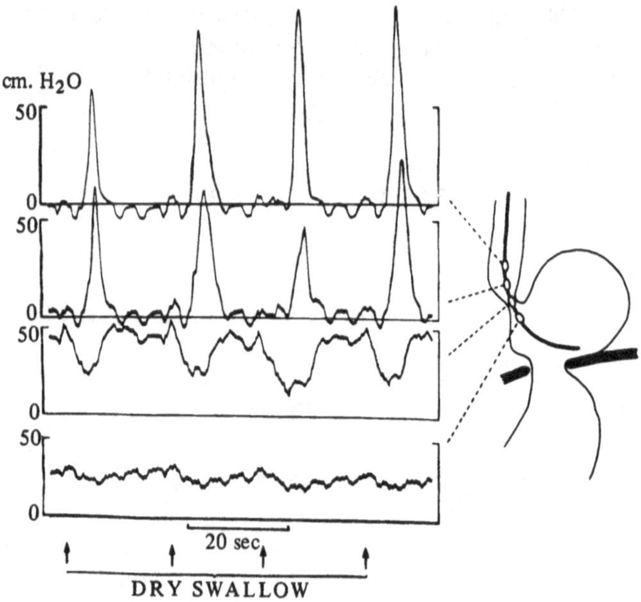


Abb. 48. Simultan registrierte Druckkurven bei einem Patienten mit asymptomatischer ösophago-gastrischer Hiatushernie. Die druckregistrierenden Sondenspitzen liegen im tubulären Ösophagus (die beiden oberen Kurven), im Bereich der Hochdruckzone (3. Kurve) und in der Hernie (4. Kurve). Das Druckniveau im physiologischen Sphincter liegt deutlich über dem Hernieninnendruck. Den Leerschlucken folgt konstant der reflektorische Druckabfall im physiologischen Sphincter.
Aus ATKINSON, EDWARDS, HONOUR u. ROWLANDS: Lancet **273**, II, 1140 (1957).

Auf Grund ihrer Beobachtungen halten es ATKINSON u. Mitarb. für unwahrscheinlich, daß bei Patienten mit einer ösophago-gastrischen Hiatushernie ein Refluxsyndrom auftritt, solange der Ruhetonus des "intrinsic sphincter" normal bleibt. Die Auffassung von ATKINSON u. Mitarb. (1957) wurde in den folgenden Jahren von zahlreichen Untersuchern der primären und sekundären Kardiainsuffizienz bestätigt. TUTTLE u. Mitarb. (1960); MAC LAURIN; AFFOLTER (1964) und WINANS u. HARRIS dagegen konnten keine signifikanten Unterschiede in der Höhe der Hochdruckzone bei Patienten mit und ohne Symptome einer Kardiainsuffizienz feststellen. Beispielsweise fand AFFOLTER (1964) bei 20 Patienten mit einer ösophago-gastrischen Hiatushernie und Refluxsyndrom einen barrierewirksamen Druck von durchschnittlich 4,65 mm Hg (Einzelwerte: 1,7 bis 8,3 mm Hg); der Mittelwert bei 15 kardiagesunden Kontrollpersonen lag mit 5,04 mm Hg bei Einzelwerten zwischen 0 und 10,4 mm Hg nur unwesentlich höher. AFFOLTER schließt daraus, daß der Ruhetonus des physiologen Sphincters als Refluxbarriere allein nicht genügt und stellt als weiteren wesentlichen Faktor die mechanische Kompression der Pars abdominalis oesophagi in den Vordergrund. Nur kann durch den "Verlust"

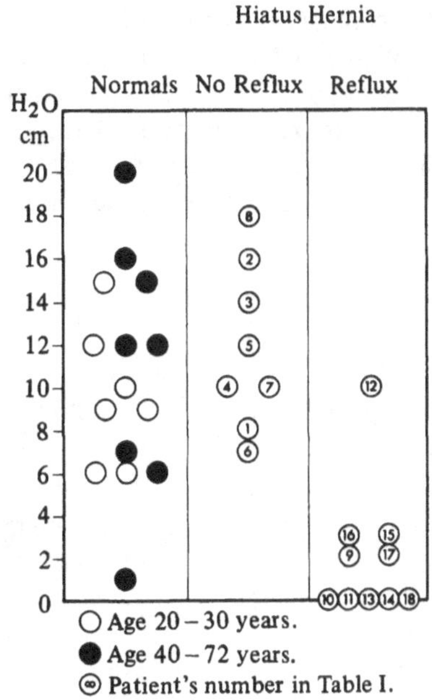


Abb. 49. Relation zwischen Höhe der Refluxbarriere im terminalen Ösophagus und Refluxsymptomen.
Aus ATKINSON, EDWARDS, HONOUR u. ROWLANDS: Lancet **273**, II, 1141 (1957).

der Pars abdominalis oesophagi, der bei jeder ösophago-gastrischen Hernie erfolgt, ebensowenig wie durch die Abflachung des HIS 'schen Winkels erklärt werden, weshalb nur bei einem Teil der ösophago-gastrischen Hiatushernien ein Refluxsyndrom auftritt.

Nach KELLEY u. Mitarb. (1960) kann heute mit keinem elektromanometrischen Verfahren der Ruhedruck im physiologischen Sphincter exakt ermittelt werden. Auch nach unserer Ansicht ist die Druckmessung in einem elastischen Rohr außerordentlich schwierig und mit einer relativ großen Fehlerbreite (Streuung) behaftet, da die allseits nachgebende Wand eine exakte Druckermittlung außerordentlich erschwert.

Auch INGELFINGER (1961) und POPE führen die unterschiedlichen Untersuchungsergebnisse auf die divergierenden Untersuchungsmethoden sowie auf einen erheblichen Schwankungsbereich der Druckwerte, die bei einer Person ermittelt werden können, zurück (Variationskoeffizient nach Pope: 22% bis 89%).

## 2. Der "Yield pressure" als Maß der Sphincterstärke

WINANS u. HARRIS und POPE haben durch vergleichende Untersuchungen an Kardiagesunden und Personen mit den Symptomen einer Kardiainsuffizienz zeigen können, daß mit den herkömmlichen manometrischen Methoden die Kraft des physiologischen Sphincters im allgemeinen unterschätzt wird.

Eine bessere manometrische Trennung zwischen Kardiagesunden und Kardiakranken kann durch Infusion von Wasser in die druckregistrierende Sonde erzielt werden. Dabei muß die Infusionsmenge pro Zeiteinheit konstant gehalten werden, was mit Hilfe einer Pumpe ohne Schwierigkeit möglich ist. Bei einer Infusionsrate zwischen 0,8 und 14 μl/sec bleibt der Druck innerhalb des Systems konstant, bei größeren Flüssigkeitsmengen steigt der Druck infolge des Strömungswiderstandes an.

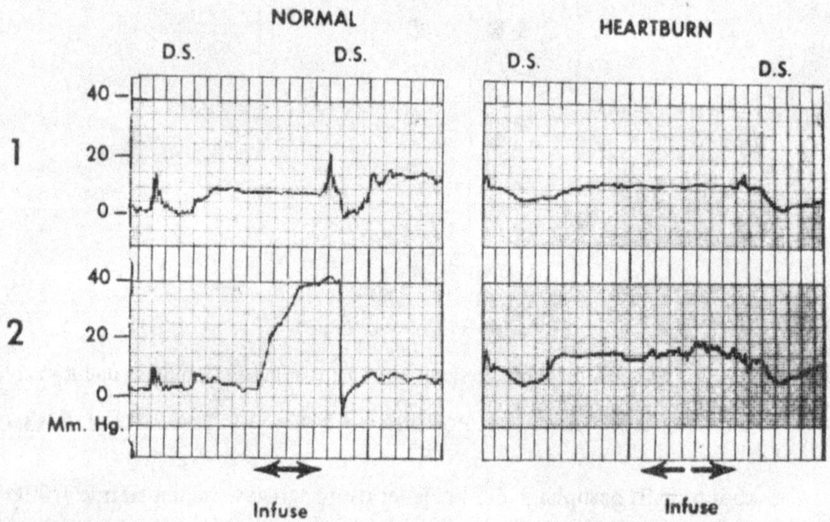


Abb. 50. Vergleichende manometrische Untersuchungen bei einem Kardiagesunden und einem Patienten mit Kardiainsuffizienz. 1: herkömmliche, 2: modifizierte Methode. Beide Sondenspitzen liegen auf gleicher Höhe im physiologischen Sphincter, dem Leerschluck (D.S.) folgt der reflektorische Druckabfall. Während die Ruhedrucke im physiologischen Sphincter keine signifikanten Unterschiede zwischen beiden Patienten zeigen, erlaubt die Ermittlung des "yield pressure" eine genauere Differenzierung zwischen Kardiakompetenz und Kardiainsuffizienz.
Aus POPE: Gastroenterology **52**, 783 (1967).

Während die Druckmessungen im Magen und im tubulären Ösophagus mit den herkömmlichen Methoden (ohne Infusion) und mit der modifizierten Methode (mit Infusion) *gleich hohe Werte* ergaben, konnten im Bereich des physiologischen Sphincters für beide Systeme sehr unterschiedliche Werte registriert werden. Es zeigte sich, daß im Bereich des Vestibulum die kontinuierliche Infusion einen Druckanstieg bis zu einem Plateau bewirkte (**s. Abb. 50**). Die registrierten Druckwerte waren konstant, solange sich die infundierte Wassermenge zwischen 0,8 und 14 μl/sec bewegte. Nach Beendigung der kontinuierlichen Infusion fiel der Druck gewöhnlich wieder schrittweise auf den Ausgangswert zurück. Der während der Infusion erreichte Spitzendruck im physiologischen Sphincter ist nach Pope der *"yield pressure"*.

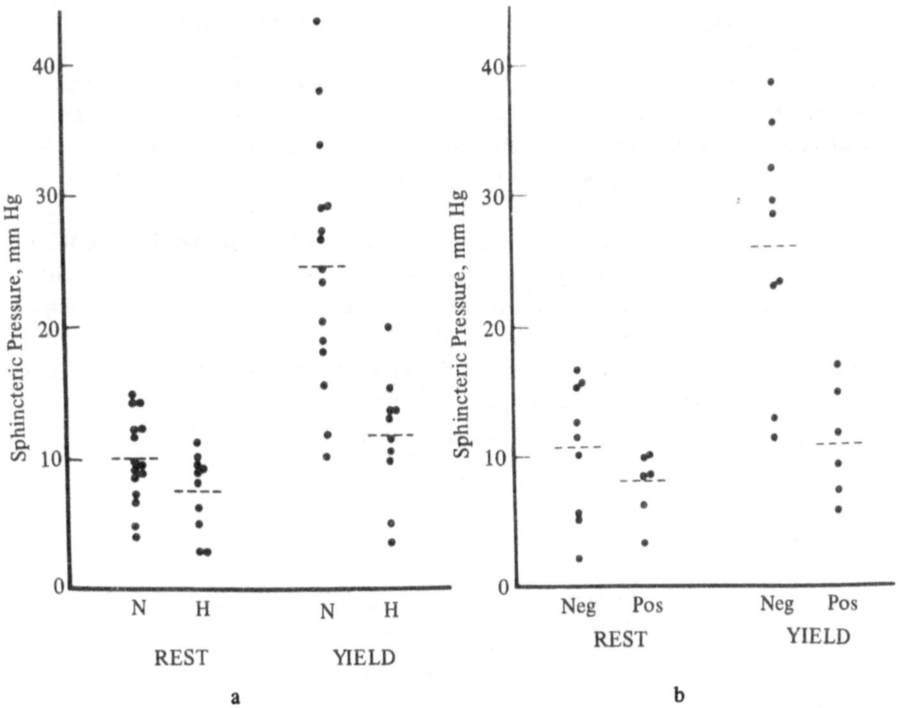


Abb. 51. Vergleich zwischen Ruhedrucken im physiologischen Sphincter und den "yield pressures"; a) bei Gesunden (N) und bei Patienten mit Sodbrennen (H), b) bei Patienten mit positivem (Pos) und negativem (Neg) Perfusionstest. Vor allem der Vergleich der Durchschnittswerte (gestrichelte horizontale Linien) zeigt die Überlegenheit der modifizierten manometrischen Methode zur Differenzierung zwischen normaler und gestörter Sphincterfunktion.
Aus POPE: Gastroenterology **46**, 784 (1967).

Pope fand bei Kardiagesunden einen signifikant höheren "yield pressure" (durchschnittlich 24,8 mm Hg) als bei Patienten mit Symptomen einer Kardiainsuffizienz (11,6 mm Hg), während die ohne Infusion ermittelten Werte weniger signifikante Unterschiede zeigten (**Abb. 51a**). Ebenso eindrucksvoll sind die Untersuchungsergebnisse bei Patienten, die nach dem Perfusionstest (s. S. 141) in zwei Gruppen unterteilt wurden. Bei positivem Ausfall des Säureperfusionstestes (= Patienten mit "Refluxösophagitis") lag der "yield pressure" mit 10,9 mm Hg signifikant niedriger als bei den Versuchspersonen ohne "Refluxösophagitis" (26,1 mm Hg) (**Abb. 51b**). WINANS u. HARRIS haben ähnliche Werte bei Patienten mit und ohne freien gastro-ösophagealen Reflux ermitteln können (**Abb. 52**).

PERT u. Mitarb.; COHEN und HEITMANN u. Mitarb. (1966) haben bereits früher darauf hingewiesen, daß ohne Infusion die Öffnung der druckregistrierenden Sonde durch den physiologischen Sphincter verschlossen werden könnte. HARRIS,

WINANS u. POPE und HARRIS u. POPE konnten durch Druckmessungen im Bereich des Sphincter ani wahrscheinlich machen, daß die druckregistrierende Öffnung einer Sonde ohne Infusion im Sphincterbereich verschlossen werden kann, so daß die Druckwerte innerhalb des registrierenden Systems anschließend *konstant* bleiben. Ein Verschluß der Sondenöffnung könnte auch erklären, weshalb ohne Infusion die Unterscheidung zwischen normalem und anomalem physiologischen Sphincter schwierig sein kann. Die Druckmessung bei konstanter Infusion ermöglicht dagegen eine bessere Differenzierung der Verschlußkraft des Sphincters. Wird die Sondenöffnung durch den physiologischen Sphincter verschlossen, verursacht die kontinuierliche Infusion einen Druckanstieg innerhalb des Systems. Übersteigt der Druck im Meßsystem den im physiologischen Sphincter, wird das Vestibulum auseinandergedrängt. Ein weiterer Druckanstieg kann jetzt nicht mehr registriert werden, es stellt sich ein Plateau ein. Der "yield pressure" ist demnach *ein Maß der Sphincterresistenz gegen eine im Lumen des Sphincters dehnende Kraft.*

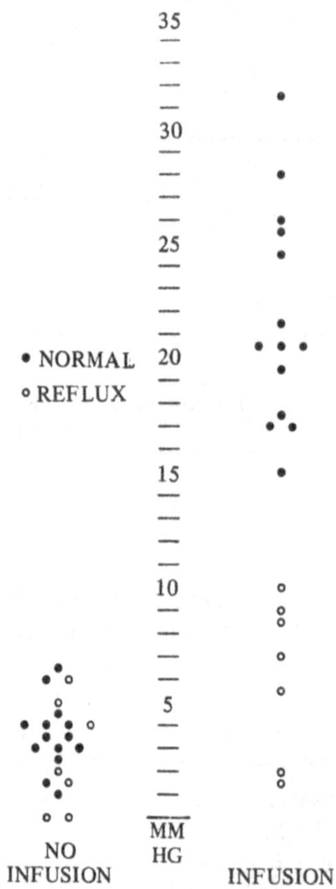


Abb. 52. Vergleich zwischen Ruhedrucken im physiologischen Sphincter (No perfusion) und den "yield pressures" (Infusion) bei 14 Gesunden und bei 7 Patienten mit freiem gastro-ösophagealen Reflux. Erst die Ermittlung der "yield pressures" erlaubt die Trennung beider Patientengruppen.
Aus WINANS u. HARRIS: Gastroenterology **52**, 776 (1967).

Die Tatsache, daß annähernd gleiche Druckwerte bei Kardiagesunden und bei Patienten mit den Symptomen einer Kardiainsuffizienz registriert werden können, beweist nach WINANS u. HARRIS lediglich, daß auch ein schwacher physiologischer Sphincter in der Lage ist, die druckregistrierende Sondenöffnung bei geringen Druckwerten innerhalb des Meßsystems zu verschließen. Die tatsächliche Sphincterstärke läßt sich jedoch nach Ansicht dieser Autoren nur durch die Ermittlung des "yield pressure" bestimmen.

## 3. Die Genese der Kardiainsuffizienz bei Hiatushernien

Die Höhe der Hochdruckzone wird bei normaler Lage des Vestibulum im wesentlichen durch die tonische Kontraktion der Ringmuskulatur im terminalen Ösophagus und durch die respiratorisch bedingten Druckschwankungen im Thorax und Abdomen beeinflußt (s. S. 22 und Abb. 13).

Mit der Bildung einer Hiatushernie ist das ganze Vestibulum dem subatmosphärischen intrathorakalen Sog ausgesetzt, der zweifellos die Kraft des Sphincters *in jedem Fall* mindert (DILLARD u. Mitarb.; BORST u. Mitarb.). Eine Kardiainsuffizienz tritt jedoch nur dann auf, wenn die tonische Kontraktion der Ringmuskulatur herabgesetzt und damit die Aufrechterhaltung der Refluxbarriere nicht möglich ist.

Es bleibt zu untersuchen, weshalb in einigen Fällen eine Verminderung der tonischen Kontraktion eintritt, in anderen dagegen nicht; weiterhin ist offen, wie *ohne* nachweisbare Hiatushernie eine Kardiainsuffizienz zustandekommen kann.

Zunächst muß an eine individuell verschieden hohe Hochdruckzone gedacht werden. Darüberhinaus sind DILLARD u. Mitarb.; BOMBECK u. Mitarb.; ANDERSON; HEITMANN u. Mitarb. (1966); WOLF u. Mitarb. (1968) ebenso wie auch wir davon überzeugt, daß die *phrenico-ösophageale Membran* für die Kardiakompetenz von großer Bedeutung sein kann. Zwar konnten uns die Untersuchungsergebnisse von MICHELSON u. Mitarb. nicht davon überzeugen, daß die phrenico-ösophageale Membran am Aufbau der Hochdruckzone beteiligt ist (s. S. 24). Es spricht aber doch einiges dafür, daß die phrenico-ösophageale Membran durch eine "falsche" Insertion im Bereich des physiologischen Sphincters die Hochdruckzone zumindest *negativ* beeinflussen kann.

Der Ansatz der phrenico-ösophagealen Membran am Ösophagus ist nach allen vorliegenden Untersuchungen sehr variabel (s. S. 10 und Abb. 6). Inseriert sie *oberhalb* des physiologischen Sphincters, d. h. etwa 1–2 cm oberhalb des Zwerchfells oder darüber, liegt die Zugrichtung der Membran der Längsachse der Speiseröhre parallel; eine Funktionsstörung des Vestibulum ist nicht zu erwarten, auch dann nicht, wenn es herniiert ist **(Abb. 53, a u. b)**. Inseriert jedoch die phrenico-ösophageale Membran in der Vestibulummuskulatur, wäre denkbar, daß ihre Spannung die Kontraktion des Sphincters behindert; auf diese Weise könnte eine primäre Kardiainsuffizienz vor allem dann entstehen, wenn die Hiatusmuskulatur auseinanderweicht (= Bildung einer Hiatusinsuffizienz) **(Abb. 53c)**. Kommt es *bei tiefem Ansatz* der phrenico-ösophagealen Membran zur Bildung einer Hiatushernie, könnte die

Membran durch Zug am herniierten Vestibulum antagonistisch zur Kontraktion der Ringmuskulatur wirksam werden und so eine Kraftverminderung des "physiologischen Sphincters" bewirken (Abb. 53d).

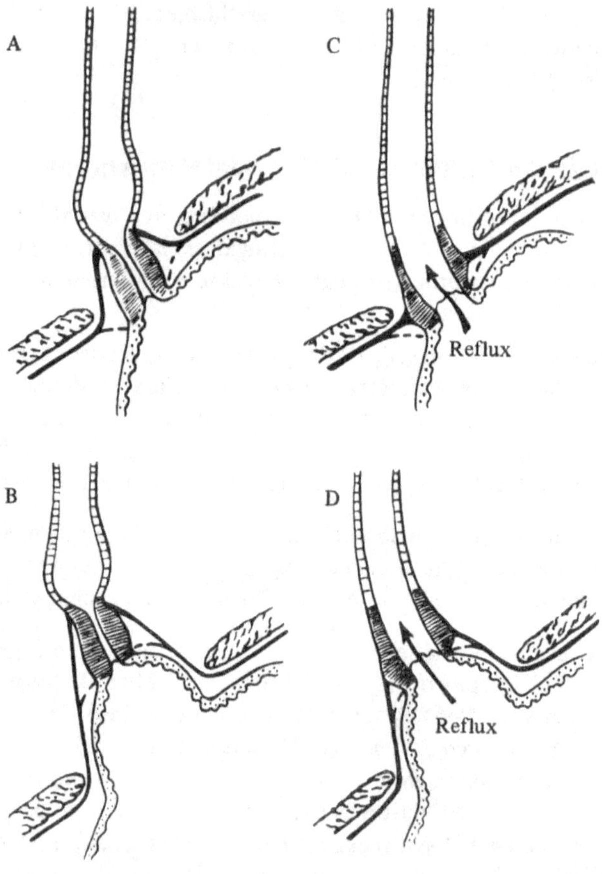


Abb. 53. Antagonismus zwischen dem physiologischen Sphincter und der "falsch" inserierenden phrenico-ösophagealen Membran. Einzelheiten s. Text.
Aus BOMBECK, DILLARD u. NYHUS: Ann. Surg. **164**, 646 (1966).

BOMBECK u. Mitarb. konnten ihre Ansicht durch eindrucksvolle Sektionsbefunde belegen: Bei Patienten mit einer Hiatushernie *ohne* Zeichen einer Refluxösophagitis lag die Insertion der phrenico-ösophagealen Membran ebenso wie in den Präparaten ohne Hiatushernie und ohne Refluxösophagitis durchschnittlich 3,6 cm bzw. 3,35 cm oberhalb der anatomischen Kardia, während die Ansatzstelle der phrenico-ösophagealen Membran *bei Vorhandensein einer Refluxösophagitis signifikant tiefer* lag, gleichgültig, ob gleichzeitig eine Hiatushernie nachweisbar war (0,5 cm) oder nicht (1,13 cm).

## II. Die Symptomatologie der ösophago-gastrischen Hiatushernien

Die Beschwerden der Patienten mit ösophago-gastrischer Hiatushernie werden nur zu einem geringen Teil durch die Hernie selbst, d. h. durch den Druck auf die den Hiatus oesophageus durchziehenden Nn.vagi sowie auf die angrenzenden Thoraxorgane verursacht (s. S. 113). *Entscheidend* für die Symptomatologie sind Vorhandensein oder Fehlen der Kardiainsuffizienz. Bleibt die Verschlußfunktion des physiologischen Sphincters erhalten, so ist die ösophago-gastrische Hernie im allgemeinen asymptomatisch.

### 1. Abgrenzung der symptomatischen von der klinisch stummen Hiatushernie

Nach den Angaben im Schrifttum schwankt die Häufigkeit *asymptomatischer Hernien* zwischen 3,7% bis mehr als 50% der röntgenologisch diagnostizierten Hiatushernien (HAFTER, 1957: 3,7%; FAHRLÄNDER: 5%; PALMER, 1958: 8%; COCCHI: 9%; BLAHA u. SEIFFERT: 10%; SERPANTIÉ: 11%; MOBLEY u. Mitarb.: 21%; KAINBERGER: 43%; EYRING u. Mitarb.: 43%; MORIN u. Mitarb.: mehr als 50%). Dies ist wohl teilweise darauf zurückzuführen, daß die Beschwerden der Hernienträger intermittierend, "unter gewissen, nicht alltäglichen Bedingungen" (HAFTER) auftreten können, also zur Zeit der Untersuchungen möglicherweise gerade nicht vorhanden sind. Weiterhin können die durch einen Reflux hervorgerufenen Beschwerden derart gering sein, daß sie von Patienten nicht beachtet werden, vor allem von Kranken, die sich weniger sorgfältig beobachten. Schließlich können die Beschwerden einer ösophago-gastrischen Hernie allein Veranlassung zu einer klinischen und röntgenologischen Untersuchung sein; häufiger jedoch sind sie mit Beschwerden von seiten anderer Erkrankungen des Verdauungstraktes oder der Abdominalorgane vergesellschaftet, so daß in diesen Fällen die Entscheidung, "welche Läsion die Symptome verursacht", schwierig sein kann (BRICK u. AMORY): Einerseits kann die ösophago-gastrische Hernie den Hauptbefund darstellen, der die Beschwerden der Patienten hinlänglich erklärt, andererseits können die Symptome der Hernie gegenüber denen der "Primärerkrankung" mehr oder weniger in den Hintergrund treten. Dies ist jedoch u. E. kein Grund, diese ösophago-gastrischen Hernien generell als asymptomatisch zu bezeichnen, denn sie können zum Teil einen therapiebedürftigen Nebenbefund darstellen.

Unter Berücksichtigung dieser Gesichtspunkte wurden die ösophago-gastrischen Hernien des eigenen Krankengutes in zwei Hauptgruppen unterteilt (**s. Tab. 16**):

A) Ösophago-gastrische Hernien ohne und

B) ösophago-gastrische Hernien mit gleichzeitig nachweisbaren Erkrankungen des Verdauungstraktes und/oder der Abdominalorgane.

Tab. 16. Unterteilung der ösophago-gastrischen Hiatushernien nach klinischen Gesichtspunkten

| Oes.-gastr. Hernien | 1965 | | | 1962 – 1964 | | |
|---|---|---|---|---|---|---|
| A: ohne Begleiterkrankungen | 54 | | (= 28%) | 35 | | (= 33%) |
| B: mit Begleiterkrankungen | 136 | (= 72%) | | 71 | (= 67%) | |
| 1. Hauptbefund | 17 | | (= 9%) | 24 | | (= 23%) |
| 2. Nebenbefund | 38 | | (= 20%) | 23 | | (= 22%) |
| 3. Wahrscheinlich leichte Symptome | 22 | | (= 12%) | 8 | | (= 7%) |
| 4. Wahrscheinlich ohne Symptome | 59 | | (= 31%) | 16 | | (= 15%) |
| Total | 190 | | (= 100%) | 106 | | (= 100%) |

**Zu A:** Bei 54 Patienten (1965) mit einer nachgewiesenen ösophago-gastrischen Hiatushernie und bei 35 Hernienträgern (1962–1964) konnte trotz eingehender klinischer, biochemischer und röntgenologischer Untersuchung kein anderer pathologischer Befund des Verdauungstraktes oder der Abdominalorgane erhoben werden. 4 der Hernien von 1965 waren zum Zeitpunkt der Untersuchung stumm: 2 wurden im Rahmen der Metastasensuche bei Patienten mit einem Bronchialkarzinom, 2 weitere bei einer Kontrolluntersuchung eines 1962 bzw. 1963 wegen eines Karzinoms resezierten Magens (B.I) entdeckt. Bei den übrigen Patienten von 1965 und bei allen von 1962 bis 1964 wurden die bestehenden Symptome der Patienten nach Ausschluß anderer ätiologischer Möglichkeiten auf die röntgenologisch nachgewiesene Hiatushernie bezogen.

**Zu B:** Zu dieser Gruppe gehört der größere Teil der Patienten mit einer ösophago-gastrischen Hiatushernie: 136 der 190 Hernienträger von 1965 (= 72%) und 71 Patienten von 1962–1964 (= 67%).

Während der prozentuale Anteil der Hernien mit bzw. ohne Begleiterkrankungen in den beiden Zeitperioden noch annähernd gleich ist, zeigt die weitere Unterteilung der Patienten mit Begleiterkrankungen in vier Nebengruppen, die nicht immer ohne Überschneidungen, aber dennoch unumgänglich ist, deutliche Unterschiede (vgl. Tab. 16): Während bei 24 Patienten von 1962–1964 (= 23%) die Symptomatik der Hernie im Vordergrund stand, stellte diese nur in 9% der Hernienträger von 1965 den Hauptbefund dar. Bei 22% der Patienten bis Ende 1964 und in 20% der Hernienträger von 1965 war die Hiatushernie mit Sicherheit ein Nebenbefund, machte aber ihren Trägern zusätzliche Beschwerden. Bei 22 Patienten von 1965 (= 12%) und bei 8 Patienten bis Ende 1964 (= 7%) ergaben sich aus der Anamnese gewisse Hinweise auf die Hernie als Begleiterkrankung, obwohl die Symptome der Hernie gegenüber denen der Primärerkrankung nicht ins Gewicht fielen. Diese Patienten- bzw. Herniengruppe bildet gleichwohl die Überleitung zu den Hernien, die mit mehr oder weniger großer Wahrscheinlichkeit zur Zeit der Diagnose keine klinisch faßbaren Symptome verursachten: 1965 31%, 1962–1964 nur 15% der röntgenologisch diagnostizierten ösophago-gastrischen Hiatushernien.

## 2. Das "typische Herniensyndrom" sowie Häufigkeit und klinische Bedeutung der wichtigsten Symptome

Seit ÖHNELL (1926) wurde von zahlreichen Autoren, im deutschsprachigen Raum vor allem von HAFTER, die Symptomatologie der ösophago-gastrischen Hiatushernien erarbeitet. HAFTER hat in seinen zahlreichen Arbeiten über die Hiatushernie die subjektiven Symptome der Hiatushernie in die *"charakteristische Trias"*: Lokalbeschwerden, Symptome der Kardiainsuffizienz und Ösophagussymptome, eingeteilt. Diese Trias gilt als "nahezu pathognomisch" für eine ösophago-gastrische Hiatushernie, "so daß die Vermutungsdiagnose in den meisten Fällen aus der Anamnese gestellt werden kann" (HAFTER, 1957), zumal dann, wenn zusätzlich eine Abhängigkeit von der Körperlage vorhanden ist.

Eine direkte Folge der Kardiainsuffizienz ist der *gastro-ösophageale Reflux* von Mageninhalt in die Speiseröhre. Die entsprechenden Beschwerden sind gehäuftes saures Aufstoßen, Luftaufstoßen, Sodbrennen und Brechreiz, besonders nach voluminösen Mahlzeiten, seltener auch Erbrechen. In charakteristischen Fällen nehmen diese Beschwerden in Horizontallage zu und im Stehen ab.

Die *Symptome seitens der Speiseröhre* sind *Folgen* des gastro-ösophagealen Refluxes. Etwa zwei Drittel von HAFTER's 300 Patienten klagten über Druck- und Spannungsgefühl, Würgen, Krämpfe, Schmerzen oder retrosternales Brennen. Oft strahlten diese Sensationen in den Hals, den Kiefer oder den Rücken aus, "wo sie interscapulär so intensiv werden können, daß sie eine Wirbelerkrankung vortäuschen können" (HAFTER, 1957). 49% seiner Patienten klagten über Schluckbeschwerden.

Die *Lokalbeschwerden* treten hinter dem Sternum und/oder hoch im Epigastrium als Völle-, Druck- und Blähungsgefühl, als Brennen oder Schmerz auf. Der Schmerz ist meist dumpf, kann aber auch krampfartig sein. Im Gegensatz zur Ulkuskrankheit sind bei Hernien weder ein Tagesrhythmus noch eine Periodik herauszuarbeiten. Gelegentlich werden die Beschwerden durch alle Maßnahmen, die zur Minderung des abdominalen Druckes führen: Aufstoßen, Defäkation, Flatulenz, Lockerung beengender Mieder u.a.m., gelindert.

Etwa ein Drittel von HAFTER's Patienten klagte über *Schmerzen* vorwiegend *in der Herzgegend:* Druck-, Beklemmungs- und Angstgefühle in Verbindung mit Schmerzen, die wie bei einer Angina pectoris in die linke Schulter oder den linken Arm ausstrahlten; viele dieser Patienten suchten zunächst einen Kardiologen auf. Nach HAFTER ist der "Herzschmerz", der vorwiegend *im Liegen* auftritt und bei aufrechter Körperhaltung verschwindet, ein charakteristisches Herniensymptom.

Von unseren Hernienträgern wurden 90 Patienten, bei denen die Hiatushernie die einzige Erkrankung oder die Primärerkrankung darstellte, stationär behandelt. In Tab. 17 sind ihre anamnestischen Angaben zusammengefaßt, in Tab. 18 wird die Häufigkeit der wichtigsten Beschwerden mit den Angaben anderer Autoren verglichen.

Tab. 17. Klinische Symptome von 90 Patienten mit ösophago-gastrischer Hiatushernie

| | | |
|---|---|---|
| Saures Aufstoßen und Sodbrennen | 47 | (52%) |
| Ziehende bis krampfartige Schmerzen retrosternal | 23 | (25%) |
| Luftaufstoßen und Völlegefühl | 19 | (21%) |
| Übelkeit und Brechreiz | 19 | (21%) |
| Erbrechen | 28 | (28%) |
| "Herzbeschwerden" | 10 | (10%) |
| Dyspnoe | 8 | ( 8%) |
| Anämie unter 70% | 14 | (16%) |
| Hämatemesis | 8 | ( 9%) |
| Melaena | 3 | ( 3%) |
| Hämoptysis | 2 | ( 2%) |
| Schwäche, Müdigkeit, Abgeschlagenheit | 4 | ( 4%) |
| Schluckbeschwerden | 19 | (21%) |
| Gewichtsverlust | 12 | (13%) |
| **Schmerzlokalisation im Oberbauch** | | |
| Druckgefühl, Brennen und Schmerzen | | |
| im Epigastrium | 36 | (40%) |
| unter rechtem Rippenbogen | 19 | (21%) |
| unter linkem Rippenbogen | 7 | ( 8%) |
| diffus im Oberbauch | 13 | (14%) |
| "Magenschmerzen" | 18 | (20%) |
| **Lageabhängigkeit der Beschwerden** | | |
| Zunahme im Liegen | 22 | (24%) |
| Zunahme beim Bücken | 9 | (10%) |

Häufigste Symptome sind *Schmerzen im Epigastrium und/oder retrosternal* (HAFTER: 95%; DAGRADI u. Mitarb.: 67%). Die Aussagekraft dieser Angaben ist in dieser allgemeinen Form aber irreführend, da beide Schmerzlokalisationen einer weiteren Differenzierung bedürfen.

Nach den vorliegenden Untersuchungen sind *Druckgefühl, Brennen und Schmerzen im Epigastrium* nur bei etwa der Hälfte der Hernienträger vorhanden (PHEAR: 75%; BARONOFSKY: 53%; SCHÄRLI: 52%; PRENGEL: 45%; OTTO: 40%; RITTER: 34%; COCCHI: 22%). Uns erscheint dabei wichtig, daß die geklagten Beschwerden durchaus nicht immer hoch im Epigastrium lokalisiert werden: 52 der 111 Hernienträger von SWEET klagten über Schmerzen im Oberbauch, 4 mal (= 8%) wurden die Beschwerden in den rechten oberen Quadranten und 12 mal (= 23%) in den linken oberen Quadranten lokalisiert; nur in 69% der Fälle erfolgte die Lokalisation der Oberbauchbeschwerden im Epigastrium. Wird zusätzlich berücksichtig, daß Schmerzen im Epigastrium bei allen Oberbaucherkrankungen vorhanden sein können, ist dieses Symptom für die klinische Herniendiagnose nur eingeschränkt brauchbar.

Ein aufschlußreicheres klinisches Symptom der Hiatushernie sind *Schmerzen retrosternal* (ziehend, stechend, krampfartig, kolikartig), soweit sie annähernd in die Mittellinie und nicht weiter nach links in die Herzgegend lokalisiert werden. BARONOFSKY fand nur bei 16 seiner 30 operativ behandelten Patienten einen typischen

Tab. 18. Häufigkeit der wichtigsten Herniensymptome im Schrifttum

<table>
<tr><th>Autor</th><th>Jahr</th><th>Hernien</th><th>Schmerzen im Epigastrium</th><th>Schmerzen retrosternal</th><th>Aufstoßen Sodbrennen</th><th>Übelkeit Erbrechen</th><th>Herz-beschwerden</th><th>Dysphagie</th></tr>
<tr><td>BARONOFSKY</td><td>1963</td><td>30</td><td>53%</td><td>53%</td><td>83%</td><td>50%</td><td>–</td><td>30%</td></tr>
<tr><td>COCCHI</td><td>1955</td><td>67</td><td>22%</td><td>13%</td><td>15%</td><td>13%</td><td>3%</td><td>5%</td></tr>
<tr><td>DAGRADI</td><td>1962</td><td>100</td><td colspan="2">67%</td><td>54%</td><td>–</td><td>–</td><td>28%</td></tr>
<tr><td>GROVES</td><td>1959</td><td>200</td><td colspan="2">69%</td><td>72%</td><td>28%</td><td>–</td><td>33%</td></tr>
<tr><td>HAFTER</td><td>1957</td><td>300</td><td colspan="2">95%</td><td>60%</td><td>–</td><td>38%</td><td>16%</td></tr>
<tr><td>OTTO</td><td>1968</td><td>90</td><td>40%</td><td>26%</td><td>52%</td><td>31%</td><td>11%</td><td>21%</td></tr>
<tr><td>PHEAR</td><td>1957</td><td>107</td><td>75%</td><td colspan="2">51%</td><td>–</td><td>1%</td><td>19%</td></tr>
<tr><td>PRENGEL</td><td>1969</td><td>204</td><td>45%</td><td>10%</td><td>25%</td><td>15%</td><td>32%</td><td>2%</td></tr>
<tr><td>RITTER</td><td>1965</td><td>98</td><td>34%</td><td>17%</td><td>22%</td><td>23%</td><td>23%</td><td>17%</td></tr>
<tr><td>SCHÄRLI</td><td>1965</td><td>100</td><td>52%</td><td>15%</td><td>24%</td><td>36%</td><td>25%</td><td>6%</td></tr>
<tr><td>TEXTER</td><td>1962</td><td>57</td><td>–</td><td>44%</td><td>66%</td><td>37%</td><td>–</td><td>31%</td></tr>
</table>

Retrosternalschmerz (= 53%). Die eigenen Werte (26%) sowie die Angaben anderer Autoren (s. Tab. 18) lassen die Vermutung zu, daß typische retrosternale Beschwerden seltener sind, als die weniger charakteristischen Beschwerden im Oberbauch: Über Retrosternalschmerzen klagen ein Drittel, höchstens aber die Hälfte der Hernienträger.

Von großer differentialdiagnostischer Bedeutung ist die Tatsache, daß etwa ein Viertel der Hernienträger über *Beschwerden in der Herzgegend,* vor allem über Schmerzen und Beklemmungsgefühle, klagt. Seltener sind Rhythmusstörungen in Form von Extrasystolen, anfallsweisem Herzjagen und anfallsweiser absoluter Arrhythmie beschrieben worden (MASTER u. Mitarb.; WEGMANN u. Mitarb.; PRENGEL; HOESCH). Umgekehrt sah NUZUM bei 100 Patienten mit der klinischen Diagnose "Angina pectoris" 25 mal eine Hiatushernie. HOESCH fand unter 18 Patienten mit paroxysmaler Tachykardie 14 mal eine Hiatushernie.

Diese Befunde stehen in Einklang mit der von HAFTER; HIEBERT u. Mitarb.; FAHRLÄNDER u. a. beschriebenen Tatsache, daß viele Patienten mit einer Hiatushernie zunächst einen Kardiologen aufsuchen. Tritt der praecordial verlagerte "Retrosternalschmerz" *anfallsweise* auf, kann das klinische Bild eines Angina pectoris-Anfalles vorgetäuscht werden, zumal die Schmerzen vorzugsweise in die linke Schulter und den linken Arm ausstrahlen können (Abb. 54).

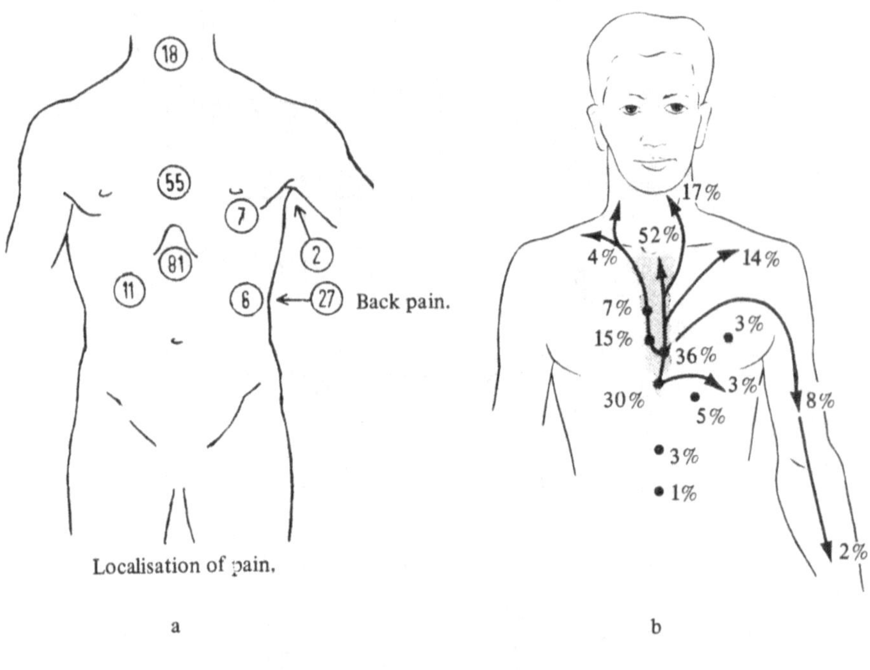


Abb. 54. Lokalisation und Ausstrahlung der Schmerzen bei ösophago-gastrischen Hiatushernien. a) Aus PHEAR: Lancet **272,** 708 (1957) b) Aus MCHARDY u. CRAIGHHEAD: Gastroenterology **34,** 754 (1958).

Die häufigsten Klagen der Patienten mit einer symptomatischen Hiatushernie sind wohl *saures Aufstoßen und Sodbrennen,* ("Heatburn"). Über diese Symptome der Kardiainsuffizienz klagen nach BARONOFSKY; GROVES u. Mitarb. und TEXTER u. Mitarb. etwa 75% der Patienten. Wir selbst fanden, ähnlich wie DAGRADI, eine Häufigkeit von ca. 50%. Nach RITTER; SCHÄRLI; PRENGEL und COCCHI werden diese für das Vorhandensein einer Kardiainsuffizienz weitgehend charakteristischen Symptome jedoch nur von etwa einem Viertel der Hernienträger angegeben.

Etwa ein Drittel der Hernienträger klagt über *Übelkeit, Brechreiz und Erbrechen,* vorwiegend nach den Mahlzeiten, zum Teil auch unabhängig von der Nahrungsaufnahme. Diese Symptome sind nicht hernienspezifisch, sondern deuten eher auf andere Oberbaucherkrankungen oder cerebrale Affektionen hin.

Obwohl *dysphagische Beschwerden* von etwa einem Fünftel der Hernienträger angegeben werden, gehört das Symptom der Dysphagie auch bei radiologisch nachgewiesener Hiatushernie "nicht zum Bilde der unkomplizierten Hiatushernie und Refluxsyndrom" (STUDER u. ROSSETTI). Vielmehr muß "bei allen Schluckbeschwerden mit und ohne Stenoseerscheinungen zunächst und vor allem an ein Malignom gedacht werden" (MAURER u. VOGT).

Alle bisher diskutierten Beschwerden dürfen insofern als für eine Hiatushernie *unspezifisch* angesehen werden, als sie auch bei zahlreichen anderen Erkrankungen der Oberbauch- und Thoraxorgane angegeben werden (KRAHL u. BADER; FELDER; TUMEN, STEIN u. SLANSKY; BARONOFSKY u. Mitarb.; CROZIER u. Mitarb.; HAASTERT, 1968). Deshalb gilt die *Zunahme der Beschwerden im Liegen* und beim Bücken ("Schuhbandsyndrom") seit der Beschreibung von ALLISON (1951) als das *am meisten charakteristische* Zeichen für eine Hiatushernie. Während die meisten Oberbauchbeschwerden durch Lagerung in der Horizontalebene gelindert werden, macht die Hernie hierin eine Ausnahme, da deren "charakteristische Beschwerden (Druck u. klemmender Schmerz hinter dem Xiphoid und das Symptom der Kardiainsuffizienz mit Luftaufstoßen, Magensaftreflux und Regurgitieren von Speisen) vorwiegend in Horizontallage auftreten und durch Aufrichten verschwinden" (HAFTER).

Aber auch dieses weitgehend hernienspezifische Symptom ist *höchstens bei der Hälfte* bis zu einem Drittel der Hernienträger nachweisbar. HAFTER (1957) fand lageabhängige Beschwerden bei 65,7% seiner 300 Hernienpatienten, PHEAR und CROZIER u. Mitarb. haben ähnlich hohe Werte angegeben (52% bzw. 46%). Wir konnten entsprechende Klagen nur bei 31% unserer Patienten finden, ebenso sah auch PALMER (1958) nur in 22% lageabhängige Beschwerden, die wie bei unseren 90 Patienten auf die Hernie zu beziehen waren. Nach RITTER und PRENGEL ist dieses *"hernienspezifische Symptom"* noch seltener (20% bzw. 16%).

Bei der *klinischen Untersuchung* wird unter Umständen eine leichte Druckempfindlichkeit im Epigastrium gefunden, im übrigen ist der Palpationsbefund wenig charakteristisch. Es fehlt vor allem der für ein Ulkus charakteristische umschriebene Druckschmerz (HEGGLIN).

Neben den *subjektiven* Hernienbeschwerden ist als *objektives Herniensymptom* besonders die *Anämie* zu nennen, die im allgemeinen mit den genannten subjektiven Symptomen vergesellschaftet ist. Von großer praktischer Bedeutung ist jedoch, daß gerade eine chronische oder chronisch rezidivierende Anämie das einzige Symptom einer Hiatushernie sein kann (ROSSETTI, 1966).

Wir fanden bei 14 von 90 Patienten (= 15,5%) eine Anämie mit Hb-Werten zwischen 44% und 69% (s. Tab. 17). Vorwiegend in neueren Untersuchungsserien schwankt die Häufigkeit der Anämie bei einer Hiatushernie zwischen 20 und 10% (BARONOFSKY u. Mitarb.: 20%; TEXTER u. Mitarb., 1962: 18%; PRENGEL: 16,7%; PAULSON u. Mitarb.: 16% (chirurgische Serie) bzw. 14% (nicht chirurgische Serie); SKINNER u. Mitarb.: 12%; HAFTER, 1957: 9,3%). Größere Zahlen über 20% werden von RITTER: 24%; SCHLEGEL, 1958: 25%; REITTER u. Mitarb.: 30%; COCCHI und PHEAR: 31%; SWEET; BLADES u. Mitarb. und WIESER: 33% angegeben. STUCKI- VON MURALT fand in seinem Krankengut sogar in 60% eine Anämie mit Hb-Werten zwischen 36 und 75%.

## 3. Die Beziehungen zwischen Größe und Symtomatologie einer ösophago-gastrischen Hiatushernie

Nach UEBERMUTH; SPRAFKA u. Mitarb.; CASTEN und PRENGEL besteht eine direkte Beziehung zwischen der Größe einer Hernie und der Intensität der Beschwerden. Bei mittelgroßen und großen Hernien fanden sie eine Zunahme der prozentualen Häufigkeit nicht nur des Sodbrennens, sondern auch der Komplikationen wie Anämie und Striktur (PRENGEL; SPRAFKA) und eine deutlich erhöhte HCl-Produktion (CASTEN).

HAFTER (1957); ROSSETTI (1959); BLADES u. Mitarb.; HIEBERT u. Mitarb.; TEXTER u. Mitarb. (1962) u. a. lehnen wie die meisten anderen Autoren eine Relation zwischen Herniengröße und Symptomatologie ab; weit eher neigen sie zu der entgegengesetzten Ansicht, daß gerade die *kleine* Hiatushernie schwerste Symptome verursachen kann. Nach HAFTER und WILLICH zeigt "die Erfahrung, daß die klinischen Symptome und Folgezustände der Hiatushernie im umgekehrten Verhältnis zu ihrer Größe stehen: die kleinsten Hernien machen die schwersten Refluxsymptome" (WILLICH, 1965).

Nach eigenen Erfahrungen und den Angaben im Schrifttum ist die Größe einer ösophago-gastrischen Hiatushernie von untergeordneter Bedeutung. Nicht die Größe der Hiatushernie, sondern das Ausmaß der Kardiainsuffizienz und deren Folgen sind sowohl für die Beschwerden der Patienten, als auch für die Komplikationen der ösophago-gastrischen Hiatushernie entscheidend.

# III. Die Folgen der hernienbedingten Kardiainsuffizienz

## 1. Die Refluxösophagitis

Eine direkte Folge der Kardiainsuffizienz ist der gastro-ösophageale Reflux von Mageninhalt. Ein länger bestehender Reflux *kann*, muß aber nicht zu entzündlichen Veränderungen der Ösophagusschleimhaut, zur "Refluxösophagitis", führen.

Nach FLEISCHNER haben HAMPERL (1934) und WINKELSTEIN (1935) als erste, unabhängig voneinander die pathologisch-anatomischen Veränderungen der Refluxösophagitis beschrieben. BARRETT; ALLISON; FLOOD u. Mitarb. (1953); WOLF u. Mitarb. (1955); PALMER; SCHMIDT; NEMOURS-AUGUSTE; CROSS u. Mitarb.; ROSSETTI; MAHLO; HOFFMANN; MOERSCH u. Mitarb.; HOLLE u. Mitarb.; LÜCHER; FOGEL; MILLER u. Mitarb.; SIEGEL; SLESSER; CHASSARD u. Mitarb.; GOLDMANN u. Mitarb.; SKINNER u. Mitarb. u. a. haben zur weiteren Klärung dieses Symptomenkomplexes beigetragen.

Nach den Angaben der genannten Autoren sind die entzündlichen Veränderungen bei einer Refluxösophagitis in der Regel im distalen Drittel der Speiseröhre lokalisiert. Dabei zeigt die Refluxösophagitis bei der Endoskopie alle Übergänge von der einfachen entzündlichen Hyperämie bis zur chronischen Entzündung, wobei der Schweregrad der entzündlichen Veränderungen aboral zunimmt.

Grundsätzlich müssen bei der Refluxösophagitis *Früh- und Spätstadien* unterschieden werden: Im *Frühstadium* der Refluxösophagitis ist lediglich die Ösophagusschleimhaut betroffen. Das erste Zeichen einer Ösophagitis ist neben der Rötung eine ödematöse Schwellung der Schleimhaut, die bei Berührung mit Instrumenten leicht blutet.

Bei der *erosiven Form* der Refluxösophagitis weist die Schleimhaut neben Rötung und Schwellung diffuse oberflächliche Erosionen auf. Neben frischen, erosiven Veränderungen sind häufig Regenerationsbezirke erkennbar.

Allen Frühstadien der Ösophagitis ist gemeinsam, daß lediglich die Schleimhaut betroffen ist, während die tieferen Schichten der Ösophaguswand noch nicht wesentlich verändert sind; dennoch kann es, wahrscheinlich infolge einer Vagusirritation, bereits zu einer Kontraktion der Ösophagusmuskulatur mit einer scheinbaren Verkürzung der Speiseröhre kommen (s. S. 48).

Hauptgefahr der Frühstadien, d. h. der Schleimhautform der Ösophagitis ist eine chronische oder chronisch rezidivierende *Anämie*. Während früher die Genese der hypochromen, mikrozytären Anämie auf eine Eisenresorptionsstörung infolge einer veränderten Magensäuresekretion zurückgeführt wurde, muß heute nach ösophagoskopischen Befunden vor allem an intermittierende oder kontinuierliche kleine Blutungen aus den Erosionen im Zusammenhang mit der Refluxösophagitis gedacht werden (SCHLEGEL; HOFFMANN; HAFTER; REITTER, KONRAD u. WILLMANN; BRUNNER; FAHRLÄNDER; IMDAHL; ROSSETTI u. a.).

Die Folge der ösophagitischen Blutung ist in der Regel eine *occulte* Anämie, jedoch kann, wenn auch seltener, eine klinisch manifeste, *massive* Blutung in Form von Hämatemesis oder Melaena auftreten. Grundsätzlich verläuft eine massive ösophagitische Blutung weniger dramatisch als eine Ulkus- oder Varizenblutung. Bei der Hämatemesis handelt es sich im allgemeinen lediglich um Blutbeimengungen zum Erbrochenen; dies ist umso erstaunlicher, als endoskopisch beobachtet werden kann, "wie leicht die entzündlich veränderte Schleimhaut während der Ösophagoskopie blutet" (BARRETT, 1960).

Sehr selten stellt die ösophagitische Blutung eine lebensbedrohliche Komplikation der Kardiainsuffizienz dar; eine meist durch konservative Maßnahmen beherrschbare ösophagitische Blutung verläuft nur dann tödlich, wenn es durch den entzündlichen Prozeß zur Andauung primärer oder sekundärer *Ösophagusvarizen* kommt: ROSSETTI (1966) berichtete beispielsweise über einen 52jährigen Patienten, der unter den Zeichen einer schweren Hämatemesis und Melaena verstarb; die Autopsie ergab eine "schwere erosive Ösophagitis als Blutungsquelle und sichere Todesursache".

In diesem Zusammenhang gewinnt der Nachweis einer Hiatushernie bei portaler Hypertension eine besondere Bedeutung; 24 mal beobachteten wir 1965 die Kombination: Leberzirrhose mit portaler Hypertension und ösophago-gastrische Hiatushernie; alle diese Patienten wurden wegen schweren Ösophagusvarizenblutungen in die Chirurgische Universitätsklinik Bonn zur Durchführung einer Shuntoperation eingewiesen. Es ist u. A. nach durchaus denkbar, daß eine hernienbedingte Kardiainsuffizienz das Auftreten einer Blutung aus Ösophagusvarizen begünstigt.

Unter den 90 Patienten ohne Begleiterkrankungen (s. Tab. 17) beobachteten wir in 14 Fällen eine Blutungsanämie (= 16%). Vier dieser Patienten bemerkten seit kürzerer Zeit Blut im Erbrochenen, einer beobachtete gleichzeitig Teerstühle. 8 weitere Patienten wurden zur Klärung einer meist leichten Hämatemesis (4), Melaena (2) oder Hämoptysis (2) überwiesen. Nicht nur die occulten, sondern auch die massiven Blutungen mußten wie die dysphagischen Beschwerden von 19 Patienten auf eine Refluxösophagitis bezogen werden, nachdem radiologisch wie endoskopisch und in 9 Fällen intraoperativ andere ätiologische Möglichkeiten wie Ulkus, Varizen oder Tumor ausgeschlossen werden konnten.

Bleibt die oberflächliche, bei entsprechender Therapie meist rasch abheilende Entzündung unbehandelt, treten mit der Beteiligung tieferer Schichten der Speiseröhre in den *Spätstadien* der Refluxösophagitis *irreversible* Veränderungen auf. Mit dem Vordringen der Entzündung in Submucosa und Muskularis propria kommt es zur fortschreitenden Fibrosierung der Ösophaguswand, schließlich zur Periösophagitis mit Begleitlymphadenitis und Mediastinitis fibrosa. Die Folgen der progredienten narbigen Umwandlung der Speiseröhre ist eine radiologisch nachweisbare Wandstarre. Die Folgen der fortschreitenden Bindegewebsschrumpfung sind

a) eine Einengung des Ösophaguslumens und damit Ausbildung einer Stenose oder
b) eine irreversible Verkürzung der Speiseröhre (= narbiger oder sekundärer Brachyösophagus) oder
c) die gleichzeitige Verkürzung und Stenosierung des Ösophagus (**Abb. 55**).

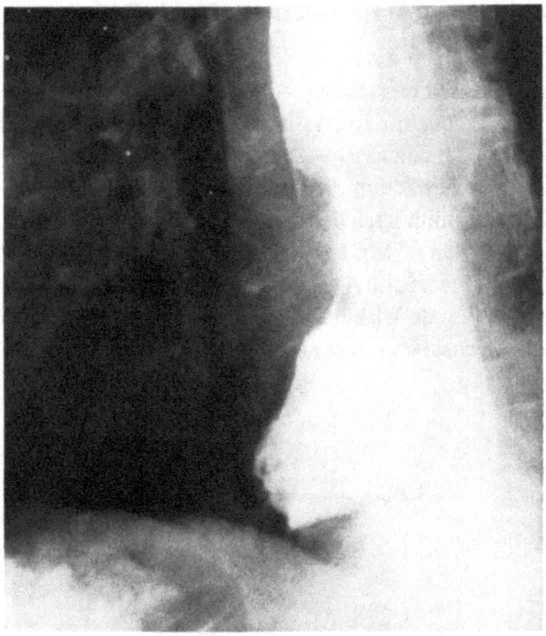

Abb. 55. Fixierte ösophago-gastrische Hiatushernie mit narbiger Refluxstenose.

Die Praedilektionsstelle der Refluxstenose scheint, wie auch die Erfahrungen beim Ösophagus mit Magenschleimhaut zeigen, die Kardia anatomica zu sein. Meistens liegt die Refluxstenose im Bereich des physiologischen Sphincters, da dieser Ösophagusbereich in besonderem Maße einem gastro-ösophagealen Reflux ausgesetzt ist und da hier auch im allgemeinen die Schleimhautgrenze liegt (s. S. 57).

Die Frage, inwieweit auch der "Lower esophageal ring" als eine Refluxstenose in Höhe der Schleimhautgrenze aufzufassen ist, wird von BARRETT (1962) wie auch von RINALDO u. Mitarb. (1966) und CIMMINO eindeutig bejaht. Zwar wird diese Ansicht nicht allgemein akzeptiert, aber es könnte für diese Theorie sprechen, daß beim Ösophagus mit Magenschleimhaut in Höhe des Aortenbogens Stenosen an der anatomischen Kardia nachgewiesen werden können, die manometrisch und radiologisch von einem Lower esophageal ring nicht zu differenzieren sind (s. S. 69). Seltener als die lokalisierte, bandartige Refluxstenose ist eine ausgedehnte Segmentstenose, die sich unter Umständen bis zum Aortenbogen erstrecken kann. Bilder dieser Art sind heute entsprechend den Fortschritten in Diagnostik und Therapie der Hiatushernien seltener geworden.

## 2. Der Ösophagus mit Magenschleimhaut; Ösophagusstriktur mit Ulcus oesophagi

Nach den vorliegenden Untersuchungen ist das Endstadium der chronischen Refluxösophagitis im allgemeinen die irreversible Schädigung. In Einzelfällen scheint jedoch eine Adaptation an den gastro-ösophagealen Reflux durch eine Schleimhaut-Metaplasie möglich zu sein, denn zumindest bei einem Teil der Fälle des Ösophagus mit Magenschleimhaut muß nach den heutigen Kenntnissen an eine erworbene Veränderung gedacht werden (s. S. 51 und **Abb. 56**). Zweck der Umwandlung des Plattenepithels in Zylinderepithel wäre der Schutz tieferer Schichten der Ösophaguswand gegen die zerstörende Wirkung des Magensaftes, da das magenähnliche Zylinderepithel gegen Magensaft weniger empfindlich ist als das normale Plattenepithel der Speiseröhre.

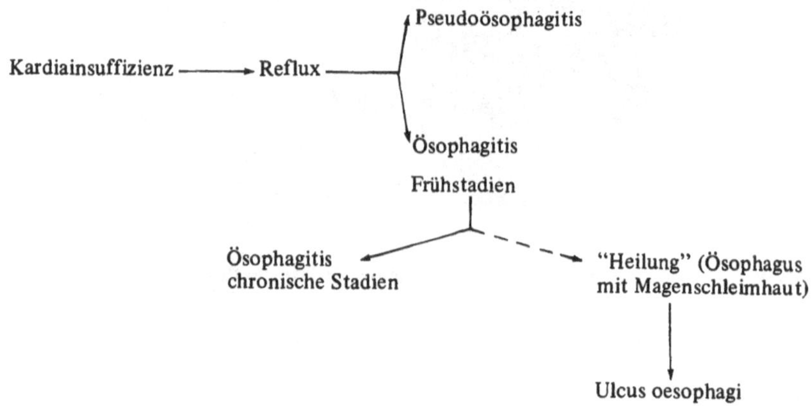


Abb. 56. Schematische Darstellung der Folgen der Kardiainsuffizienz. Einzelheiten s. Text.

Wiederholt sind *tiefe Ulzera der Speiseröhre* beschrieben worden. DICK u. HURST vertraten schon 1942 die Ansicht, diese Ulzera seien das Resultat der Refluxösophagitis. 1950 hat BARRETT als erster eindeutig zwischen den Veränderungen der Refluxösophagitis und dem "Ulkus des Ösophagus" (= BARRETTulkus) unterschieden: Die *Refluxösophagitis* ist die Entzündung der mit Plattenepithel ausgekleideten Speiseröhre. Pathologisch-anatomisch handelt es sich um Erosionen, die radiologisch nicht nachgewiesen werden können. Endoskopisch sind dagegen meist mehrere Erosionen verschiedener Größe nebeneinander im caudalen Ösophagus darstellbar; sie breiten sich flächenhaft aus und können konfluieren, zeigen aber nie eine Tendenz zum Vordringen in die Tiefe. Entsprechend sind auch die sonst bekannten Ulkuskomplikationen nicht zu erwarten. Im Gegensatz dazu tritt das *tiefe, meist solitäre Ulcus oesophagi* ausschließlich in einem Ösophagus mit Magenschleimhaut auf (BARRETT).

Noch 1950 lokalisierte Barrett diese Ulzera in die Magenschleimhaut eines partiellen Thoraxmagens bei Brachyösophagus. Diese Interpretation hat in den folgenden Jahren erhebliche Verwirrung gestiftet. Heute dagegen ist BARRETT wie alle späteren

Untersucher davon überzeugt, daß es sich um ein Ulkus in einem mit Magenschleimhaut ausgekleideten Ösophagus handelt. Denn ebenso wie im Magen kann auch im Zylinderepithel der Speiseröhre ein Ulkus auftreten.

Die bevorzugte Lokalisation des Ösophagusgeschwürs ist der Schleimhautübergang (*"marginales Ulkus"* von SOM u. WOLF), wobei das Geschwür in einer Stenose versteckt liegen kann (RAPANT u. Mitarb.). Die Komplikationen des Ulcus oesophagi entsprechen denen des Magenulkus: massive, häufig letale Blutungen, Perforation und Penetration. Wie das Magenulkus kommt auch das Ösophagusgeschwür radiologisch als Nische oder Restfleck zur Darstellung.

Klinisch und radiologisch wird der Ösophagus mit Magenschleimhaut nur beim Auftreten von Komplikationen nachgewiesen (HEITMANN u. Mitarb., 1967). Ohne Vorliegen eines Ulcus oesophagi und/oder einer entzündlichen Striktur am Schleimhautübergang imponiert der Ösophagus sonst radiologisch normal (BARRETT, 1960). Die radiologische Verdachtsdiagnose kann jedoch auch ohne Ulcus oesophagi gestellt werden, wenn eine hochliegende Ösophagusstrictur nachgewiesen werden kann (ADLER, 1963). Nach BARRETT spricht *jede* Striktur, die mehr als 5 cm oberhalb des Hiatus oesophageus liegt, für einen Ösophagus mit Magenschleimhaut, denn selbst große Hernien überragen das Zwerchfellniveau selten mehr als 5 cm.

In den meisten Fällen ist beim Ösophagus mit Magenschleimhaut eine Hiatushernie nachweisbar (s. S. 51). Besteht eine hochgelegene Ösophagusstriktur an der *Kardia anatomica,* zeigt der oberhalb des Zwerchfells gelegene Verdauungstrakt die Kontur eines *"double sack"*, die nahezu pathognomisch für einen Ösophagus mit Magenschleimhaut ist (SOM u. Mitarb., 1957): Die obere spindelförmige Lumenerweiterung zwischen Stenose am Schleimhautübergang und der *physiologischen Grenze* zwischen Speiseröhre und Magen entspricht dem Ösophagus mit Magenschleimhaut, die untere Erweiterung entspricht einer ösophago-gastrischen Hiatushernie (Abb. 57).

## 3. Die "Pseudoösophagitis"

Von großer Bedeutung ist für die Klinik die Tatsache, daß keine einfachen Relationen zwischen gastro-ösophagealem Reflux, Schleimhautveränderungen und der Symptomatologie bestehen. Vielmehr darf heute als gesichert gelten, daß

a) nicht jeder Reflux eine Refluxösophagitis zur Folge hat und
b) die Intensität der Beschwerden nicht immer dem Grad der ösophagitischen Schleimhautveränderungen parallel geht.

GAILLARD fand bei 50% seiner Patienten ösophagoskopisch keine entzündlichen Veränderungen im terminalen Ösophagus, obwohl auch diese Patienten unter Beschwerden litten, die im allgemeinen der Refluxösophagitis zugesprochen werden. SIEGEL u. Mitarb. fanden unter 25 Patienten mit erheblichen Beschwerden und positivem Perfusionstest (s. S. 141) in 5 Fällen ein normales Schleimhautbild; umgekehrt konnten bei 5 von 10 Patienten ohne Beschwerden und mit negativem Perfusionstest ösophagoskopisch entzündliche Veränderungen im terminalen Ösophagus nachgewiesen werden. ALLISON (1951); NEMOURS-AUGUSTE (1955); LÜSCHER;

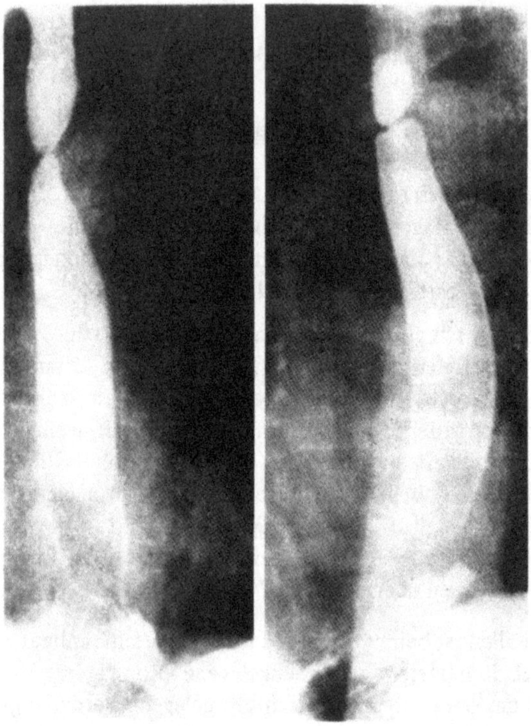

Abb. 57. Ösophagus mit Magenschleimhaut. Oberhalb des Zwerchfells sind 2 Lumenerweiterungen und 2 Ringe erkennbar: Ein stenosierender Ring an der *anatomischen* Kardia in Höhe des Aortenbogens (histologisch gesichert), ein 2. Ring an der Grenze zwischen Speiseröhre und Magen (manometrisch und röntgenkinematographisch nachgewiesen). Der stenosierende Ring in Höhe des Aortenbogens erfüllt alle Forderungen zur Diagnose: "Lower esophageal ring".
Aus HEITMANN, STRAUSZER, SAPUNAR u. LARRAIN: Gastroenterology **53**, 611 (1967).

SIEGEL u. Mitarb.; IMDAHL; BERNSTEIN u. Mitarb. (1958); ŠETKA u. Mitarb.; MAHLO (1965); ROSSETTI (1966); SKINNER u. Mitarb. (1967) und CLEMENÇON (1960) haben gleichfalls keine feste Relation zwischen Symptomatologie, endoskopischem und histologischem Befund nachweisen können.

Ein fehlendes Refluxsyndrom schließt demnach eine Refluxösophagitis nicht aus: Es können ohne weiteres entzündliche Erosionen mit einer chronischen Anämie ohne sonstige klinische Symptome vorhanden sein. Umgekehrt gibt es "eine klinisch eindeutige Reflux-"Ösophagitis" beim Fehlen endoskopischer und histologischer Zeichen einer Entzündung" (ROSSETTI, 1966). Für diese Fälle haben BERNSTEIN u. Mitarb. (1958) den Begriff der *"Pseudoösophagitis"* geprägt. Die Differentialdiagnose zwischen Ösophagitis und Pseudoösophagitis ist nur endoskopisch möglich, denn selbst bei Patienten mit einer Dysphagie ist endoskopisch häufig weder eine stenosierende Entzündung noch eine oberflächliche Refluxläsion vorhanden: Von SKINNER's 829 Patienten klagten 287 (= 35 %) über dysphagische Beschwerden, es konnte jedoch nur bei 157 Patienten (= 19%) gleichzeitig eine Stenose festgestellt werden. Daß schwerste Symptome bis zur ausgeprägten Dysphagie ohne morphologisch faßbare Veränderungen im distalen Ösophagus vorhanden sein können, ist eine Tatsache, die bis heute nur durch Motilitätsstörungen der Speiseröhre erklärt werden kann. CROSS u. Mitarb. (1957); HIGHTOWER (1957); OLSEN u. Mitarb. (1957); CREAMER u. Mitarb. (1958); KRAMER u. Mitarb. (1958); JOHNSTONE (1960); TEXTER u. Mitarb. (1962); SIEGEL u. Mitarb.; ŠETKA u. Mitarb.; KELLEY; WESTGAARD u. Mitarb. u. a. haben ausgeprägte Motilitätsstörungen der Speiseröhre, besonders in Form der nichtperistaltischen, segmentalen Kontraktionen (s. S. 17), vor allem bei Patienten mit symptomatischen Hiatushernien nachweisen können (vgl. S. 127).

ROSSETTI faßt die Ösophagitis und die Pseudoösophagitis unter dem Sammelbegriff *"Refluxkrankheit der Speiseröhre"* zusammen, denn die gemeinsame Ursache ist seiner Auffassung nach der gastro-ösophageale Reflux. U. E. ist jedoch der Begriff *"Refluxkrankheit"* wenig glücklich, denn der gastro-ösophageale Reflux ist keine Krankheit, sondern nur *Symptom* der Kardiainsuffizienz. Die ihr zugrunde liegende Krankheit ist in der Mehrzahl der Fälle ohne jeden Zweifel die Hiatushernie (vgl. Tab. 1); dementsprechend fand auch ROSSETTI 1966 als Grundlage zur Refluxkrankheit folgende prozentuale Verteilung von kardio-hiatalen Erkrankungen:

| | |
|---|---|
| Gleithernie | 78% |
| kardio-fundale Fehlbildungen | 9% |
| Mischbruch | 6% |
| Brachy-Ösophagus | 5%. |

## 4. Genese Ösophagitis und Pseudoösophagitis

Der gastro-ösophageale Reflux ist mit Sicherheit sowohl für den klinischen Beschwerdekomplex als auch für die Entstehung einer Refluxösophagitis verantwortlich. Welche Fraktionen des Verdauungssekretes: saure oder peptische Komponente des Magensaftes, Gallen- oder Pankreassekret, für die Genese der Entzündung und/oder der Symptome verantwortlich sind, wird zwar seit Jahrzehnten diskutiert, ist aber nach wie vor ungeklärt. Es besteht zwar bei Patienten mit einer Refluxösophagitis häufig eine Hyperazidität (WINKELSTEIN, 1935 und 1954; FERGUSON, 1936; TEXTER u. Mitarb., 1962; PAULSON u. Mitarb.; CASTEN u. Mitarb., 1963; MILLER u. Mitarb., 1963; GOLDMAN u. Mitarb., 1967); beispielsweise fand CASTEN (1964) bei 40 Patienten mit asymptomatischen Hiatushernien nur 5 mal (= 12%) eine Basalsekretion von mehr als 20 mÄqu/$12^h$ (Normalwert: 0 – 15 mÄqu/$12^h$), während unter 65 Patienten mit einer symptomatischen Hiatushernie bei 55 (= 84%) eine erhöhte Basalsekretion nachgewiesen werden konnte.

Daß die Salzsäure für die Genese einer Refluxösophagitis wie auch für die Genese der Beschwerden von großer Bedeutung sein kann, zeigt in gewissem Maß auch der Säureperfusionstest (s. S. 141). Mit Sicherheit ist jedoch die saure Fraktion des Magensaftes keine conditio sine qua non für die Genese einer Refluxösophagitis, denn diese kann ebenso wie die Pseudoösophagitis nicht nur bei Norm- und Hypaciden, sondern auch nach partieller und totaler Gastrektomie auftreten (DOUGLAS; BINGHAM; MCCREDIE u. Mitarb.; MCKEOWN; PALMER, 1960; NAGLER u. Mitarb., 1960; RIDER u. Mitarb.; SIEGEL u. Mitarb.; HUSSAIN; VINNIK u. Mitarb.; WALDMAN u. Mitarb.; SKINNER u. Mitarb., 1967 u. a.).

Weshalb der gastro-ösophageale Reflux im Einzelfall entweder zur Ösophagitis oder lediglich zur Pseudoösophagitis führt, ist noch unbekannt. Neben dem schädigenden Agens scheint die individuelle Widerstandskraft der Ösophagusschleimhaut von entscheidender Bedeutung zu sein (KUTSCHERA u. ZITA; ROSSETTI 1966). Letzten Endes ist ebenfalls noch unbekannt, wie im Einzelfall Symptome wie etwa Sodbrennen oder Dysphagie zustande kommen, denn nicht bei allen Patienten mit den Zeichen einer Kardiainsuffizienz ist eine Dyskinesie der Speiseröhre, sei es im tubulären Ösophagus oder im Bereich des Vestibulum, nachweisbar oder mit Hilfe eines Perfusionstestes reproduzierbar.

## IV. Die klinische Beurteilung einer radiologisch nachgewiesenen Hiatushernie; differentialdiagnostische Möglichkeiten

Wie andere Autoren, z. B. HAFTER, sind auch wir der Ansicht, daß die Symptomatologie der ösophago-gastrischen Hiatushernie so charakteristisch sein kann, daß zumindest eine Verdachtsdiagnose klinisch möglich ist. Die Analyse der Häufigkeit der wichtigsten Herniensymptome (s. S. 125) zeigt jedoch eindeutig, daß keineswegs in jedem Fall ein vollständiger Beschwerdekomplex besteht. Häufig ist die Diagnose durch die Vielzahl der Symptome, die auf andere Erkrankungen von Thorax und Abdomen hindeuten, sowie durch Begleiterkrankungen erschwert. Bei zahlreichen Patienten bestehen schließlich Grenzen in der klinischen Diagnostik, da nicht alle ihre Beschwerden klar wiedergeben können. Es sollte bei unklaren Oberbauch- und Herzbeschwerden an die Möglichkeit einer ösophago-gastrischen Hiatushernie gedacht werden, der Radiologe sollte *stets* während einer MDP nicht nur nach einem Ulkus oder Neoplasma, sondern auch nach einer weiteren radiologisch faßbaren Erkrankung des oberen Intestinaltraktes, der Hiatushernie, fahnden.

Unter den 870 Patienten, bei denen 1965 eine MDP durchgeführt wurde, war die ösophago-gastrische Hernie zum Zeitpunkt der Untersuchung in 50 Fällen einzige Ursache und in 17 Fällen Hauptgrund der Beschwerden (= 7,7%). Da die 59 entsprechenden Hernien von 1962–1964 auf 2533 untersuchte Patienten entfallen (vgl. Tab. 16), wurde in diesem Zeitraum nur in 2,3% die Hernie als Ursache der Beschwerden angesehen, d. h. in diesem Zeitraum sind wahrscheinlich zahlreiche Hernien, und zwar nicht nur asymptomatische, nicht nachgewiesen worden. Gerade dieses Ergebnis unterstreicht, daß die konsequente radiologische Suche nach ösophago-gastrischen Hernien zur Klärung unklarer Beschwerden von größter Bedeutung ist.

Ist es die Aufgabe des Radiologen, bei jeder MDP nach einer Hiatushernie zu suchen, fällt andererseits dem Kliniker die Entscheidung zu, ob die radiologisch diagnostizierte Hiatushernie asymptomatisch oder ob sie für die Beschwerden des Patienten ganz oder teilweise verantwortlich ist.

Je häufiger Hiatushernien radiologisch nachgewiesen werden, umso höher ist der Prozentsatz der klinisch *stummen* Hernien (s. S. 123); dementsprechend steigt auch die Gefahr, daß eine Hernie für Symptome verantwortlich gemacht wird, die andere Erkrankungen verursachen (KRAMER, 1965). Über einer nachgewiesenen Hiatushernie ein Ulkus zu übersehen, kann katastrophale Folgen haben. Wird ein Malignom des oberen Verdauungstraktes nicht erkannt, weil sich Kliniker und Radiologe mit dem Nachweis der Hernie und ihren Komplikationen zufriedengeben, ist der Schaden irreparabel.

U. E. gehört neben den radiologischen Nachweis einer Hiatushernie nicht zuletzt der Ausschluß eines Ulkus oder Tumors, von Dünn- und Dickdarmerkrankungen sowie von Gallen- bzw. Nierensteinen, da sonst die Aussage: ösophago-gastrische Hiatushernie, wertlos wird und zu Fehlinterpretationen der geklagten Beschwerden führen muß.

Können die Beschwerden des Patienten mit einer radiologisch nachgewiesenen Hiatushernie in Einklang gebracht und andere ätiologische Möglichkeiten ausgeschlossen werden, dürfen die geklagten Beschwerden auf die Hernie bezogen werden, vor allem dann, wenn die eingeleitete konservative Behandlung zum Erfolg führt. Bleibt der Erfolg einer konservativen Therapie aus oder bestehen von vornherein begründete Zweifel, daß die Hernie für die bestehenden Beschwerden verantwortlich gemacht werden kann, ist eine weitere ***Klärung der Pathophysiologie des distalen Ösophagus*** erforderlich. Die wichtigsten Methoden sind:

1. Motilitätsuntersuchungen,
2. die pH-Messung,
3. simultane Druck- und pH-Messung,
4. der Perfusionstest,
5. die Endoskopie,
6. spezielle radiologische Methoden.

## 1. Die diagnostische Bedeutung von Motilitätsuntersuchungen

Mit Hilfe moderner elektro-manometrischer Verfahren können Lage der Hochdruckzone und Ausmaß der Refluxbarriere beurteilt werden (vgl. S. 114 ff).

Besteht ein gastro-ösophagealer Reflux, treten gleichzeitig in vielen Fällen Störungen der Ösophagusmotilität auf. Z. B. fanden TEXTER u. Mitarb. (1962) bei 46 von 49 Patienten einen anomalen Schluckkomplex, wobei 27 Patienten (= 55 %) segmentale Kontraktionen zeigten.

Eine fehlende oder niedrige Hochdruckzone, ein extrem niedriger "yield pressure" (s. S. 117) sowie das Vorhandensein von Motilitätsstörungen im tubulären Ösophagus, vor allem in Form der segmentalen Kontraktionen, sprechen für eine Kardiainsuffizienz und einen zumindest paroxysmalen gastro-ösophagealen Reflux.

Motilitätsuntersuchungen sind im Zweifelsfall von größter differentialdiagnostischer Bedeutung, da sie eine bessere Differenzierung zwischen Patienten mit und ohne Symptomen seitens der Speiseröhre ermöglichen als jede andere Methode. Der Nachteil aller manometrischer Verfahren ist neben rein methodischen Schwierigkeiten (s. S. 117) ihr erheblicher technischer Aufwand; es sind zur genauen Abklärung im allgemeinen mehrere Druckmessungen an verschiedenen Tagen erforderlich, um hieb- und stichfeste Ergebnisse zu erzielen.

## 2. Der klinische Wert der pH-Messung

AYLWIN und FLOOD u. Mitarb. konnten durch Sekretaspiration aus der tubulären Speiseröhre bei Patienten mit Sodbrennen immer einen gastro-ösophagealen Reflux nachweisen. WEBER (1959); TUTTLE u. Mitarb. (1960, 1961); HILL u. Mitarb. (1961); MILLER u. Mitarb. (1964); FEHR u. Mitarb. u. a. führten mit Hilfe einer kleinen pH-Sonde (BECKMAN-Elektrode) kontinuierliche intraluminale pH-Messungen vom Fornix ventriculi bis in die tubuläre Speiseröhre durch. Wird die Glaselektrode zentimeterweise aus dem Magen in den Ösophagus hochgezogen, steigt beim Kardiagesunden der pH-Wert im Bereich des physiologischen Sphincters steil an, der pH-Wert in der tubulären Speiseröhre liegt dann normalerweise um 6; besteht dagegen eine Kardiainsuffizienz, können bis in Höhe des Aortenbogens oder sogar noch weiter oral, besonders im Liegen, niedrige pH-Werte registriert werden; der normalerweise vorhandene steile Anstieg in der Sphincterzone fehlt in diesen Fällen. Ein pH-Wert *unter* 4 im tubulären Ösophagus gilt als Indikator einer Kardiainsuffizienz.

## 3. Die simultane Druck- und pH-Messung

TUTTLE u. Mitarb. (1961); HILL u. Mitarb. (1961) und MORGAN u. Mitarb. haben auf die Bedeutung der *simultanen Druck- und pH-Messung* hingewiesen. Die Registrierung der Ösophagusmotilität erfolgt dabei normalerweise mit Hilfe einer einzelnen druckregistrierenden Sonde, die pH-Messung durch eine kleine, an einem Polyäthylenkatheter befestigte Glaselektrode. Wenn auch, wie MORGAN u. Mitarb. selbst einräumen, die Druckmessung mit nur einer Sonde nicht das Meßsystem aus mehreren Sonden, das an sich bei Motilitätsuntersuchungen benutzt wird, ersetzen kann, ist jedoch trotz des relativ geringen technischen Aufwands die klinische Aussagekraft hinreichend genau.

TUTTLE u. Mitarb. untersuchten 12 Patienten mit intermittierendem Sodbrennen. Die kombinierte Druck- und pH-Messung erfolgte 5 cm oberhalb des physiologischen Hiatus. Sank der pH-Wert im tubulären Ösophagus unter 4 ab, gaben die Patienten Sodbrennen an; eine gleichzeitige Veränderung der Ösophagusmotilität haben TUTTLE u. Mitarb. nicht beobachtet. Ebenso gaben auch die Patienten von MORGAN u. Mitarb. parallel zu dem registrierten Abfall des pH-Wertes heftiges Sodbrennen an, *gleichzeitig* konnten aber manometrisch kräftige segmentale Kontraktionen im Bereich des tubulären Ösophagus registriert werden (**Abb. 58**).

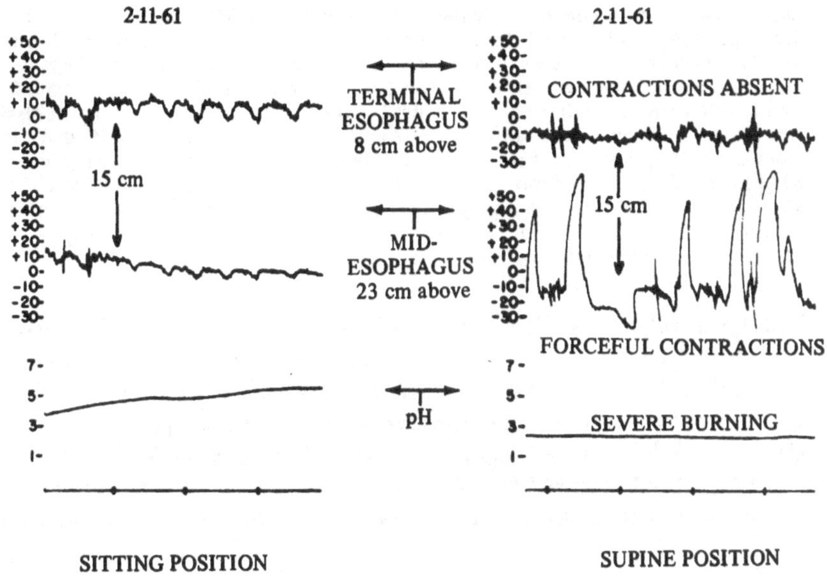


Abb. 58. Simultane pH (untere Kurve) und Druckmessung (obere Kurve) im tubulären Ösophagus bei einem Patienten mit ösophago-gastrischer Hiatushernie und stenosierender Refluxösophagitis. Infolge eines gastro-ösophagealen Refluxes fällt der pH-Wert von etwa 5 im Sitzen (links) im Liegen unter 3 ab (rechts), gleichzeitig treten Sodbrennen und segmentale Kontraktionen im tubulären Ösophagus auf.
Aus MORGAN u. HILL: J. Amer. med. Ass. **187**, 921 (1964).

Wenn auch nicht bei allen Patienten mit dem klinischen Bild einer Kardiainsuffizienz während derartiger simultaner Untersuchungen ein pH-Abfall im tubulären Ösophagus nachgewiesen werden kann, wenn auch nicht jeder pH-Abfall von segmentalen Kontraktionen begleitet wird, gehört dennoch die simultane Druck- und pH-Messung zu den subtilsten Untersuchungsverfahren, die im Idealfall einen pathologischen pH-Wert im tubulären Ösophagus und einen Reizzustand der Speiseröhre in Form der Motilitätsstörungen aufdecken kann.

## 4. Der Säureperfusionstest

BERNSTEIN u. BAKER konnten bei der Suche nach einer einfachen Methode zur Abgrenzung des ösophagealen Schmerzes von Beschwerden anderer Thorax- und Abdominalorgane nachweisen, daß eine längere Perfusion der Speiseröhre mit 1/10 n HCl bei Patienten mit den klinischen Zeichen einer Kardiainsuffizienz die gleichen Symptome auslöste, die von den Patienten auch spontan geklagt worden waren. TUTTLE u. Mitarb. (1961); TEXTER u. Mitarb. (1962); SIEGEL u. Mitarb.; ŠETKA u. Mitarb.; AFFOLTER (1966) u. a. fanden gleichfalls eine brauchbare Relation zwischen positivem Ausfall des Säureperfusionstests und den von den Patienten angegebenen Beschwerden.

Zur Untersuchung wird die zur Magensaftausheberung übliche Sonde im Sitzen zunächst bis in den Magen vorgeschoben. Nach Aspiration des Mageninhaltes wird sie bis auf 30–35 cm von den Nasenlöchern oder 25 cm von der vorderen Zahnreihe hochgezogen, damit liegt die Sondenöffnung sicher im tubulären Ösophagus. Die Perfusion erfolgt durch Anschluß der Sonde an Infusionsflaschen, die hinter dem Rücken des Patienten stehen. Zunächst erfolgt 15 bis 30 min lang die Perfusion der Speiseröhre mit einer Kontrollösung (0,9% NaCl oder 5% und 10% Glucose), dann, ohne Wissen des Patienten mit 0,1 n HCl. Treten jetzt typische und bleibende Symptome auf, gilt der Perfusionstest als positiv. Als Lösungen können neben der 1/10 n HCl auch 1/10 n NaOH, isotone Salzlösungen und sogar der eigene Magensaft benutzt werden. Die brauchbarsten Ergebnisse gibt der Perfusionstest mit 1/10 n HCl, bei anderen Perfusionslösungen nehmen die falsch positiven und falsch negativen Ergebnisse zu.

TEXTER u. Mitarb. (1962); SIEGEL u. Mitarb. und ŠETKA u. Mitarb. führten simultan Motilitätsuntersuchungen der Speiseröhre und Perfusionstest durch. Bei der Mehrzahl der Patienten mit den klinischen Symptomen einer Kardiainsuffizienz waren nicht nur die Symptome *reproduzierbar* (Perfusionstest *positiv*), sondern gleichzeitig induzierte die Säureperfusion auch *Störungen der Ösophagusmotilität.* SIEGEL u. Mitarb. fanden bei 25 Patienten in allen Fällen einen positiven Perfusionstest und beobachteten gleichzeitig drei Formen von Störungen der Ösophagusmotilität:

a) bei allen eine Zunahme des Ruhetonus der Speiseröhre,
b) bei 24 Patienten eine Zunahme von Tiefe und Dauer der Peristaltikwelle und
c) bei 23 Patienten segmentale, nicht fortschreitende Kontraktionen.

Die langsame Perfusion der Speiseröhre ist bisher die *einzige* Möglichkeit zur Reproduktion spontan geklagter Beschwerden. Vorteilhaft ist die technisch einfache Handhabung. Der Säureperfusionstest ist immer dann zu empfehlen, wenn nicht sicher ist, ob die Beschwerden ösophagealer Natur sind oder durch andere Thorax- und Abdominalerkrankungen hervorgerufen werden. Fällt der Test positiv aus, so weist dies auf eine Affektion der Speiseröhre hin, da falsch positive Ergebnisse selten sind. Der Nachweis von gleichzeitig induzierten Motilitätsstörungen erhärtet die Aussagekraft der Untersuchung.

## 5. Die Ösophagoskopie; Indikation und klinische Bedeutung

Die Endoskopie ist die einzige sichere Untersuchungsmethode zur Differentialdiagnose zwischen *Ösophagitis* und *Pseudoösophagitis* (vgl. S. 136). Als ergänzende Untersuchung ist sie vor allem bei dysphagischen Beschwerden indiziert (ROSSETTI, 1966). Eine Dysphagie darf auch bei radiologischem Nachweis einer Hiatushernie erst nach Ausschluß eines Karzinoms der Speiseröhre oder des oberen Magenteils auf die Hernie bezogen werden. Die Differentialdiagnose zwischen Kardiakarzinom und Refluxösophagitis ist röntgenologisch sowohl mit schneller Serie (MARSCH u. MAURER) oder Bildbandspeicher ( MAURER, MARSCH u. OTTO) als auch röntgenkinematographisch (JANKER; JANKER, IMDAHL u. BERNHARD) nicht immer ohne Vorbehalte möglich. (**Abb. 59** und 60). Hier ist unter Umständen die Endoskopie

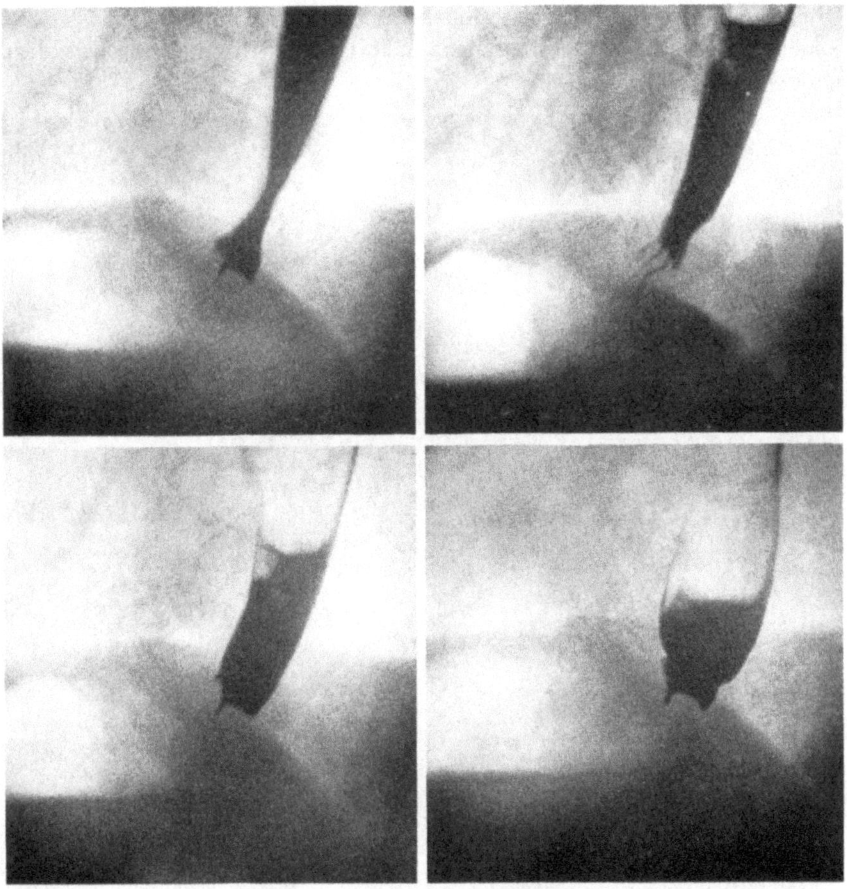

Abb. 59. Bei einem 42jährigen Mann wurde aufgrund des Röntgenbefundes an einen symptomatischen Kardiospasmus mit narbiger Refluxstenose auf dem Boden einer Kardiainsuffizienz gedacht; Operationsbefund: solides Magenkarzinom, das auf den terminalen Ösophagus übergegriffen hat.
Aus MARSCH u. MAURER: Radiol. clin. biol. (Basel) **35**, 93 (1966).

mit der Möglichkeit der Probeexzision (= PE) überlegen. Jedoch auch das negative Ergebnis einer PE läßt ein Karzinom nicht unbedingt ausschließen, da die histologische Sicherung der Diagnose umso schwieriger ist, je tiefer der Tumor sitzt: ARNDT u. Mitarb. konnten z. B. bei Kardiakarzinomen nur in 52% der Fälle einen positiven bioptischen Befund erheben. Ebenso ergibt die cytologische Untersuchung nur selten ein sicher verwertbares Resultat (VOEGELI). Daher müssen vor allem die Patienten mit dysphagischen Beschwerden *kurzfristig* radiologisch und ösophagoskopisch kontrolliert werden. Lassen die Beschwerden der Patienten infolge der eingeleiteten konservativen Behandlung nicht nach oder treten bei röntgenologischen Kontrolluntersuchungen Anzeichen für ein Neoplasma auf, muß die endgültige Klärung der

Diagnose ohne Verzug durch eine *Probethorako- oder -laparotomie* herbeigeführt werden (GÜTGEMANN; BARTELHEIMER u. MAURER; STUDER u. ROSSETTI; HELLIGER).

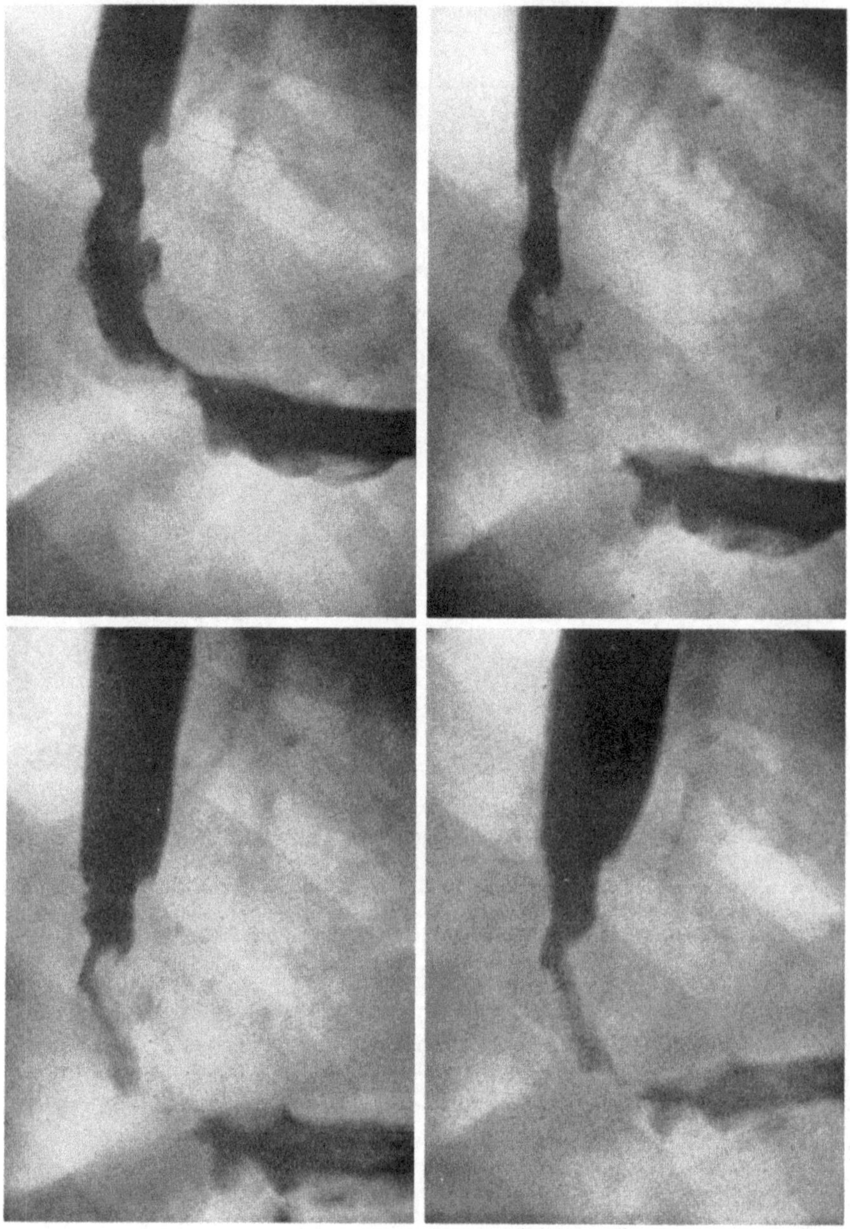

Abb. 60. Bei einem 61jährigen Patienten wurde röntgenologisch ein solides Ösophagus-Kardia-Fornix-Karzinom diagnostiziert und intraoperativ bestätigt.
Aus MARSCH u. MAURER: Radiol. clin. biol. (Basel) **35**, 93 (1966).

Im Gegensatz zur Bedeutung der Ösophagoskopie zur Differentialdiagnose: Karzinom – Ösophagitis, braucht sie als Routineeingriff nicht bei jeder radiologisch nachgewiesenen Hiatushernie eingesetzt zu werden. Die Indikation zur Ösophagoskopie sollte auf unklare Fälle und zur Beurteilung organischer Komplikationen beschränkt bleiben.

Besteht seit Jahren ein Refluxsyndrom und besteht radiologisch wie klinisch nicht der geringste Anhalt für ein Neoplasma oder für größere entzündliche Veränderungen, kann auf eine Endoskopie verzichtet werden, vor allem dann, wenn eine symptomatische Therapie zum Erfolg führt. Von allen bisher genannten Untersuchungsmethoden ist nämlich die Ösophagoskopie diejenige, die schwerwiegende Gefahren, z. B.die Perforation, in sich birgt. SKINNER u. BELSEY führten bei 1531 operierten Hiatushernien präoperativ 948 mal eine Ösophagoskopie durch, 8 mal (= 0,8%) kam es zur Perforation der Speiseröhre.

Nach STADELMANN ist diese Komplikationsrate extrem hoch; er selbst hat bei annähernd 600 Ösophagoskopien noch nie eine Perforation gesehen. Nach ROSSETTI (1966) liegt jedoch die Gefahr einer perforativen Läsion auch in geübten Händen bei 3–5°/oo; sie ist "immer vorhanden, vor allem im Zusammenhang mit einer eventuell notwendigen Probeexzision".

## 6. Der radiologische Nachweis einer Kardiainsuffizienz

Der radiologische Nachweis einer Hiatushernie ist letztlich nur der Beweis für das Vorhandensein der *Hauptursache* der Kardiainsuffizienz. Eine Aussage darüber, ob die Hernie Symptome verursacht oder nicht, ist primär nicht möglich.

Die Folge des gastro-ösophagealen Reflux kann, muß aber nicht, eine Refluxösophagitis sein. Die Diagnose "Refluxösophagitis" kann nicht immer sicher gestellt werden, da feinere Schleimhautveränderungen dem radiologischen Nachweis entgehen. Bei gröberen Veränderungen, besonders bei einer stenosierenden Ösophagitis, muß zunächst an ein Neoplasma der Speiseröhre, u.U. auch an Varizen gedacht werden. Wenn röntgenologisch Schleimhautveränderungen im unteren Ösophagus darstellbar werden, sollte aber auch das Vorliegen einer Refluxösophagitis zur Diskussion gestellt werden. Der Beweis ist dann endoskopisch möglich.

Selbst ein nachgewiesener Reflux ist nicht notwendigerweise der Ausdruck einer Kardiainsuffizienz. Kommt jedoch, und das ist die Ausnahme, im Stehen wie im Liegen ohne jeden Kunstgriff wiederholt ein *freier gastro-ösophagealer Reflux* zur Darstellung, darf dies als sicheres radiologisches Zeichen einer gestörten Kardiafunktion gewertet werden.

Häufiger als die *absolute* ist jedoch die *relative Kardiainsuffizienz* mit geschwächter, aber nicht völlig aufgehobener Verschlußfunktion. In diesen Fällen gelingt es mit Hilfe verschiedener Kunstgriffe (besondere Lagerung, extreme Atemexkursionen, manuelle Kompression u. a. m.) häufig, aber selbst bei typischem Refluxsyndrom nicht immer, einen Reflux zu provozieren (HAFTER; TEXTER u. Mitarb.; ROSSETTI). Dieser *induzierte Reflux* ist zur Beurteilung der Kardiafunktion *abzulehnen,* denn durch diese Manöver gelingt nicht nur bei relativer Kardiainsuffizienz, sondern oft auch beim Kardiagesunden die Provokation eines gastro-ösophagealen Refluxes (HAFTER; ROSSETTI).

CARVALHO und LINSMAN haben eine einfache und schnelle standardisierte Methode des Refluxnachweises beschrieben, den *"water siphonage test"*. Nach Beendigung der MDP wird der Patient aus der Rückenlage in die halbschräge Rechtsseitenlage (45°) gebracht. In dieser Lage trinkt der Patient 200 ml kaltes Wasser. Der Test gilt als positiv, wenn sich die Speiseröhre wieder spontan mit Kontrastmittel füllt.

LINSMAN führte den Test bei 1000 Patienten durch: Bei 684 Patienten ohne das Symptom Sodbrennen war der Test in 25,1% positiv, bei 316 Patienten mit Sodbrennen war der Test etwa dreimal häufiger positiv (73,7%). Wenn auch dieser Test relativ große Fehlerquellen aufweist, ist er dennoch zur Beurteilung der Kardiakompetenz brauchbarer als alle anderen nicht standardisierten Manipulationen zur Erzeugung eines Refluxes.

Radiologischerseits sollte immer dann an eine Kardiainsuffizienz gedacht werden, wenn die Motilität der Speiseröhre gestört ist (MAHLO, 1965). Vor allem die häufig nachweisbaren segmentalen Kontraktionen können, worauf MCNALLY u. KATZ 1967 erneut hingewiesen haben, nicht nur manometrisch, sondern auch radiologisch mit geeigneter Technik zur Darstellung gelangen. Voraussetzung ist die Prallfüllung des Ösophagus mit Kontrastmittel. Erfolgt die Untersuchung im Liegen, kann häufig eine geordnet ablaufende Persitaltikwelle bis in Höhe des Aortenbogens verfolgt werden, dann treten plötzlich im unteren Teil der Speiseröhre segmentale Kontraktionen auf (vgl. Abb. 9).

Ausgehend von der Tatsache, daß eine Säureperfusion der Speiseröhre bei Vorhandensein einer Kardiainsuffizienz Motilitätsstörungen induzieren kann, haben DONNER u. Mitarb. den *Breischluck mit salzsaurem Barium* empfohlen. Dabei werden 100 ml einer Standard-Bariumsulfat-Suspension mit 1 ml konzentrierter HCl (37%) gemischt; der resultierende pH-Wert ist 1,7. Bei 81 Patienten mit den Symptomen einer Kardiainsuffizienz war der Test in 90,1% positiv, bei einer Kontrollgruppe von 23 Patienten ohne Refluxsymptomen wurde dagegen röntgenkinematographisch nur einmal segmentale Kontraktionen beobachtet (4,3%).

# N. Symptomatologie der paraösophagealen und gemischten Hernien

Bei den reinen paraösophagealen Brüchen liegt, im Gegensatz zu den ösophago-gastrischen und gemischten Hiatushernien, der subphrenische Anteil des Vestibulum normotop (s. S. 46); entsprechend sind Störungen im Kardiaschlußmechanismus und damit Symptome und Komplikationen der Kardiainsuffizienz *nicht* zu erwarten.

Nach ALLISON (1951); EWANS; GANTS; NISSEN u. Mitarb. (1959); SMITH u. Mitarb.; BARRETT (1960); SCHWAIGER; WOLFF; KRAMER; SKINNER (1967); OTTO; BORST u. Mitarb. u. a. sind die bei paraösophagealen Hernien *vorherrschenden Symptome:*

1. schmerzhafte Sensationen im Oberbauch und retrosternal, meist abweichend von der Mittellinie,
2. Völlegefühl,
3. Brechreiz und Erbrechen,
4. Kurzatmigkeit und schließlich
5. pectanginöse Beschwerden.

Alle genannten Symptome treten vor allem nach den Mahlzeiten auf, nehmen in charakteristischen Fällen in Horizontallage zu und in aufrechter Position ab, da sich im Stehen der Inhalt der Hernie weitgehend in den subphrenisch gelegenen Magenteil entleeren kann.

Klinisch von besonderer Bedeutung sind Beschwerden der Hiatushernie, die primär an eine *Koronarerkrankung* denken lassen. Während die "Herzbeschwerden" bei den meisten ösophago-gastrischen Hiatushernien als präkordiale, pseudopectanginöse Beschwerden gedeutet werden müssen (s. S. 128), ist nicht auszuschließen, daß die großen paraösophagealen und gemischten Hiatushernien wie auch ein Teil der ösophago-gastrischen Hernien zu einer *reflektorischen Verminderung der Koronardurchblutung* führen können: Nach v. BERGMANN (1932) konnten DIETRICH u. SCHWIEGK nachweisen, daß die Aufblähung eines Gummiballons im Hiatus ösophagus "von einer erheblichen Verminderung bis auf zwei Drittel der Koronardurchblutung gefolgt ist"; nach späteren experimentellen Untersuchungen von MASTER u. Mitarb. (1949 und 1954); KRAMER u. Mitarb. (1955) und MORRISON u. Mitarb. ist jedoch wahrscheinlich, daß Hiatushernien in den meisten Fällen nur dann typische angina-pectoris-ähnliche Veränderungen im EKG verursachen, wenn bereits eine relative Koronarinsuffizienz vorliegt.

Mit den Ballonversuchen vereinbar sind die Einzelbeobachtungen von STÖRMER u. Mitarb. und MORRIS u. Mitarb.: STÖRMER u. Mitarb. konnten bei einer gleitenden Hiatushernie durch Kopftieflagerung Veränderungen im EKG im Sinne einer Mangeldurchblutung der Koronarien provozieren; MORRIS u. Mitarb. beobachteten dann eine Senkung der ST-Strecke, wenn die Hernie durch Kontrastmittel aufgebläht wurde.

Nach den vorliegenden Untersuchungen muß angenommen werden, daß vor allem *große* Hiatushernien echte stenokardische Beschwerden über viscero-cardiale Reflexe auslösen können. Über den Reflexweg besteht nach wie vor keine Übereinstimmung. Wegen der unmittelbaren Nachbarschaft des Vagus zum Hiatus oesophageus werden vor allem reflektorische Einflüsse des gereizten Nerven auf die Koronardurchblutung vermutet (v. BERGMANN; DIETRICH u. Mitarb.; BERNING). Gegen die Theorie vom vago-vagalen Reflexweg spricht jedoch nach BLOOM, daß andere Zeichen der Vagusreizung, wie etwa eine Abnahme der Herzfrequenz, bisher nie nachgewiesen werden konnten; seines Erachtens nach könnte der Reflexweg auch über sympathische Fasern im N. phrenicus verlaufen.

Die *gemischte Hernie* enthält sowohl eine paraösophageale als auch eine ösophagogastrische Komponente (s. S. 47); dementsprechend sind bei dieser Hernienform die Symptome *beider* Anteile vermischt nachweisbar.

Bei 10 unserer 315 Patienten wurde eine paraösophageale, bei 8 eine gemischte Hiatushernie diagnostiziert (s. Tab. 4). Bei 6 der 10 Patienten mit paraösophagealer Hiatushernie waren keine Symptome der Kardiainsuffizienz nachweisbar, bei den übrigen 4 Patienten entsprach die Symptomatik der einer gemischten Hiatushernie. In diesen Fällen liegt nahe, daß hier in Wirklichkeit keine reine paraösophageale, sondern eine *"atmungsbedingt intermittierend gemischte Hernie"* (IMDAHL) vorgelegen hat (s. S. 49).

Die im allgemeinen großen paraösophagealen und gemischten Hiatushernien sind meist, jedoch nicht immer, mit einem subjektiven Beschwerdekomplex behaftet. Sie können jedoch auch asymptomatisch sein und erst eingetretene Komplikationen veranlassen dann den Patienten, einen Arzt aufzusuchen (WOLFF). Hauptsymptom und wohl häufigste Komplikation einer paraösophagealen Hernie kann eine chronisch rezidivierende oder chronische *Anämie* sein, die oft schon lange Zeit vor dem Nachweis der Hernie symptomatisch behandelt wurde (NISSEN u. ROSSETTI, 1959). Sind die Blutungen bei ösophago-gastrischen Hernien meist auf eine Refluxösophagitis zurückzuführen (s. S. 131), entstehen sie bei den para-ösophagealen Hernien infolge einer venösen Stauung durch den strangulierenden Hiatus: "Die blutgefüllte, chronisch entzündete Schleimhaut neigt zu Sickerblutungen", auch können, vor allem in Höhe des verengten Bruchringes, Erosionen, seltener auch Ulzera, vorhanden sein (NISSEN u. ROSSETTI).

Die paraösophagealen Hernien zeigen die *Tendenz zur Vergrößerung* (BEARDSLEY; SCHWAIGER; HAASTERT). Damit verbunden ist eine Rotation des Magens um seine Längsachse. Das Endstadium kann der sogenannte "upside-down-stomach", die extreme Variante der paraösophagealen Hernie, sein: Der Magen ist nahezu vollständig intrathorakal verlagert, die große Kurvatur liegt oral, die kleine aboral; Pylorus und Kardia nähern sich einander, bleiben aber unterhalb des Hiatus fixiert.

Mit der Größenzunahme der Hernie und der Rotation des Magens um seine Längsachse können auch andere Abdominalorgane: Großes Netz, Quercolon, Milz, intrathorakal verlagert werden, gleichzeitig nimmt dann auch die Möglichkeit der *Passagestörung* und die Gefahr einer *Einklemmung* erheblich zu. Zwar ist eine akute

Strangulation wegen der Weite des Bruchsackes eher selten, chronische Passagestörungen sind jedoch bei paraösophagealen und gemischten Hiatushernien die Regel (NISSEN u. ROSSETTI).

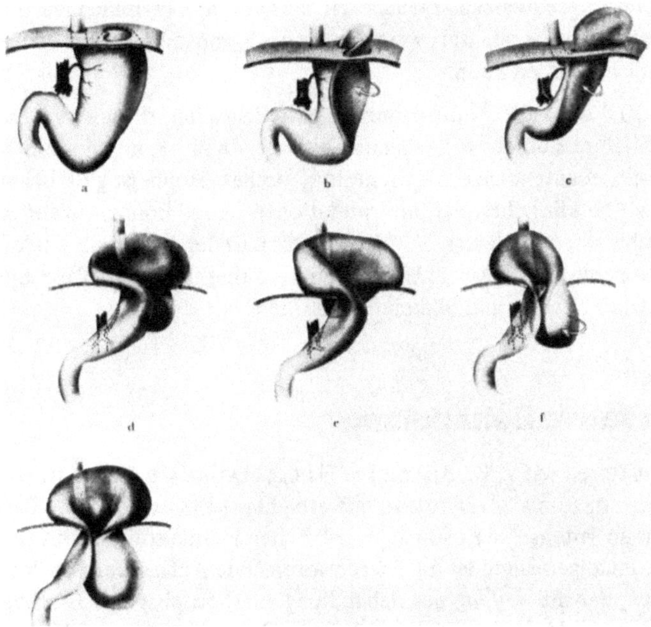

Abb. 61. Schematische Darstellung der Strangulation einer paraösophagealen Hiatushernie. a) Normale Lagebeziehungen zwischen Ösophagus, Magen, Duodenum, Zwerchfell und A. gastrica sinistra, b) und c) mit der Größenzunahme der Hernie werden die oberen 2/3 der großen Curvatur um 180° gedreht, d) "upside-down-stomach" mit chronischer Passagestörung, e) und f) durch Zurückschlüpfen größerer Fornix- und Fundusanteile ins Abdomen entsteht eine spitzwinklige Abknickung im Antrumbereich mit akuter kompletter oder partieller Passagebehinderung, f) und g) durch eine zunehmende Fornixrotation entsteht eine 2. komplette oder inkomplette Passagebehinderung an der Grenze zwischen proximalem und mittlerem Drittel des Magens.
Aus LARSON, LARSON u. DORSEY: Surg. Gynec. Obstet. **119**, 835 (1964).

Neben Blutung und chronischer Passagestörung stellen die *akute Strangulation und Inkarzeration* die schwerste Komplikation der paraösophagealen und gemischten Hernien dar. In etwa 40% aller mitgeteilten Beobachtungen führte dieses akute Ereignis ad exitum, nicht zuletzt deshalb, weil klinisch meist und vor allem an einen Herzinfarkt gedacht wurde (NISSEN u. ROSSETTI, 1959; SELLORS u. Mitarb.; BOSHER u. Mitarb., 1960; BEARDSLEY u. Mitarb., 1964; CULVER u. Mitarb.; MCDONALD; ROSSETTI, 1966; HOFFMAN). Die Ursache der akuten Passagestörung ist, wie LARSON u. Mitarb. zeigen konnten, weniger der strangulierende Hiatus als die zunehmende Volvulusbildung (s. **Abb. 61**).

# O. Therapie der Hiatushernien

Therapeutische Konsequenzen ergeben sich aus dem radiologischen Nachweis einer ösophago-gastrischen Hernie nur, wenn sie für die Symptome des Patienten verantwortlich gemacht werden kann.

In etwa 30–50% der Fälle ist die ösophago-gastrische Hiatushernie *asymptomatisch* (s. S. 127); hier erübrigt sich jegliche Therapie, da mit Komplikationen nicht zu rechnen ist. Bedeutend sind die asymptomatischen ösophago-gastrischen Hernien insofern, als sie zu klinischen Fehlinterpretationen führen können. Wenn kein eindeutiger Beschwerdekomplex (s. S. 125 ff) besteht, ist der Ausschluß einer unter Umständen wichtigeren Erkrankung: Ulkus, Tumor, Leber- u. Gallenaffektionen, Erkrankungen von Pankreas und Nieren unerläßtlich.

## I. Konservative Behandlung

Nur wenige Autoren wie z. B. BLADES u. HALL; MAURER u. KEIRLE; HUMPHREYS, FERRER u. WIEDEL und SCHWAIGER vertreten heute die Ansicht, alle Patienten mit Symptomen seitens einer ösophago-gastrischen Hernie sollten chirurgisch behandelt werden. Im allgemeinen ist die übereinstimmende Auffassung von Internisten und Chirurgen, daß *am Anfang* der Behandlung einer ösophago-gastrischen Hiatushernie *konservative Maßnahmen* stehen sollten. Durch konservative Maßnahmen kann zwar die Hernie nicht beseitigt werden, es können aber die Symptome der Kardiainsuffizienz vermindert oder behoben werden. *Erfolgversprechend sind:*

1. alle Maßnahmen, die zur *Verminderung des gastro-ösophagealen Refluxes* führen. Dies ist möglich durch Beseitigung aller Umstände, die zu einer Erhöhung des gastro-ösophagealen Druckgradienten führen. So kann z. B. eine Gewichtsabnahme bei Adipösen und die Regulierung der Darmtätigkeit bei Hernienträgern mit chronischer Obstipation als therapeutische Maßnahme schon voll ausreichend sein (ÖHNELL, 1926). Ähnlich kann Beseitigung eines Meteorismus oder eines chronischen Hustens sowie die Vermeidung beengender Kleidungsstücke den gastro-ösophagealen Reflux erheblich vermindern. Auch sollen die Patienten angehalten werden, kleinere, dafür häufigere Mahlzeiten unter Vermeidung blähender oder übermäßig gewürzter Speisen, einzunehmen; vor allem die Abendmahlzeit soll nicht voluminös sein und mindestens eine Stunde vor dem Schlafengehen eingenommen werden. Da vor allem die Horizontallage eine Zunahme der thoraco-abdominalen Druckdifferenz und damit die Zunahme der Refluxgefahr bedeutet, sollen die Patienten möglichst in leicht aufgerichteter Position (Erhöhung des Kopfteiles des Bettes) schlafen.
2. *Medikamentös* gleicht die Therapie der eines Ulkuskranken: "Antacida, Sedativa und Spasmolytica beseitigen meist die Beschwerden innerhalb von wenigen Tagen" (HAFTER, 1959).

3. Die *Aufklärung* der Patienten über die Gutartigkeit des Krankheitsbildes: Nach HAFTER (1959); DEMOLE; ROSSETTI (1966) u. a. trägt sie schon wesentlich zur Minderung der Beschwerden der Patienten bei, die mit der Angst vor einer Ulkus- oder Krebserkrankung oder einer Herzschädigung den Arzt aufsuchen.

Durch diese und ähnliche konsequent durchgeführte Maßnahmen werden die *meisten* Patienten mit ösophago-gastrischer Hiatushernie beschwerdefrei (HAFTER: 90%). Bleiben jedoch die Symptome intensiv und sind die Beschwerden durch konservative Maßnahmen nur wenig beeinflußbar, besteht bei diesen *therapierefraktären* ösophago-gastrischen Hiatushernien, wie bei allen paraösophagealen und gemischten Hernien, die Indikation zur Operation (MOBLEY u. Mitarb.; HARRINGTON, 1955; GANTS; PHEAR; ÜBERMUTH; SCHLEGEL; KUTSCHERA u. Mitarb.; REITTER u. Mitarb.; BEARDSLEY; CROSS u. Mitarb., 1959; HAFTER, 1959; DEMOLE; CORNETT; KUNTZEN; BLAHA; REX u. Mitarb.; IMDAHL; CROZIER u. Mitarb.; MENSH; HAFTER, 1965; KRUPP u. Mitarb.; ROSSETTI, 1966; SKINNER u. Mitarb., 1967; HAMELMANN u. Mitarb.; URSCHEL u. Mitarb.).

## II. Chirurgische Behandlung

So unnötig es wäre, jede ösophago-gastrische Hernie zu operieren, so falsch wäre es, bei Patienten mit nicht beeinflußbaren Symptomen die Operation nicht zu veranlassen. Zwar besteht bei den meist kleinen ösophago-gastrischen Hernien keine Gefahr der Inkarzeration, jedoch kann das Chronischwerden der Refluxösophagitis zu irreversiblen Schäden des Ösophagus führen (vgl. S. 132).

An anderer Stelle wurde ausführlich dargestellt, daß die ösophago-gastrischen Hiatushernien weniger ein anatomisches als vielmehr ein pathophysiologisches Problem darstellen (s. S. 113). Entsprechend kann eine einfache *Herniotomie* nicht hinreichend das Hauptproblem der ösophago-gastrischen Hiatushernie: die partielle oder totale Kardiainsuffizienz, beseitigen. Das Ziel einer Operation muß die *Wiederherstellung einer normalen Kardiafunktion* sein, eine Forderung, die bei alten Operationsmethoden auf Grund der mangelnden Kenntnis über den Kardiaschlußmechanismus zu wenig berücksichtigt wurde. Dabei wurde vor allem der Zwingeneffekt des Zwerchfells früher sicher überbewertet. Dementsprechend liegt das Schwergewicht der klassischen Operationsmethoden von ALLISON; HARRINGTON und SWEET mit ihren zahlreichen Modifikationen auf der Verengung des Hiatus, wobei die Pars abdominalis oesophagi am Hiatus fixiert wurde. Die Möglichkeit der operativen Einengung des Hiatus oesophageus sind jedoch begrenzt, da ein zu enger Hiatuskanal zur Dysphagie führen kann (JOHNSRUD). Entsprechend sind die mit diesen Verfahren erzielten Operationsresultate höchst unbefriedigend, die Rezidivquote liegt je nach Statistik und Beobachtungszeit zwischen 4 und 40%, (BEARDSLEY: 4%; ANDERSON: 18–33%; EDWARDS u. Mitarb.: 33%; BORGESKOW u. Mitarb.: 35%; SOUTTER: 14–40%; HALLGRIMSSON u. Mitarb.: 29–38%).

"Noch höher als der Prozentsatz der röntgenologisch dokumentierten Bruchrezidive liegt die Quote der klinischen Versager" (NISSEN u. ROSSETTI, 1959). So konnten BORGESKOW u. Mitarb. 2 1/2 bis 12 Jahre nach Durchführung einer Herniotomie nach ALLISON durch direkte Befragung von 55 Patienten ermitteln, daß in 44% der Fälle keine Besserung des präoperativen Beschwerdebildes eingetreten war.

Eine bessere Prognose als die klassischen Operationsmethoden schien zunächst die von NISSEN und BOEREMA unabhängig voneinander inaugurierte *"Gastropexie"*: Fixation des straff gespannten Magens an der vorderen Bauchwand, zu haben; BOEREMA u. GERMS beobachteten postoperativ nur in 7% ein Rezidiv. NISSEN u. ROSSETTI berichteten 1959 über 40 mit einer Gastropexie behandelte Patienten: 33 mal kam es zur klinischen und radiologischen Heilung (= 82%), von den 7 radiologisch gefundenen Rezidiven (= 18%) waren 4 asymptomatisch. In einer späteren Kontrollserie von KRUPP u. ROSSETTI stieg jedoch die Anzahl der Rezidive nach einer Gastropexie auf 35% an. Die *Spätresultate der Gastropexie liegen demnach in der Größenordnung der klassischen Operationsmethoden.* Daher wurde dieses technisch einfache Verfahren von NISSEN u. ROSSETTI zur operativen Behandlung einer ösophago-gastrischen Hiatushernie wieder verlassen (ROSSETTI, 1966).

Technisch schwieriger ist die von NISSEN u. ROSSETTI (1959) ausführlich beschriebene *Fundoplicatio*: die manschettenförmige Umhüllung des terminalen Ösophagus mit der Fornix ventriculi (s. b. NISSEN u. ROSSETTI, 1959). Unter 105 mit einer Fundoplicatio behandelten Patienten fanden KRUPP u. ROSSETTI nur viermal ein Rezidiv (= 4%). Damit ist heute die Fundoplicatio zur operativen Behandlung einer ösophago-gastrischen Hiatushernie die *Methode der Wahl.*

Sowohl die Gastropexie als auch die Fundoplicatio haben im Gegensatz zu den klassischen Operationsmethoden nichts mehr mit einer Herniotomie gemeinsam. BOEREMA u. GERMS haben zwar noch eine Verengung des Hiatus bei ihrer "Gastropexia geniculata anterior" vorgeschlagen (vgl. auch HALLGRIMSSON, THORARINSSON u. HALLGRIMSSON und KONRAD u. MAURER); NISSEN verzichtet auf jede Manipulation bei ösophago-gastrischen Hernien am Hiatus. Nur bei paraösophagealen Brüchen führt er bei großer Bruchpforte einen Verschluß durch einige Nähte durch.

Ziel beider Operationsmethoden sind nicht der Verschluß der Bruchpforte oder die Resektion des Bruchsackes, der Bruchsack bei paraösophagealen Hernien fällt postoperativ ohnehin der Schrumpfung anheim, sondern vor allem die Herstellung einer spitzwinkligen Einmündung der Speiseröhre in den Magen (NISSEN u. ROSSETTI, 1959; IMDAHL; MAURER u. KONRAD u.a.).

Nach den vorliegenden Untersuchungsergebnissen über den Kardiaschlußmechanismus nehmen wir wie IMDAHL u. a. nicht an, daß die Erfolge der genannten Operationsmethoden vornehmlich auf der Wiederherstellung eines Ventils, sondern vor allem auf der Wiederherstellung einer Pars abdominalis oesophagi beruhen (s. S. 36).

Die *Operation* einer Hiatushernie ist nach NISSEN u. ROSSETTI, 1959; IMDAHL, 1963; ROSSETTI, 1966 u. a. indiziert bei:

1. allen *paraösophagealen* und *gemischten Hiatushernien* auch im symptomlosen Stadium wegen der Gefahr der lebensbedrohlichen Komplikationen, vor allem der akuten Strangulation und Inkarzeration. Die Methode der Wahl ist die Gastropexie bei gleichzeitiger Einengung der Bruchpforte.
2. alle *ösophago-gastrischen Hiatushernien,* bei denen eine konsequent durchgeführte konservative Therapie nicht zur Beseitigung der Beschwerden führt oder bei denen bereits schwere organische Komplikationen an der Speiseröhre eingetreten sind. Hier ist die technisch einfache Gastropexie nur bei Risikopatienten diskutabel. Die Methode der Wahl zur operativen Behandlung einer ösophago-gastrischen Hiatushernie ist heute die Fundoplicatio mit ihren erheblich besseren Spätresultaten. Die Mortalität beim abdominalen Vorgehen beträgt 1,1%, transthorakal 16,6% (KRUPP u. ROSSETTI).

Die *Genese der Ösophagitis und der Pseudoösophagitis* ist in zahlreichen Punkten wenig geklärt (s. S. 137). Mit Sicherheit stellt sie ein *multifaktorielles Problem* dar. Das Zentralproblem ist die Kardiainsuffizienz, die durch die Fundoplicatio beseitigt werden soll. Im Einzelfall muß jedoch bei ausgedehnter Refluxösophagitis diskutiert werden, ob die Operation nicht erweitert werden muß.

Nach BERMAN u. Mitarb. sind für die Genese der Refluxösophagitis (= I) *"physiologische Faktoren"* (= D, T, R) und *"anatomische Faktoren"* (= a, b, c, d) verantwortlich, ausgedrückt in der Formel:

$$\frac{D + T + (a+b+c+d)}{R} = I$$

*Physiologische Faktoren:*

D = Verdauungssekret
T = Zeit
R = Schleimhautresistenz

*Anatomische Faktoren:*

a = Hiatushernie
b = weiter Hiatus oesophageus
c = Verlust des HIS'schen Winkels
d = Pylorospasmus oder -stenose
I = *Entzündung*

Daher fordern BERMAN u. Mitarb. zur operativen Behandlung der Refluxösophagitis in jedem Fall die Durchführung der *"Balanced procedure"*, ein Operationsverfahren, das in 5 Schritten alle für die Genese der Refluxösophagitis verantwortlichen Faktoren beeinflussen soll:

1. Reposition der Hernie (a),
2. bilaterale Vagotomie (D+T),

3. Einengung des Hiatus oesophageus (b),
4. Ösophago-gastropexie (c) und
5. Pyloroplastik (d).

Wenn auch bei der Genese der Refluxösophagitis den "anatomischen" und "physiologischen" Faktoren eine bedeutende Rolle zugesprochen werden muß, als Routineverfahren erscheint die "Balanced procedure" doch als ein zu großer operativer Eingriff. Die von BERMAN u. Mitarb. aufgestellte Formel ist jedoch bestechend, denn sie enthält die Faktoren, die *im Einzelfall* für das Gelingen einer Operation entscheidend sein können. Besteht etwa eine ausgeprägte *Pylorusstenose,* so erscheint die Kombination der Fundoplicatio mit einer Magendrainageoperation zur Vermeidung von Sekretstauungen sinnvoll. Besteht eine ausgeprägte *Hyperchlorhydrie* und sind in der Anamnese rezidivierende Duodenalulzera nachweisbar, kann im Einzelfall an die Verminderung der säureproduzierenden Schleimhaut mit oder ohne Vagotomie gedacht werden. In diesem Sinne wird eine bilaterale Vagotomie mit Pyloroplastik von CASTEN u. Mitarb.; ERSKINE; MILLER u. Mitarb. u. a. empfohlen. Jedoch nicht immer verbessern die Versuche zur Verminderung der Hyperazidität die Operationsergebnisse, erhöhen aber mit Sicherheit das Operationsrisiko (EDWARDS u. Mitarb., 1964).

Auch beim *erworbenen Brachyösophagus,* bei dem postoperativ eine Normalfunktion des Vestibulum nicht zu erwarten ist, kann eine Pyloroplastik mit oder ohne Vagotomie zu brauchbaren Resultaten führen (PAYNE u. Mitarb., 1963); besteht jedoch eine hochgradige Verkürzung mit Strikturbildung, führt nach PAYNE u. Mitarb. (1964) nur die Hemigastrektomie mit bilateraler Vagotomie zu überzeugenden Resultaten.

Uns scheint vertretbar, im besonders gelagerten Fall die Funoplicatio mit magendrainierenden und sekretionsvermindernden Verfahren zu kombinieren. Diese Ergänzungsoperationen sind jedoch als Routinemaßnahmen zur operativen Behandlung einer ösophago-gastrischen Hiatushernie ebenso wie die "Balanced procedure" abzulehnen, da sie "eine Inbalance der Physiologie des ganzen oberen Verdauungstraktes verursachen" können (CROSS, 1964). Nach CROSS wie auch nach ROSSETTI reicht bei der großen Mehrzahl aller Patienten die *Wiederherstellung der normalen anatomischen Verhältnisse* zur Beseitigung der Refluxösophagitis völlig aus.

# Schlußfolgerung

Unsere Untersuchungen haben ergeben, daß die meist kleinen ösophago-gastrischen Hiatushernien in jedem Lebensalter und bei beiden Geschlechtern häufiger vorkommen als allgemein angenommen wird. Die großen paraösophagealen und gemischten Hiatushernien sind vergleichsweise selten.

Die Hiatushernie wird häufig als Begleiterkrankung anderer Erkrankungen in Thorax und Abdomen gefunden; nicht zuletzt deshalb und wegen ihrer zum Teil fehlweisenden Symptomatik, z. B. im Sinne pektanginöser Beschwerden, ist ihre klinische Diagnose erheblich erschwert.

Die meisten Herniensymptome sind unspezifisch, nur wenige, z.B. lageabhängige Beschwerden, lassen die klinische Verdachtsdiagnose Hiatushernie zu. Wegen der Unspezifität der Herniensymptome liegt das Schwergewicht der Diagnostik bei der Röntgenuntersuchung, die bei geeigneter Technik auch sehr kleine Hernien zur Darstellung bringen kann. Voraussetzung zur sicheren Beurteilung der Röntgenaufnahmen sind neben einer genauen Kenntnis der Anatomie des Kardiagebietes die Berücksichtigung der Physiologie des terminalen Ösophagus.

Durch Bildbandspeicher, Serienaufnahmen (bis zu 6 Bildern/sec) und Röntgenkinematographie wurde die Unterscheidung zwischen flüchtigen, schluckaktbedingten Funktionsphasen des Vestibulum und kleinen ösophago-gastrischen Hiatushernien verfeinert und wesentlich erleichtert; dabei erscheint uns die Beobachtung der von WOLF und HAFTER beschriebenen "Ringe" nicht so wesentlich wie die Beobachtung der Funktionsphasen des Vestibulum gastro-oesophageale.

U. E. muß bei jeder Röntgenuntersuchung des oberen Magen-Darmtraktes unabhängig von Alter und Geschlecht des Patienten neben bestimmten Formen der Gastritis, Ulkus und Tumor nach der Hiatushernie gefahndet werden, da die Untersuchung sonst unvollständig bleibt und fehlleitend sein kann. So können fortbestehende Beschwerden nach einer Magenresektion wie auch eine Anzahl der Beschwerden des sogenannten Postcholecystektomie-Syndroms u.a. häufig auf eine präoperativ nicht erkannte Hiatushernie zurückgeführt werden. Andererseits ist vor dem alleinigen Nachweis einer Hiatushernie ohne Ausschluß anderer und eventuell bedeutenderer Erkrankungen in Thorax und Abdomen zu warnen. Es kann nicht genug betont werden, daß für die Genese der Hiatushernien neben angeborenen Anomalien der Fixationseinrichtungen des terminalen Ösophagus pathologische intrathorakale und insbesondere intraabdominale Prozesse entscheidend sind, d.h. die Hiatushernie ist meist eine Zweitkrankheit im Sinne v.BERGMANN's. Entsprechend sollte stets bei einer radiologisch nachgewiesenen Hiatushernie nach einer Primärerkrankung gesucht werden, zumal die wirksamste Therapie der durch die Hernie bedingten Beschwerden die Beseitigung der eventuell faßbaren Ursache ist.

# Schlußwort

Das Problem der Hiatushernie hat für die Klinik in den vergangenen Jahren eine zunehmende Bedeutung gewonnen, vor allem als zweite Erkrankung (v. BERGMANN) und auf Grund ihrer wohl wichtigsten Komplikation, der Refluxösophagitis. Von der ersten zusammenfassenden Monographie von ÅKERLUND, ÖHNELL u. KAY bis zu den heutigen Kenntnissen über den Verschlußmechanismus des Magens gegen den Ösophagus mußte eine lange Wegstrecke zurückgelegt werden. Dabei zeigte es sich, daß die Kenntnisse über diesen Verschlußmechanismus auf Grund der anatomischen Kenntnisse unzureichend waren und durch Arbeiten von Chirurgen, Physiologen, Gastroenterologen und Röntgenologen erheblich ergänzt und erweitert werden mußten. Eine vollständige Abklärung ist jedoch bis heute nicht erreicht worden.

Die vorliegende Monographie ist auf Grund zahlreicher Fragen und Diskussionen, vor allem an den Chirurgischen Universitätskliniken in Bonn und Düsseldorf, entstanden, die uns gezeigt haben, welche Bedeutung Physiologie und Pathophysiologie einerseits für die radiologische Diagnostik und andrerseits für die chirurgische Behandlung einer Hiatushernie haben. Gerade die Diskussion der verschiedenen operativen Methoden zur Wiederherstellung der Funktion des physiologischen Sphincters (Vestibulum gastro-oesophageale) zeigen, daß dabei die unterschiedlichsten Theorien und auch Hypothesen über eben diesen Mechanismus zum Ausgangspunkt des operativen Handelns gemacht werden. Für die Röntgendiagnostik ist die Kenntnis der Physiologie und Pathophysiologie im Bereich des terminalen Ösophagus, insbesondere des Vestibulum gastro-oesophageale (LERCHE) besonders dann von Bedeutung, wenn es gilt, kleine Hiatushernien und einen gastro-ösophagealen Reflux (ohne Hernie) abzuklären, denn vom Ergebnis dieser Untersuchung wird häufig der Entschluß zu einer Operation und ihrer Taktik (abdominal, thorakal, abdomino-thorakal) mit all ihren Konsequenzen für den Patienten abhängig gemacht.

Die endgültige Bewertung einer radiologisch nachgewiesenen Hiatushernie obliegt dem Internisten bzw. dem Gastroenterologen, der über ihre Behandlungsbedürftigkeit im Zusammenhang mit den Ergebnissen seiner klinischen und biochemischen Untersuchungen entscheidet. Im Zweifelsfalle wird die Differenzierung zwischen klinisch stummer und symptomatischer Hiatushernie durch weitere Analysen wie Perfusionstest und pH-Messung möglich sein. Nur in Ausnahmefällen werden zur sicheren Differenzierung die technisch aufwendigen und mit einer relativ großen Fehlerbreite behafteten elektromanometrischen Verfahren erforderlich sein.

Am Ende unserer Arbeit möchten wir allen, die zum Gelingen beigetragen haben, danken, ganz besonders aber den MTA D. FRIELINGSDORF, K. LÜDERS, M. LÜDERS, M. STENGER und E. VLEUGELS, Bonn sowie I. HERMANNS, J. KORTE, S. KÜSTER, M. BIER und E. SCHWIERCZENA.

# Literaturverzeichnis


ABRAMS, L. and D. HEATH: Lower oesophagus lined with intestinal and gastric epithelia, Thorax **20,** 66 (1965).

ADLER, R.H., C.N. FIRME and J.M. LANIGAN: A valve mechanism to prevent gastro-esophageal reflux and esophagitis, Surgery **44,** 63 (1958).

ADLER, R.H.: The lower esophagus lined by columnar epithelium. Its association with hiatal hernia, ulcer, stricture and tumor, J. thorac. Surg. **45,** 13 (1963).

ADLER, R.H. and N.Y. BUFFALO: Congenital esophageal webs, J. thorac. Surg. **45,** 175 (1963).

AFFOLTER, H.: Beitrag zur Pathophysiologie des gastro-ösophagealen Verschlusses bei Hiatusgleithernien, Gastroenterologia (Basel) **102,** 211 (1964).

AFFOLTER, H.: Die Rolle der Säureperfusion in der Diganostik der Reflux-Ösophagitis, Gastroenterologia (Basel) **106,** 157 (1966).

ÅKERLUND, Å.: Hernia diaphragmatica hiatus oesophagei; vom anatomischen und röntgenologischen Gesichtspunkt, Acta radiol. (Stockh.) Suppl. **6,** 3 (1926).

ÅKERLUND, A.: Zur Frage der "reponiblen Hiatushernien", Dtsch. med. Wschr. **58,** 1713 (1932).

ALDRIDGE, N.H.: Transmigration of the lower esophageal mucosa, Radiology **79,** 962 (1962).

ALLISON, P.R.: Reflux esophagitis, sliding hiatal hernia, and the anatomy of repair, Surg. Gynec. Obstet. **92,** 419 (1951).

ALLISON, P.R. and A.S. JOHNSTONE: Oesophagus lined with gastric mucous membrane, Thorax **8,** 87 (1953).

ALLISON, P.R.: Observations on a conservative approach to nonmalignant lesions at the cardia, J. thorac. Surg. **32,** 150 (1956).

ALMÁSSY, G. und B. GALAMB: Neue Angaben über die Kardiafunktion, Radiol. diagn. (Berl.) **5,** 581 (1964).

ALMÁSSY, G., J. BIRTHLER und B. GALAMB: Weitere Angaben über den Funktionsmechanismus des ösophagogastrischen Überganges, Radiol. diagn. (Berl.) **6,** 157 (1965).

ANDERS, H.E. und E. BAHRMANN: Über die sogenannten Hiatushernien des Zwerchfells im höheren Alter und ihre Genese, Ztschr. klin. Med. **122,** 736 (1932).

ANDERSON, H.N., K.J. MAY jr., G.P. STEINMETZ, M. OFSTUN, H.G. HARRISON, R.M. LEYSE and D.H. DILLARD: The lower esophageal intrinsic sphincter and the mechanism of reflux: Experimental observations supporting a new concept, Ann. Surg. **166,** 102 (1967).

ANTOINE, M., H.P. STEHLIN, J.J. CREUSOT et Mme. TRÉHEUX: A propos du reflux gastro-oesophagien, J. Radiol. Électrol. **37,** 662 (1956).

ARNDT, H.L. und K.D. v.SCHNAKENBURG: Ergebnisse der Oesophagoskopie beim Speiseröhrenkrebs, HNO (Berl.) **15,** 71 (1967).

ASTLEY, R. and I.J. CARRÉ: Gastro-oesophageal incompetence in children with special reference to minor degrees of partial thoracic stomach, Radiology **62,** 351 (1954).

ATKINSON, M., D.A.W. EDWARDS, A.J. HONOUR and E.N. ROWLANDS: The oesophagogastric sphincter in hiatus hernia, Lancet **273,** 1138 (1957).

ATKINSON, M., D.A.W. EDWARDS, A.J. HONOUR and E.N. ROWLANDS: Comparison of cardiac and pyloric sphincters. A manometric study, Lancet **273,** 918 (1957).

ATKINSON, M., D.A.W. EDWARDS, A.J. HONOUR and E.N. ROWLANDS: Gastro-oesophageal reflux in hiatus hernia, Gastroenterologia (Basel) **89,** 340 (1958).

ATKINSON, M. and M.D. SUMERLING: The competence of the cardia after cardiomyotomy, Gastroenterologia (Basel) **92,** 123 (1959).

AYLWIN, J.A.: Physiological basis of reflux oesophagitis in sliding hiatal diaphragmatic hernia, Thorax **8,** 38 (1953).

BAKER, J.W.: Diskussionsbemerkung. In: C.T. BOMBECK, D.H. DILLARD, L.M. NYHUS: Muscular anatomy of the gastroesophageal junction and role of phrenicoesophageal ligament, Ann. Surg. **164,** 643 (1966).

BARONOFSKY, I.D. and F.D. HANKINS: Esophageal hiatus hernia. An alimentary tract problem, Amer. J. Surg. **105,** 2 (1963).

BARRETT, N.R.: Chronic peptic ulcer of the oesophagus and "Oesophagitis", Brit. J. Surg. **38**, 175 (1950).

BARRETT, N.R.: Hiatus hernia. A review of some controversal points, Brit. J. Surg. **42**, 231 (1954).

BARRETT, N.R.: The lower esophagus lined by columnar epithelium, Surgery **41**, 881 (1957).

BARRETT, N.R.: Benign stricture of the lower oesophagus, Proc. Roy. Soc. Med. **53**, 399 (1960).

BARRETT, N.R.: Hiatus hernia, Brit. med. J. II, 247 (1960).

BARRETT, N.R.: Benign stricture in the lower esophagus, J. thorac. Surg. **43**, 703 (1962).

BARRETT, N.R.: Achalasia of the cardia: Reflections upon a clinical study of over 100 cases, Brit. med. J. I, 1135 (1964).

BARTELHEIMER, H. und H.-J. MAURER (Hrsg.): Diagnostik der Geschwulstkrankheiten, Thieme, Stuttgart (1962).

BARTLETT, M.K. and C.M. JONES: Surgical experience with the lower esophageal ring, Ann. Surg. **149**, 491 (1959).

BAUE, A.E.: Bleeding from lacerations of the cardia: The Mallory-Weiss syndrome, J. Amer. med. Ass. **184**, 325 (1963).

BEARDSLEY, J.M.: Transabdominal repair of esophageal hiatus hernia, Ann. Surg. **149**, 498 (1959).

BEARDSLEY, J.M. and W.R. THOMPSON: Acutely obstructed hiatal hernia, Ann. Surg. **159**, 49 (1964).

BECK, H.R.: Beitrag zur Röntgenologie der Hiatushernie und der Hiatusinsuffizienz, Fortschr. Röntgenstr. **81**, 276 (1954).

BENEDICT, E.B. and J.E.O.N. GILLESPIE: Peptic stenosis of esophagus, Surg. Gynec. Obstet. **98**, 494 (1954).

BENEDICT, E.B. and G.L. NARDI: Peptic stenosis of esophagus, Amer. J. Surg. **93**, 238 (1957).

BERG, H.H.: Aussprache. In: Hamb. Ärztebl. **12**, Sonderdruck (1958).

BERGMANN, G. von: Das "epiphrenale Syndrom", seine Beziehung zur Angina pectoris und zum Kardiospasmus, Dtsch. med. Wschr. **58**, 605 (1932).

BERGMANN, G. von: Erwiderung zu: Anatomisch-klinischer und röntgenologischer Beitrag zur "Hiatushernie" von SAUERBRUCH, CHAOUL, ADAM, Dtsch. med. Wschr. **58**, 1397 (1932).

BERMAN, E.J. and J.K. BERMAN: Hiatal hernia complex, Surg. Gynec. Obstet. **118**, 837 (1964).

BERNING, H.: Pathologie und Klinik der Hiatusbrüche, Hamb. Ärztebl. **12**, Sonderdruck (1958).

BERNSTEIN, L.M. and L.A. BAKER: A clinical test for esophagitis, Gastroenterology **34**, 760 (1958).

BERNSTEIN, L.M., R.C. FRUIN and R. PACINI: Differentiation of esophagal pain from angina pectoris: Role of esophageal acid perfusion test, Medicine **41**, 143 (1962).

BERRIDGE, F.R.: The mechanism at the cardia. III. Radiological aspects, Brit. J. Radiol. **34**, 487 (1961).

BETTARELLO, A., S.G. TUTTLE and M.I. GROSSMAN: Effect of anatomic drugs on gastroesophageal reflux, Gastroenterology **39**, 340 (1960).

BETTEX, M.: Die transthorakale Operation der gleitenden Hiatushernie beim Säugling, Bibl. Gastroent. **1**, 160. Karger, Basel-New York (1960).

BETTEX, M., H. STILLHART und D. NUSSLÉ: Über peptische Oesophagusstenosen bei Hiatushernien im Kindesalter, Helv. chir. Acta **28**, 594 (1961).

BETTEX, M., A. EBERHARD und W.A. FUCHS: Die Behandlung der Hiatushernien des Säuglings und des Kindes mit der Fundoplicatio nach NISSEN, Langenbecks Arch. klin. Chir. **308**, 130 (1964).

BINGHAM, J.A.W.: Herniation through congenital diaphragmatic defects, Brit. J. Surg. **47**, 1 (1959).

BIVETTI, J.: Die Röntgenanatomie der Hiatushernie, Bibl. Gastroent. 1, 43. Karger, Basel-New York (1960).

BJÖRK, H.: Some pathological conditions of the esophagus; functional disturbances, diverticula, varices and reflux esophagitis, Acta oto-laryng. **158**, 122 (1960).

BLADES, B. and E.R. HALL: The consequences of neglected hiatal hernia, Ann. Surg. **143**, 822 (1956).

BLAHA, H.: Über die erworbenen Brüche des Hiatus oesophageus beim Erwachsenen. Teil I: Allgemeine Gesichtspunkte zu den Hiatusbrüchen und zur Schlußunfähigkeit der Kardia, Bruns' Beitr. klin. Chir. **202**, 441 (1961).

BLAHA, H. und K.E. SEIFFERT: Die Hiatushernien der Erwachsenen. Teil II: Beiträge zur Klinik und chirurgischen Behandlung, Bruns' Beitr. klin. Chir. **202**, 469 (1961).

BLOOM, J. and E. BUBBAY: Zitiert nach A. STÖRMER u. E. NIETMANN: Zur Ätiologie pektanginöser Beschwerden der Hiatushernie, Ztschr. für Kreislaufforsch. **49**, 349 (1960). (1960).

BOEREMA, I. und R. GERMS: Gastropexia anterior geniculata wegen Hiatusbruch des Zwerchfells, Zbl. Chir. **80**, 1585 (1955).

BOEREMA, I.: Gastropexia anterior geniculata for sliding hiatus hernia and for cardiospasm, J. int. Coll. Surg. **29**, 533 (1958).

BOYD, D.P.: Esophagitis, hiatus hernia, and cardiospasm. Surgical considerations, Arch. Int. Med. **96**, 724 (1955).

BOYD, J.W., J.R. HARRIS, E.B. BUTLER and S.W. DONALDSON: Evaluation of the various methods of demonstrating a hiatus hernia, Amer. J. Roentgenol. **75**, 262 (1956).

BOMBECK, C.T., D.H. DILLARD and L.M. NYHUS: Muscular anatomy of the gastroesophageal junction and role of phrenicoesophageal ligament, Ann. Surg. **164**, 643 (1966).

BORST, H.G. und R. EARLAM: Physiologie und Pathophysiologie der Kardia und des unteren Oesophagus, Langenbecks Arch. klin. Chir. **322**, 340 (1968).

BORGESKOV, S., O. PEDERSEN and T. FREDERIKSEN: Oesophageal hiatal hernia: A radiological follow-up, Thorax **19**, 327 (1964).

BOSHER, L.H. and F.H. TAYLOR: Heterotopic gastric mucosa in the esophagus with ulceration and stricture formation, J. thorac. Surg. **21**, 306 (1951).

BOSHER, L.H., L. FISHMAN, W.R. WEBB and L. OLD: Strangulated diaphragmatic hernia with gangrene and perforation of the stomach, Dis. Chest. **37**, 504 (1960).

BOSSERT, H.: Häufigkeit der Hiatushernie nach Magenresektion, Gastroenterologia (Basel) **96**, 99 (1961).

BOTHA, G.S.M.: Radiological localisation of the diaphragmatic hiatus, Lancet **272**, 662 (1957).

BOTHA, G.S.M., R. ASTLEY and I.J. CARRÉ: A combined cineradiographic and manometric study of the gastro-esophageal junction, Lancet **272**, 659 (1957).

BOTHA, G.S.M.: Mucosal folds at the cardia as a component of the gastro-esophageal closing mechanism, Brit. J. Surg. **45**, 569 (1958).

BOUVRAIN, Y. et R. SLAMA: Intérêt des hernies hiatales en cardiologie, Arch. Mal. Coeur. **49**, 720 (1956).

BOWDEN, R.E.M. and H.A. EL-RAMLI: The anatomy of the oesophageal hiatus, Brit. J. Surg. **54**, 983 (1967).

BRAASCH, J.W. and F.H. ELLIS jr.: The gastroesophageal sphincter mechanism: an experimental study, Surgery 39, 901 (1956).

BRICK, I.B.: Incidence of hiatus hernia and associated lesions diagnosed by roentgen ray, Arch. Surg. **58**, 419 (1949).

BRICK, I.B. and H. AMORY: Incidence of hiatus hernia in patients without symptoms, Arch. Surg. **60**, 1045 (1950).

BRINDLEY jr., G.V., N.C. HIGHTOWER jr. and H. LAURENS: Obstructing lesions of the lower thoracic esophagus: Differentiation and treatment, Amer. Surg. **28**, 620 (1962).

BRINKBOK, G.Ch.F.: Hiatus hernia and disturbances of the function of the cardia in the practice of examining infants (with comments on the technique of examination), J. Belge Radiol. Électrol. **41**, 405 (1958).

BROMBART, M.: L'avenir radiologique des hernies hiatales opérées et non opérées, Acta gastro-ent. Belg. **21**, 402 (1958).

BRUNNER, A.: Die Blutung als Symptom der Hiatushernie, Bibl. Gastroent. 1, 40 und Diskussionsbemerkung 176. Karger, Basel-New York (1960).

BRUNS, H.-A.: Beobachtungen und Nachuntersuchungen bei Hiatushernien, Mschr. Kinderheilk. **116**, 499 (1968).

BUCHANAN, A.C., W.F. BOWERS and B.H. SULLIVAN: Esophageal hiatus hernia, Arch. Surg. **74**, 276 (1957).

BÜCHELE, F. und U. HERRMANN: Hiatushernie in graviditate, Gastroenterologia (Basel) **156**, 338 (1963).

BUCHHEIM, C.E. und H.-J. MAURER: Zur Anwendung des Schirmbildverfahrens in der medizinischen Röntgendiagnostik. 2. (vorläufige) Mitteilung: Untersuchung der Funktion des unteren Oesophagusdrittels, Bibl. Gastroent. 1, 108. Karger, Basel-New York (1960).

BUCHHEIM, C.E. und H.-J. MAURER: Zur funktionellen Anatomie des unteren Ösophagusdrittels. Ihre Bedeutung für die Diagnostik sogenannter Gleithernien, Fortschr. Röntgenstr. **95**, 624 (1961).

BUGDEN, W.F. and E.D. DELMONICO jr.: Lower esophageal web, J. thorac. Surg. **31**, 1 (1956).

BUGNION, M.: L'utilité de la radiocinématographie pour le diagnostic des hernies diaphragmatiques, Bibl. Gastroent. 1, 98. Karger, Basel-New York (1960).

BUTIN, J.W., A.M. OLSEN, H.-J. MOERSCH and C.F. CODE: A study of esophageal pressures in normal persons and patients with cardiospasm, Gastroenterology **23**, 278 (1953).

CAUTHORNE, R.T., J.J. VANHOUTTE, M.W. DONNER and T.R. HENDRIX: Study of patients with distal esophageal ring (Schatzki) by simultanous manometry and cineradiography, Gastroenterology **46**, 736 (1964).

CAUTHORNE, R.T., J.J. VANHOUTTE, M.W. DONNER and T.R. HENDRIX: Study of patients with lower esophageal ring by simultanous cineradiography and manometry, Gastroenterology **49**, 632 (1965).

CAREY, J.M. and W.H. HOLLINSHEAD: An anatomic study of the esophageal hiatus, Surg. Gynec. Obstet. **100**, 196 (1955).

CARMICHAEL, J.H.E.: An evaluation of the toe-touch position in the diagnosis of hiatus hernia, Brit. J. Radiol. **32**, 479 (1959).

CARRÉ, I.J. and R. ASTLEY: Gastro-oesophageal junction in infancy; combined cineradiographic and manometric study, Thorax **13**, 159 (1958).

CARVALHO, M. M. de: Chirurgie du syndrome hiato-oesophagien, Arch. Mal. Appar. dig. **40**, 280 (1951).

CARVER, jr., G.M. and W.C. SEALY: Peptic esophagitis, Arch. Surg. **68**, 286 (1956).

CARVER jr., G.M.: Hiatus hernia, peptic esophagitis, and peptic ulcer, Surg. Gynec. Obstet. **106**, 77 (1958).

CASSELLA, R.R., A.L. BROWN jr., G.P. SAYRE and F.H. ELLIS: Achalasia of the esophagus: Pathologic and etiologic considerations, Ann. Surg. **160**, 474 (1964).

CASTEN, D.F., A. BERNHANG, R.J. NACH and J. SPINZIA: A physiological basis for the surgical treatment of sliding esophageal hiatal hernia, Surg. Gynec. Obstet. **117**, 87 (1963).

CASTEN, D.F.: Esophageal hiatal hernia and gastric acid secretion, Arch. Surg. **88**, 255 (1964).

CHASSARD, J.L., J. PAPILLON, E. CHASSARD et Tran von MINH: A propos du diagnostic radiologique des oesophagitis peptiques, J. Radiol. Électrol. **48**, 417 (1967).

CHERIGIE, E., C. TAVERNIER, A. DEPORTE, D. DOYON, A. CASTEL et A. TAIEB: Radiologie cinetique de la région oeso-cardiotubérositaire, J. Radiol. Électrol. **48**, 513 (1967).

CHRISPIN, A.R. and G.W. FRIEDLAND: A radiological study of the neural control of oesophageal vestibular function, Thorax **21**, 422 (1966).

CHRISTRUP, J.: The mechanism of swallowing illustrated cinefluorographically. A review, Dan. med. Bull. **11**, 73 (1964).

CIMMINO, Ch.V.: The nature of the lower esophageal ring, Gastroenterology **99**, 250 (1967).

CLÉMENÇON, G.H., B.J.E. IHRE and L.H. PLENGIÉR: Hiatal hernia in bronchial asthma, Gastroenterologia (Basel) **93**, 337 (1960).

CLÉMENÇON, G.H.: Hiatal hernia and cardiac incompetence in bronchial asthma, Gastroenterologia (Basel) **94**, 351 (1960).

CLÉMENÇON, G.H. and P.-O. ÖSTERMAN: Hiatal hernia in bronchial asthma: The importance of concomitant pulmonary emphysema, Gastroenterologia (Basel) **95**, 110 (1961).

COCCHI, U.: Hiatushernie, Hiatusinsuffizienz und Kardiainsuffizienz, Fortschr. Röntgenstr. **82**, 184 (1955).

CODE, C.F., M.L. KELLEY, J.F. SCHLEGEL and A.M. OLSEN: Detection of hiatal hernia during esophageal motility tests, Gastroenterology **43**, 521 (1962).

CODE, C.F.: Comparative evaluation of motility studies in the diagnosis of esophageal disease, Gastroenterology **56**, 798 (1969).

COHEN, B.R. and B.S. WOLF: Roentgen localisation of physiologically determined esophageal hiatus, Gastroenterology **43**, 43 (1962).

COHEN, B.R., H.P. LAZAR, B.S. WOLF and H.D. JANOWITZ: The clinical value of esophageal motility study, J. Amer. med. Ass. **187**, 819 (1964).

COHEN, B.R.: "Cardiospasm" in achalasia; demonstration of an abnormally elevated esophagogastric sphincter pressure with partial relaxation on swallowing, Gastroenterology **48**, 864 (1965).

COHN, R. and W.G. MAYLADRY jr.: The effect of alterations of the gastroesophageal junction upon gastric reflux into the esophagus, Amer. J. Surg. **92**, 189 (1956).

COHN, R., M. CLOSE and G. WESTON: Clinical observations of the function of the gastroesophageal junction, Amer. J. Surg. **92**, 194 (1956).

COLLIS, J.L., T.D. KELLY and A.M. WILEY: Anatomy of the crura of the diaphragma and surgery of hiatus hernia, Thorax **9**, 175 (1954).

CORNET, A.: La place de la hernie diaphragmatique de l'adulte en pathologie, Presse méd. **68**, 1227 (1960).

CREAMER, B.: Oesophageal reflux, Lancet **268**, 279 (1955).

CREAMER, B., H.A. ANDERSEN and C.F. CODE: Esophageal motility in patients with sclerodermia and related diseases, Gastroenterology **86**, 763 (1956).

CREAMER, B. and J.W. PIERCE: Observations on the gastroesophageal junction during swallowing and drinking, Lancet **273**, 1309 (1957).

CREAMER, B. and J. SCHLEGEL: Motor responses of the esophagus to distention, J. appl. Physiol. **10**, 498 (1957).

CREAMER, B., F.E. DONOGHUE and C.F. CODE: Pattern of esophageal motility in diffuse spasm, Gastroenterology **34**, 782 (1958).

CREAMER, B., G.K. HARRISON and J.W. PIERCE: Further observations on gastro-oesophageal junction, Thorax **14**, 132 (1959).

CROSS, F.S. and E.B. KAY: The etiology and treatment of peptic esophagitis, Ann. Surg. **143**, 360 (1956).

CROSS, F.S., E.B. KAY and G.F.JOHNSON: Neuromuscular inbalance of the esophagus associated with hiatal hernia as studied by means of cinefluorography and intraluminal pressure recordings, J. thorac. Surg. **34**, 736 (1957).

CROSS, F.S., G.V. SMITH jr. and E.B. KAY: The surgical treatment of peptic esophagitis, J. thorac. Surg. **38**, 798 (1959).

CROSS, F.S. and A.N. GEREIN: Esophagitis. A critical reappraisal of diagnosis and treatment, Ann. Otol. (St. Louis) **71**, 1094 (1962).

CROSS, F.S.: Diskussionsbemerkung. In: Surg. Gynec. Obstet. **118**, 837, (1964).

CROZIER, R.E. and H. JONASSON: Symptomatic esophageal hiatus hernias. Study of 105 patients, Arch. Int. Med. **113**, 737 (1964).

CRUMMY, A.B.: The watertest in the evaluation of gastroesophageal reflux. Its correlation with pyrosis, Radiology **87**, 501 (1966).

CULVER, G.J. and J.W. HERRMANN: Further experience with obstructed diaphragmatic hernias, J. Amer. med. Ass. **193**, 71 (1965).

DAGRADI, A.E., R.N. KILLEEN and R. SCHINDLER: Esophageal hiatus sliding hernia, an endoscopic study, Gastroenterology **35**, 54 (1958).

DAGRADI, A.E. and S.J. STEMPIEN: Symptomatic esophageal hiatus sliding hernia. Clinical, radiologic and endoscopic study, Amer. J. dig., Dis. N.S. **7**, 613 (1962).

DANIELS, B.T.: The phrenicoesophageal membrane, Amer. J. Surg. **110**, 814 (1965).

DAVIDSON, J.S.: Ulceration of the esophagus in association with a tumor of the pancreas, J. thorac. Surg. **48**, 200 (1964).

DEBRAY, C., L. JOURDE, J.-P. HARDOUIN et F. JOUBAUD: Les signes radiologiques indirects des hernies hiatales par l'hiatus oesophagien du diaphragme chez l'adulte, Arch. Mal. Appar. dig. **47**, 453 (1958).

DELAHUNTY, J.E. and G.M. ARDRAN: Globus hystericus – A manifestation of reflux oesophagitis? J. Laryngol. Otol. **84**, 1049 (1970).

DELOYERS, L., R. CORDIER and A. DUPREZ: A new approach to the physiology of the so-called "Cardiospasm". Experimental production of "Cardiospasm" in cats after destruction of Auerbach's plexus, Ann. Surg. **146**, 167 (1957).

DELUCCIA, V.C. and B.Y. LEE: Ulceration in ectopic mucosa causing esophageal obstruction, Int. Surg. **45**, 561 (1966).

DEMOLE, M.: Le traitement médical de la hernie de l'hiatus-oesophagien, Bibl. Gastroent. **1**, 120. Karger, Basel-New York (1960).

DEMPSTER, W.H.: Radiological survey of gastro-intestinal lesions during a twelve-month period at the Southern General Hospital, Glasgow, Brit. J. Radiol. **30**, 31 (1957).

DEY, F.L., N.C. GILBERT, R. TRUMP and R.C. ROSKELLEY: Reflux shortening of the esophagus in the experimental animal with the production of esophageal hiatus hernia, J. Lab. Clin. Med. **31**, 499 (1946).

DICK, R.C. and A. HURST: Chronic peptic ulcer of esophagus and its association with congenitally short esophagus and diaphragmatic hernia, Quart. J. Med. **11**, 105 (1942).

DILLARD, D.H. and H.N. ANDERSON: A new concept of the mechanism of sphincteric failure in sliding esophageal hiatal hernia, Surg. Gynec. Obstet. **122**, 1030 (1966).

DIETRICH und SCHWIEGK: Zitiert nach G. v. Bergmann: Das "epiphrenale Syndrom", seine Beziehung zur Angina pectoris und zum Kardiospasmus, Dtsch. med. Wschr. **58**, 605 (1932).

DITTRICH, J.K.: Die Kardiafunktion im Verlaufe der Kindheit, Dtsch. med. Wschr. **91**, 308 (1966).

DONELLY, B.: Gastro-oesophageal regurgitation and oesophageal hiatus hernia with special reference to the differential diagnosis of angina pectoris, Brit. J. Radiol. **26**, 441 (1953).

DONNER, M.W., M.L. SILBIGER, P. HOOKMAN and T.R. HENDRIX: Acid-barium swallows in the radiographic evaluation of clinical esophagitis, Radiology **87**, 220 (1966).

DORNHORST, A.C., K. HARRISON and J.W. PIERCE: Observations on the normal oesophagus and cardia, Lancet **266**, 695 (1954).

DORNIER, R.: Technique nouvelle d'étude télévisée et radiocinématographique des hernies hiatalas et des reflux oesophagiens: Manoeuvre dynamique d'anteflexion, J. Radiol. Électrol. **45**, 501 (1964).

DOUGLAS, W.K.: Oesophageal strictures associated with gastroduodenal intubation, Brit. J. Surg. **43**, 404 (1956).

EBEL, K.-D.: Röntgenkinematographie des Schluckaktes im Kindesalter, Fortschr. Röntgenstr. **107**, 794 (1967).

EBNER, R. und H.J. KAUFMANN: Ergebnisse der röntgenologischen Abklärung beim Symptom Erbrechen, Ann. paediatr. (Basel) 204, 345 (1965).

EDELSON, Z.C. and M.S. ROSENBLATT: Hiatal hernia and lower esophageal ring, Amer. J. Surg. **104**, 879 (1962).

EDWARDS, D.A.W.: The anti-reflux mechanism; manometric and radiologic studies, Brit. J. Radiol. **34**, 474 (1961).

EDWARDS, D.A.W., S.F. PHILLIPS and E.N. ROWLANDS: Clinical and radiological results of repair of hiatus hernia, Brit. med. J. II, 714 (1964).

EFFLER, D.B. and L.K. GROVES: Short esophagus. Mechanism of pain, and surgical therapy, Arch. Surg. **75**, 639 (1957).

EFFLER, D.B.: Allison's repair of hiatal hernia: late complication of diaphragmatic counter-incision and technique to avoid it, J. thorac. Surg. **49**, 669 (1965).

ELLIS, F.G., R. KAUNTZE and J.R. TROUNCE: The innervation of the cardia and lower oesophagus in man, Brit. J. Surg. **47**, 466 (1960).

ENGBERG, H., G. THOMSEN and J. VESTERDAL: Hiatus hernia in children, Acta paediatr. (Stockh.) **46**, 371 (1957).

EPPINGER, H.: Zitiert nach Å. ÅKERLUND: Hernia diaphragmatica hiatus oesophagei; vom anatomischen und röntgenologischen Gesichtspunkt, Acta radiol. (Stockh.) **6**, 3 (1926).

ERSKINE, J.M.: Retrograde esophageal dilatation as an additional procedure in the treatment of stricture secondary to peptic esophagitis, Surg. Gynec. Obstet. **116**, 377 (1963).

ETTER, H.: Beeinflussung der Hiatushernie durch den Füllungszustand von Magen und Darm, Bibl. Gastroent. **1**, 70. Karger, Basel-New York (1960).

EVANS, J.A.: Sliding hiatus hernia, Amer. J. Roentgenol. **68**, 754 (1952).

EYRING, E.J. and F.H. AMENDOLA: Esophageal hiatal hernia, Surgery **53**, 222 (1963).

FAHRLÄNDER, H.J.: Klinik und Differentialdiagnose der Hiatushernie, Bibl. Gastroent. **1**, 28. Karger, Basel-New York (1960).

FEHR, A.M.: Diskussionsbemerkung. In: Diagnose und Therapie der Hiatushernie, Bibl. Gastroent. **1**, 170 und 174. Karger, Basel-New York (1960).

FEHR, H., L.S. STAVENEY, T. HAMILTON, W. SIRCUS and A.N. SMITH: Hiatal hernia investigated by pH telemetering, Amer. J. dig. Dis., N.S. **11**, 747 (1966).

FELDER, S.L., P.M. MASLEY and W.J. WOLFF: Anemia as a presenting symptom of esophageal hiatal hernia of the diaphragm, Arch. Int. Med. **105**, 873 (1960).

FELSENREICH, G.: Gleitende Hiatushernie beim Neugeborenen, N. Österr. Z. Kinderheilk. **4**, 353 (1959).

FERGUSON, J.H.: Zitiert nach F.J. INGELFINGER: Esophageal motility, Physiol. Rev. **38**, 533 (1958).

FILLER, R.M., J.G. RANDOLPH and R.E. GROSS: Esophageal hiatus hernia in infants and children, J. thorac. Surg. 47, 551 (1964).

FISHER, H.C. and M.E. JOHNSON: Esophageal hiatal hernia and manifestation of peptic esophagitis, Arch. Surg. **75**, 660 (1957).

FLACH, A. und H. FENDEL: Konservative und operative Behandlung der Hiatushernie im Säuglingsalter, Langenbecks Arch. klin. Chir. **308**, 138 (1964).

FLEISCHNER, F.G.: Hiatal hernia complex. Hiatal hernia, peptic esophagitis, Mallory-Weiss syndrome, hemorrhage and anemia, and marginal esophagogastric ulcer, J. Amer. med. Ass. **162**, 183 (1956).

FLESHLER, B., T.R. HENDRIX, P. KRAMER and F.J. INGELFINGER: Resistance and reflex function of the lower esophageal sphincter, J. appl. Physiol. **12**, 339 (1958).

FLESHLER, B. and H.P. ROTH: Concomitant manometric and radiologic observations in apparent hiatal hernias, J. Lab. Clin. Med. **60**, 320 (1962).

FLOOD, C.A., J. WELLS and D. BAKER: Insufficiency of cardia in hiatus hernia, Gastroenterology **25**, 364 (1953).

FLOOD, C.A., J. WELLS and D. BAKER: Esophageal reflux in simple heartburn, Gastroenterology **28**, 28 (1955).

FLOOD, C.A. and G.C. HENNIG: Results of medical treatment in hiatus hernia, Gastroenterology **35**, 62 (1958).

FLOOD, C.A., H. COLCHER and J. MATHERS: Propulsive motility of the esophagus in achalasia and other disorders, Gastroenterology **34**, 410 (1958).

FLOOD, C.A.: Clinical features in the management of esophageal hiatal hernia, J. Amer. med. Ass. **172**, 314 (1960).

FOGEL, M.: Die Refluxösophagitis, Fortschr. Röntgenstr. **96**, 379 (1962).

FOGEL, M.: Inflammatory strictures of the oesophagus, Radiol. clin. biol. (Basel) **33**, 190 (1964).

FOGEL, M.: Radiologische Veränderungen an der Kardia nach Ösophagofundostomie, Radiol. clin. biol. (Basel) **34**, 254 (1965).

FREY, E.: Pseudotumoröse proliferativ-ulzeröse Refluxösophagitis bei gleitender Hiatushernie, Fortschr. Röntgenstr. **96**, 520 (1962).

FRIESEN, S.R. and D.R. MILLER: Competence of the esophagogastric sphincter in hiatal hernia: Some experimental observations, Amer. Surg. **22**, 42 (1956).

FYKE jr., F.E., C.F. CODE and J.F. SCHLEGEL: The gastroesophageal sphincter in healthy human beings, Gastroenterologia (Basel) **86**, 135 (1956).

GANTS, R.T.: Diaphragmatic hernia. A review of literature with report of illustrative cases, Ann. Surg. **139**, 166 (1954).

GASSMANN, R.: Moderne gastroenterologische Untersuchungsmethoden, Praxis (Bern) **51**, 1030 (1962).

GAUL, M. und H.K. PARCHWITZ: Über das Auftreten von Karzinomen im Bereich der intrathorakal verlagerten Kardia, Fortschr. Röntgenstr. **96**, 750 (1962).

GENTON, N.: Quelques aspects du probléme de la hernie hiatale chez l'enfant, Bibl. Gastroent. **1**, 94. Karger, Basel-New York (1960).

GOLDMANN, M.C. and R.C. BECKMAN: Barrett syndrome: Case report with discussion about concepts of pathogenesis, Gastroenterology **39**, 104 (1960).

GOLDMAN jr., M.S., J.R. RASCH, D.S. WILTSIE and M. FINKEL: The incidence of esophagitis in peptic ulcer disease, Amer. J. dig. Dis., N.S. **12**, 994 (1967).

GOULD, D.M. and H.J. BARNHARD: Changing concepts in the structure, function and disease of the lower esophagus, Amer. J. Med. Sci., N.S. **233**, 581 (1957).

GREENOUGH, W.G.: Congenital esophageal strictures, Amer. J. Roentgenol. **92**, 994 (1964).

GREENWOOD, R.K., J.F. SCHLEGEL, W.J. HELM and Ch.F. CODE: Pressure and potential difference characteristics of surgically created canine hiatal hernia, Gastroenterology **48**, 602 (1965).

GREMMEL, H., D. GÜNTHER und W. SCHULTE-BRINKMANN: Röntgendiagnostik der Zwerchfellhernien und -prolapse, Med. Welt **17**, 955 (1966).

GREWE, H.E. und A.J. DELFINO: Benigne Oesophagusstenose mit Magenschleimhaut. Ein Beitrag zur Ätiologie, Klinik und Therapie, Langenbecks Arch. klin. Chir. **307**, 303 (1964).

GROB, M.: Die angeborene und erworbene Oesophagusstenose im Kindelalter, Langenbecks Arch. klin. Chir. **316**, 681 (1966).

GROVES, L.K. and D.B. EFFLER: Cancer of the gastric cardia associated with esophageal hiatus hernia, Surg. Gynec. Obstet. **116**, 463 (1963).

GROVES, L.K., W.V. MARTINEZ and D.B. EFFLER: Transthoracic repair of esophageal hiatal hernia: Evaluation of 200 consecutive cases, J. thorac. Surg. **38**, 537 (1959).

GÜTGEMANN, A.: Vorlesungsbemerkung

GUBAROFF, A. von: Zitiert nach J.K. DITTRICH: Die Kardiafunktion im Verlaufe der Kindheit, Dtsch. med. Wschr. **91**, 308 (1966).

HAASTERT, S.: Beitrag zum Thoraxmagen, Radiologe **4**, 95 (1964).

HAASTERT, S.: Zur Kontrastmittelwahl bei Ösophagusuntersuchungen, Fortschr. Röntgenstr. **102**, 563 (1965).

HAASTERT, S.: Die Hiatushernie. Symptomatologie und Differentialdiagnose, Internist. Praxis **8**, 219 (1968).

HACKER, V.R. von: Zitiert nach W. LERCHE: The esophagus and pharynx in action. A study of structure in relation to function, Charles C. Thomas, Springfield (1950).

HAFFERL, A.: Lehrbuch der topographischen Anatomie, 2. Auflage. Springer, Berlin-Göttingen-Heidelberg (1957).

HAFTER, E.: Zur Diagnose der kleinen und reversiblen Hiatushernien, Gastroenterologia (Basel) **82**, 76 (1954).

HAFTER, E.: Röntgenologische und klinische Aspekte der Hiatushernie, Radiol. clin. biol. (Basel) **26**, 382 (1957).

HAFTER, E.: Die Hiatushernie. Ihre Häufigkeit und klinische Bedeutung, Dtsch. med. Wschr. **82**, 1709 (1957).

HAFTER, E.: Die Hiatushernie. Ihre Diagnostik und Therapie, Therapiewoche **10**, 63 (1959).

HAFTER, E.: Röntgendiagnostik der kleinen Hiatushernien und ihre Abgrenzung von der Ampulla epiphrenica, Bibl. Gastroent. **1**, 75. Karger, Basel-New York (1960).

HAFTER, E.: Diskussionsbemerkung. In: Diagnose und Therapie der Hiatushernie, Bibl. Gastroent. **1**, 103 und 172. Karger, Basel-New York (1960).

HAFTER, E.: Die Röntgendiagnose der Hiatushernie, Radiologe **1**, 141 (1961).

HAFTER, E.: Die Differentialdiagnose der Oberbauchbeschwerden aus der Anamnese, Schweiz. med. Wschr. **91**, 81 (1961).

HAFTER, E.: Der sogenannte untere Oesophagusring ("lower esophageal ring"), Dtsch. med. Wschr. **89**, 2338 (1964).

HAFTER, E.: Die klinische Diagnose der Hiatushernie, Dtsch. med. Wschr. **90**, 264 (1965).

HAGARTY, G.: A classification of esophageal hiatus hernia with special reference to sliding hernia, Amer. J. Roentgenol. **84**, 1056 (1960).

HALE, H.W. and T. DRAPANAS: Reflux esophagitis, Amer. J. Surg. **93**, 228 (1957).

HALLGRIMSSON, J.G., H. THORARINSSON and S. HALLGRIMSSON: Oesophageal hiatus hernia, Scand. J. Thor. Cardiovasc. Surg. **4**, 271 (1970).

HAMELMANN, H. und F.L. RUEFF: Probleme und Ergebnisse der operativen Behandlung von Hiatushernien, Chirurg **38**, 49 (1967).

HAMPERL, H.: Zitiert nach F.G. FLEISCHNER: Hiatal hernia complex. Hiatal hernia, peptic esophagitis, Mallory-Weiss syndrome, hemorrhage and anemia, and marginal esophagogastric ulcer, J. Amer. med. Ass. **162**, 183 (1956).

HÄRING, R.: Hiatushernie und Kardiacarcinom, Chirurg **34**, 444 (1963).

HARRINGTON, S.W.: Diagnosis and treatment of various types of diaphragmatic hernias, Amer. J. Surg. **50**, 377 (1940).

HARRINGTON, S.W.: Roentgenologic considerations in the diagnosis and treatment of diaphragmatic hernia, Amer. J. Roentgenol. **49**, 185 (1943).

HARRINGTON, S.W.: Esophageal hiatal diaphragmatic hernia, Surg. Gynec. Obstet. **100**, 277 (1955).

HARRIS, L.D., J.E. KELLY jr. and P. KRAMER: Relation of the lower esophageal ring to the esophagogastric junction, New Engl. J. Med. **263**, 1232 (1960).

HARRIS, L.D. and C.E. POPE II: "Squeeze" vs. resistence: An evaluation of the mechanism of sphincter competence, J. Clin. Invest. **43**, 2272 (1964).

HARRIS, L.D. and C.E. POPE II: The pressure inversion point: Its genesis and reliability, Gastroenterology **51**, 641 (1966).

HARRIS, L.D., C.S. WINANS and C.E. POPE II: Determination of yield pressures; a method for measuring and sphincter competence, Gastroenterology **50**, 754 (1966).

HAUBRICH, R.: Allgemeines und Grundsätzliches über Zwerchfellhernien und -prolapse, Radiologe **1**, 127 (1961).

HAYEK, H. von: Die Kardia und der Hiatus oesophageus des Zwerchfells, Ztschr. Anat. Entwickl. Gesch. **100**, 218 (1933).

HAYWARD, J.: The treatment of fibrous stricture of the oesophagus associated with hiatal hernia, Thorax **16**, 45 (1961).

HEGGLIN, R.: Differentialdiagnose Innerer Erkrankungen, 10. Auflage, Thieme, Stuttgart (1966).

HEIMBURGER, I.L., W.C. ALFORD jr., G.H. WOOLER and J.A. AYLWIN: Hiatal hernia and reflux esophagitis in children, J. thorac. Surg. **50**, 463 (1965).

HEITMANN, P., B.S. WOLF, E.M. SOKD and B.R. COHEN: Simultaneous cineradiographic-manometric study of the distal esophagus: Small hiatal hernias and rings, Gastroenterology **50**, 737 (1966).

HEITMANN, P., T. STRAUSZER, J. SAPUNAR and A. LARRAĆN: Lower exophagus lined with columnor epithelium: Morphological and physiological correlation, Gastroenterology **53**, 611 (1967).

HELLINGER, J.: Differentialdiagnose des Ösophguskarzinoms, Chir. Prax. **11**, 27 (1967).

HELLNER, H. und H. POPPE: Differentialdiagnostik sowie Indikationen und Ergebnisse der operativen Behandlung der Zwerchfellücken und Zwerchfellhernien, Dtsch. med. Wschr. **81**, 693 (1956).

HELM, W.J., J.F. SCHLEGEL, C.F. CODE and W.H.J. SUMMERKILL: Identification of the gastroesophageal mucosal junction by transmucosal potential in healthy subjects and patients with a hiatal hernia, Gastroenterology **48**, 25 (1965).

HELLEMANS, J. and G. VANTRAPPEN: Electromyographic studies on canine esophageal motility, Amer. J. dig. Dis., N.S. **12**, 1240 (1967).

HEUCK, F. und U. JACOBSEN: Röntgenkinematographische Funktionsanalysen am Oesophagus, Rev. méd. int. Photo, Cinéma, Télév. **5**, 106 (1966).

HIEBERT, C.A. and R. BELSEY: Incompetency of the gastric cardia without radiologic evidence of hiatus hernia, J. thorac. Surg. **42**, 352 (1961).

HIGHTOWER, N.C.: Newer concepts of the physiology of deglution and dysphagia, Amer. J. Surg. **93**, 154 (1957).

HIGHTOWER jr., N.C.: Swallowing and esophageal motility, Amer. J. dig. Dis., N.S. **3**, 562 (1958).

HIGGS, B., R.G. SHORTER and F.H. ELLIS: A study of the anatomy of the human esophagus with special reference to the gastroesophageal sphincter, J. Surg. Res. **5**, 503 (1965).

HILL, L.D., K.W. CHAPMAN and E.H. MORGAN: Objective evaluation of surgery for hiatus hernia and esophagitis, J. thorac. Surg. **41**, 60 (1961).

HILL, L.D., J. TOBIAS and E.H. MORGAN: Newer concept of the pathophysiology of hiatal hernia and esophagitis, Amer. J. Surg. **111**, 70 (1966).

HILL, L.D.: An effective operation for hiatal hernia: An eight year appraisal, Ann. Surg. **166**, 681 (1967).

HILSCHER, W.M.: Neue Gesichtspunkte zur Frage der Hiatus-Hernien. Die oesophageale und paragastrale Hernie, Fortschr. Röntgenstr. **82**, 195 (1955).

HOAG, E.W., L.B. KIRILUK and K.A. MERENDINO: Experiences with upper gastrectomy, its relationship to esophagitis with special reference to esophagogastric junction and diaphragm: Study in dog, Amer. J. Surg. **88**, 44 (1954).

HÖSCH, I.: Zitiert nach C. PRENGEL: Häufigkeit und klinische Bedeutung der Hiatushernie, Inaug.-Diss., Bonn (1969).

HOFFMAN, E.: Strangulated diaphragmatic hernia, Thorax **23**, 541 (1968).

HOFFMANN, T.: Pathogenese, Ätiologie, Verlaufsformen und Behandlungsmöglichkeiten der primären Refluxoesophagitis, Bruns' Beitr. klin. Chir. **196**, 106 (1958).

HOLINGER, P.H.: Endoscopic aspects of esophagitis and esophageal hiatal hernia, J. Amer. med. Ass. **172**, 312 (1960).

HOLLE, F. und G. VIEHWEGER: Ösophagealer Reflux nach subdiaphragmatischer Fundektomie. Seine klinische und röntgenologische Erkennung und seine Vermeidung, Fortschr. Röntgenstr. **90**, 564 (1959).

HOLTHUSEN, W.: Zur Röntgenanatomie der Kardiaregion beim Säugling, Fortschr. Röntgenstr. **105**, 397 (1966).

HOLYOAKE, Y.: Dysphagia due to the lower oesophageal ring, Clin. Radiol. (Edinb.) **14**, 158 (1963).

HORNYKIEWYTSCH, T. und G. BARGON: Die normale Speiseröhre, Chir. Prax. **8**, 97 (1964).

HUMPHREYS II, G.H., J.M. FERRER jr. and P.D. WIEDEL: Esophageal hiatus hernia of the diaphragm. An analysis of surgical results, J. thorac. Surg. **34**, 749 (1957).

HUSSAIN, R.: Oesophageal stricture following use of indwelling Ryle's tube, Brit. J. Surg **51**, 525 (1964).

IMDAHL, H., A.W. von EIFF, H. JESDINSKY und H. JÖRGENS: Manometrische und elektromyographische Untersuchungen zur Frage der funktionellen Bedeutung der Hiatusmuskulatur, Langenbecks Arch. klin. Chir. **301**, 799 (1962).

IMDAHL, H. und H. POELL: Bemerkungen zur Diagnose und chirurgischen Therapie erworbener Hiatus-Hernien aufgrund röntgenkinematographischer und klinischer Untersuchungen, Bruns' Beitr. klin. Chir. **205**, 152 (1962).

IMDAHL, H.: Der terminale Ösophagus, Schattauer, Stuttgart (1963).

IMDAHL, H.: Thorakaler oder abdominaler Zugang zur Versorgung von ösophago-gastrischen Hiatusbrüchen?, Med. Welt **15**, 2516 (1964).

INGELFINGER, F.J. and P. KRAMER: Dysphagia produced by a contractile ring in the lower esophagus, Gastroenterology **23**, 419 (1953).

INGELFINGER, F.J., P. KRAMER and G.C. SANCHEZ: The gastroesophageal vestibule, its normal function and its role in cardiospasm and gastroesophageal reflux, Amer. J. Med. Sci., N.S., **228**, 417 (1954).

INGELFINGER, F.J.: Esophageal motility, Physiol. Rev. **38**, 533 (1958).

INGELFINGER, F.J.: The physiologic background of heartburn, esophagitis and cardiospasm, Arch. Int. Med. **105**, 770 (1960).

INGELFINGER, F.J.: The esophagus, Gastroenterology **41**, 264 (1961).

INGRAM, P.R., J.C. RESPESS and W.H. MULLER jr.: The role of an intrinsic sphincter mechanism in the prevention of reflux esophagitis, Surg. Gynec. Obstet. **109**, 659 (1959).

INGRAM, P.R., R.K. KESWANI and W.H. MULLER jr.: A correlative histopathologic study of experimental surgical reflux esophagitis, Surg. Gynec. Obstet. **111**, 403 (1960).

INGRAM, P.R.: The experimental study of a new operation to restore esophagogastric and repair hiatus hernia, Surg. Gynec. Obstet. **116**, 203 (1963).

JÄCKEL, E.: Beitrag zur Klinik der Zwerchfellhernien, Zbl. Chir. **89**, 705 (1964).

JANKER, R.: Röntgenologische Funktionsdiagnostik mittels Serienaufnahmen und Cinematographie, Girardet, Wuppertal-Elberfeld (1954).

JANKER, R. und H. IMDAHL: Röntgencinematographische Funktionsanalyse des terminalen Ösophagus, Langenbecks Arch. klin. Chir. **301**, 319 (1962).

JANKER, R.: Die Röntgenbildverstärkung und Röntgenbildübertragung in der Medizin, Röntgen-Blätter **16**, 305 (1963).

JANKER, R., H. IMDAHL und A.BERNHARD: Röntgenkinematographische Möglichkeiten für die Differentialdiagnose Achalasie–Cardiakarzinom, Fortschr.Röntgenstr. **100**, 58 (1964).

JANKER, R. und H. IMDAHL: Zitiert nach H. IMDAHL: Der terminale Ösophagus, Schattauer, Stuttgart (1963).

JOHNSON, C., D.E. PATTERSON and I.E. SCUDDER: Hiatus hernia and hiatal disorder. Eigtheen radiological signs, Brit. J. Radiol. **34**, 499 (1961).

JOHNSRUD, R.L.: The repair of the phrenicoesophageal ligament in surgical treatment of hiatal hernia, Surg. Gynec. Obstet. **103**, 708 (1956).

JOHNSTONE, A.S.: Oesophagitis and peptic ulcer of the oesophagus, Brit. J. Radiol. **28**, 229 (1955).

JOHNSTONE, A.S.: A radiological study of some neuromuscular abnormities of the oesophagus, Gastroenterologia (Basel) **86**, 164 (1956).

JOHNSTONE, A.S.: Observations on the radiologic anatomy of the oesophagogastric junction, Radiology **73**, 501 (1959).

JOHNSTONE, A.S.: Diffuse spasm and diffuse muscle hypertrophy of lower oesophagus, Brit. J. Radiol. **33**, 723 (1960).

JÖTTEN, G. und H.-J. MAURER: Bildverstärker-Aufnahmetechnik auf 70 mm Format, Röntgenstrahlen (Hamburg) H. **10**, 3 (1964).

JUTRAS, A., P. LEVRIER and M. LONGTIN: Etude radiologique de l'oesophage paradiaphragmatique et du cardia, J. Radiol. Électrol. **30**, 373 (1949).

KAHL, E. und E. KOCH: Hiatushernien bei Kyphosen und Skoliosen, Gastroenterologia (Basel) **106**, 165 (1966).

KAINBERGER, F.: Die Häufigkeit der Hiatushernie und die Häufigkeit ihrer Beschwerden, Radiol. Austriaca **17**, 59 (1967).

KAINBERGER, F.: Die Häufigkeit der Hiatushernie beim resezierten Magen, Med. Welt **18**, 437 (1967).

KAISER, E.: Die operative Behandlung der Hiatushernien, Schweiz. med. Wschr. **89**, 526 (1959).

KAISER, E.: Refluxoesophagitis und Cardiainsuffizienz; eine pathogenetische Studie, Schweiz. med. Wschr. **90**, 381 (1960).

KAISER, E.: Diskussionsbemerkung. In: Diagnose und Therapie der Hiatushernie, Bibl. Gastroent. **1**, 173. Karger, Basel-New York (1960).

KASSEM, N.Y., J.J. GROEN and M. FRAENKEL: Spinal deformities and oesophageal hiatus hernia, Lancet 280, 887 (1965).

KAUFMANN, W.: Über Hiatushernien bzw. Hiatusprolaps, Medizinische **52**, 2560 (1959).

KAY, E.B.: The inferior esophageal constrictor in relation to lower esophageal disease, J. thorac. Surg. **25**, 1 (1953).

KELLEY jr., M.L., D.L. WILBUR III, J.F. SCHLEGEL and C.F. CODE: Deglutive responses in the gastroesophageal sphincter of healthy human beings, J. appl. Physiol. **15**, 483 (1960).

KELLEY jr., M.L.: Deglutive pressure responses in the gastroesophageal sphincters of symptomatic hiatal hernia patients, Amer. J. dig. Dis., N.S. **10**, 582 (1965).

KELLEY jr. M.L. and J.P. FRAZER: Symptomatic mid-esophageal webs, J. Amer. med. Ass. **197**, 143 (1966).

KELLING: Zitiert nach E.F. McNALLY, J.E. KELLY jr. and F.J. INGELFINGER: Mechanism of bleching: Effects of gastric distension with air, Gastroenterology **46**, 254 (1964).

KEY, E.: Hernia diaphragmatica hiatus oesophagei; vom chirurgisch-therapeutischen Gesichtspunkt, Acta radiol. (Stockh.) Suppl. **6**, 35 (1926).

KEYTING, W.S., G.M. BAKER, R.R. McCARVER and A.L. DAYWITT: The lower esophagus, Amer. J. Roentgenol. **84**, 1070 (1960).

KIESER, C.: Untersuchungen über die tödlichen Komplikationen von Hiatushernien, Gastroenterologia (Basel) **107**, 328 (1967).

KIRKLIN, B.R. and J.R. HODGSON: Roentgenologic characteristics of diaphragmatic hernia, Amer. J. Roentgenol. **58**, 77 (1947).

KLEINFELDER, H. und F. LONGIN: Der untere Ösophagusring, Fortschr. Röntgenstr. **95**, 610 (1961).

KLINEFELTER, E.W.: Invagination of the esophagus in hiatus hernia, Radiology **67**, 562 (1956).

KNOTHE, W.: Zur Röntgendiagnostik der Hiatushernie, Hamb. Ärztebl. **12**, Sonderdruck (1958).

KNOTHE, W.: Die "Hiatushernien" vom Standpunkt des Röntgenologen, Dtsch. med. Wschr. **58**, 609 (1932).

KONRAD, R.M.: Zur Morphologie und Pathogenese der "angeborenen Hiatushernie" und des Thoraxmagens mit kongenital verkürztem Oesophagus, Langenbecks Arch. klin. Chir. **286**, 620 (1958).

KONRAD, R.M. und H.-J. MAURER: Kinematographische Untersuchungen des terminalen Ösophagus und der Kardia nach verschiedenen plastischen Verfahren zur Beseitigung einer Hiatushernie vom Gleittyp. Langenbecks Arch. Klin. Chir. **322**, 426 (1968).

KONRAD, R.M. und W. MÜLLER-RENTZSCH: Klinische und röntgenologische Betrachtungen zur Therapie des angeborenen Brachyösophagus, Arch. Kinderheilkunde **161**, 21 (1959).

KONRAD, R.M. und F. ROTTHOFF: Der Brachyösophagus (Pathogenese, Diagnose und Klinik des angeborenen kurzen Ösophagus). Bruns' Beitr. klin Chir. **198**, 448 (1959).

KONRAD, R.M. und J. RASP: Beitrag zur Frage einer kausalen Beziehung zwischen Hiatushernie und Ösophagus- oder Magenkarzinom, Zbl. Chir. **92**, 433 (1967).

KORHOŇ, M. und RAPANT, VI.: Hiatushernien und Kardiakarzinom, Zbl. Chir. **91**, 667 (1966).

KRAHL, P. und W. BADER: Die Hiatushernie im Blickfeld des Laryngologen, HNO-Wegweiser **6**, 46 (1956).

KRAMER, P. und W. HOLLANDER: Comparison of experimental esophageal pain with clinical pain of angina pectoris and esophageal disease, Gastroenterology **29**, 719 (1955).

KRAMER, P., F.J. INGELFINGER and M. ATKINSON: The motility and pharmacology of the esophagus in cardiospasm, Gastroenterologia (Basel) **86**, 174 (1956).

KRAMER, P. and B. FLESHLER: Pathophysiology of diffuse esophageal spasm, Clin. Res. Proc. **6**, 30 (1958).

KRAMER, P.: The esophagus, Gastroenterology **49**, 439 (1965).

KRUPP, S. and M. ROSSETTI: Surgical treatment of hiatal hernias by fundoplication and gastropexy (Nissen repair), Ann. Surg. **164**, 927 (1966).

KUCKUCK: Zitiert nach G. von BERGMANN: Das "epiphrenale Syndrom", seine Beziehung zur Angina pextoris und zum Kardiospasmus, Dtsch. med. Wschr. **58**, 605 (1932).

KUNTZEN, H.: Über Bewegungsstörungen im Bereich der oberen Magenabschnitte, Med. Klinik **55**, 614 und 621 (1960).

KUTSCHERA, W. und G. ZITA: Die klinische Bedeutung der Hiatushernie, Wien. klin. Wschr. **70**, 706 (1958).

KYRLE, P. und F. KISSLER: Diagnostischer Beitrag und operative Erfahrungen bei Zwerchfellhernien, Wien. klin. Wschr. **77**, 654 (1965).

LAIMER, E.: Zitiert nach W. LERCHE: The esophagus and pharynx in action. A study of structure in relation to function, Charles C. Thomas, Springfield (1950).

LAM, C.R. and L.J. KENNEY: The problem of the hiatus hernia of the diaphragm, J. thorac. Surg. **27**, 1 (1954).

LAMBLING, A., J.-P. BADER et R. RIVOAL: Le péristaltisme oesophagien (enregistrement électro-manometrique) à l'état normal et pathologique en particulier dans le méga-oesophage (cardiospasme), Gastroenterologia (Basel) **86**, 151 (1956).

LAMBLING, A., J.-P. BADER et A. GUERET: Diagnostic anatomo-radiologique des petites hernies hiatales oesophago-gastriques parglissement, Bibl. Gastroent. **1**, 83. Karger, Basel-New York (1960).

LARSON, N.E., R.H. LARSON and J.M. DORSEY: Mechanism of obstruction and strangulation in hernias of the esophageal hiatus, Surg. Gynec. Obstet. **119**, 835 (1964).

LENDRUM, F.C.: Anatomic features of cardiac orifice of stomach with special reference to cardiospasm, Arch. Int. Med. **59**, 474 (1937).

LENZ, H.: Zur Physiologie der Ösophagusperistaltik und des vestibulären Funktionsmechanismus, Fortschr. Röntgenstr. **105**, 527 (1966).

LENZ, H.: Zur Pathophysiologie der nichtperistaltischen tertiären Kontraktionen des Ösophagus, Fortschr. Röntgenstr. **105**, 222 (1966).

LENZ, H.: Über den Funktionsmechanismus des Vestibulum gastro-oesophageale, Fortschr. Röntgenstr., Beih., 231 (1967).

LERCHE, W.: The esophagus and pharynx in action. A study of structure in relation to function, Charles C. Thomas, Springfield (1950).

LIND, J.F., C.M. BURNS and J.T. MacDONGALL: "Physiological" repair for hiatus hernia-manometric study, Arch. Surg. **91**, 233 (1965).

LINSMAN, J.F.: Gastroesophageal reflux elicited while drinking water – (water siphonage test). Its clinical correlation with pyrosis, Amer. J. Roentgenol. **94**, 325 (1965).

LISTERUD, M.B.: Details of interest and controversy in the anatomy of the esophageal hiatus and hiatal hernia, Surg. clin. N. Amer. **44**, 1211 (1964).

LONGIN, F.: Pharmakoradiographische Untersuchungen der ösophago-gastrischen Übergangsregion zum Nachweis der kleinen Hiatushernie. Bisherige Ergebnisse der Prüfung von CG 201 Grünenthal, Fortschr. Röntgenstr. **104**, 389 (1966).

LORTAT-JACOB, J.L. et F. ROBERT: Les malpositions cardiotubérositaires, Arch. Mal. Appar. dig. **42**, 750 (1953).

LOWE, W.C. and E.D. PALMER: Esophageal stricture as a complication of gastric surgery, Amer. J. med. Sci., N.S. **254**, 342 (1967).

LÜSCHER, E.: Die oesophagoskopischen Befunde bei der Hiatushernie und bei der Refluxoesophagitis, Bibl. Gastroent. **1**, 111. Karger, Basel-New York (1960).

MacLAURIN, C.: The intrinsic sphincter in the prevention of gastroesophageal reflux, Lancet **2**, 801 (1963).

MacLEAN, C.D.T.: The lower esophageal ring or groove, Brit. J. Radiol. **31**, 472 (1958).

MacMAHON, H.E., R. SCHATZKI and J.E. GARY: Pathology of a lower esophageal ring; report of a case with autopsy, observed for 9 years, New Engl. J. Med. **259**, 1(1958).

MADDEN, J.: Anatomic and technical considerations in the treatment of esophageal hiatal hernia, Surg. Gynec. Obstet. **102**, 187 (1956).

MAHLO, A.: Über den Ösophagusreflux, Fortschr. Röntgenstr. **86**, 335 (1957).

MAHLO, A.: Vergleichende Untersuchungen der röntgenologischen mit den histologischen Befunden des Kardiagebietes, Fortschr. Röntgenstr. **102**, 548 (1965).

MANN, C.V., R.K. GREENWOOD and F.H. ELLIS jr.: The esophagogastric junction, Surg. Gynec. Obstet. **118**, 853 (1964).

MANN, C.V., F.H. ELLIS jr., H.F. SCHLEGEL and C.F. CODE: Abdominal displacement of the canine gastroesophageal sphincter, Surg. Gynec. Obstet. **118**, 1009 (1964).

MANZANO, C., E. TORRES, R.C. HALL and A. COBO: Motility of esophagus of dog after high vagotomy, Arch. Surg. **89**, 1005 (1964).

MARCHAND, P.: The gastro-oesophageal 'sphincter' and the mechanism of regurgitation, Brit. J. Surg. **42**, 504 (1955).

MARCHAND, P.: A study of the forces productive of gastro-oesophageal regurgitation and herniation through the diaphragmatic hiatus, Thorax **12**, 189 (1957).

MARCHAND, P.: The anatomy of esophageal hiatus of the diaphragm and the pathogenesis of hiatus herniation, J. thorac. Surg. **37**, 81 (1959).

MARCHAND, P.: Hiatus hernia: A cause of gastro-intestinal haemorrhage, Brit. J. Surg. **47**, 515 (1960).

MARSCH, W. und H.-J. MAURER: Röntgenologische Funktionsdiagnostik der gastro-oesophagealen Gleithernie. Anwendungsmöglichkeiten einer 70-mm-Kamera, Radiol. clin. biol. (Basel) **35**, 93 (1966).

MARTIN, J.A.: Esophageal hiatus hernia of the stomach, Amer. J. Roentgenol. **90**, 799 (1963).

MASTER, A.M., S. DACK, J. STONE and A. GRISHMAN: Differential diagnosis of hiatus hernia and coronary artery disease, Arch. Surg. **58**, 428 (1949).

MASTER, A.M., H.L. JAFFE and L. PORDY: Cardiac and non-cardiac pain: A statistical study of "diagnostic" criteria, Ann. intern. Med. **41**, 314 (1954).

MAURER, E.R. and A.M. KEIRLE: The serious significance of hiatus hernia. Its complications and modern methods of surgical management, Arch. Surg. **75**, 647 (1957).

MAURER, H.-J.: Eine rechtsseitige Hiatus-oesophageus-Hernie, zugleich ein Beitrag zur Frage neurovegetativer Reaktionen, Ztschr. Inn. Med. **5**, 414 (1950).

MAURER, H.-J. und C.E. BUCHHEIM: Zur Anwendung des Schirmbildverfahrens in der Röntgendiagnostik. 3. Mitteilung: Röntgenuntersuchung zur Funktion des unteren Ösophagus unter Berücksichtigung der Patientendosis, Radiol. clin. biol. (Basel) **28**, 335 (1959).

MAURER, H.-J. und W. VOGT: Zur Differentialdiagnose von Geschwulstkrankheiten. VIII. Mitteilung: Oesophagus-Ca-Spasmen des Oesophagus bzw. Hiatushernie. Die Bedeutung der Anamnese für die Röntgenuntersuchung, Ärztl. Wschr. **14**, 891 (1959).

MAURER, H.-J.: Der operierte Magen aus röntgenologischer Sicht, Gastroenterologia (Basel) **107**, 15 (1966).

MAURER, H.-J., W. MARSCH und W. OTTO: Häufigkeit und Krankheitswert der ösophagogastrischen Hernie, Röntgen-Blätter **19**, 639 (1966).

MAURER, H.-J. und W. KOCH: Zur Diagnostik des Magencarcinoms, Radiologe **6**, 366 (1966).

MAURER, H.-J. und R.M. KONRAD: Untersuchungen des terminalen Ösophagus nach verschiedenen plastischen Operationen zur Beseitigung einer Hiatushernie. Röntgenkinofilm, Düsseldorf (1968).

MAURER, H.-J. und W. OTTO: Röntgenkinematographie der Hiatushernie, Film (1967).

McCREDIE, J.A. and R.F.C. McDOWELL: Oesophageal stricture following intubation in a case of hiatus hernia, Brit. J. Surg. **46**, 260 (1958).

McDONALD, J.C.: Strangulated esophageal hiatus hernia, Arch. Surg. **88**, 750 (1964).

McHARDY, G., R.J. McHARDY and C.C. CRAIGHHEAD: Erosive esophagitis, Gastroenterology **34**, 750 (1958).

McKEOWN, K.C.: Oesophageal stenosis after partial gastrectomy, Brit. med. J. **2**, 819 (1958).

McNALLY, E.F., J.E. KELLY jr. and F.J. INGELFINGER: Mechanism of belching: Effects of gastric distension with air, Gastroenterology **46**, 254 (1964).

MCNALLY, E.F. and I. KATZ: The roentgen diagnosis of diffuse esophageal spasm, Amer. J. Roentgenol. **99**, 218 (1967).

MEISS, J., J.H. GRINDLAY and F.H. ELLIS jr.: The gastroesophageal sphincter mechanism, J. thorac. Surg. **36**, 156 (1958).

MENDL, K. and C.J. EVANS: Incomplete lower oesophageal diaphragm, Brit. J. Radiol. **35**, 165 (1962).

MENSH, M.: Management of symptomatic hiatal hernia, esophagitis and gastritis. A double-blind controlled study, Amer. J. Med. Sci., N.S. **247**, 669 (1964).

MICHEL, J.O., A.M. OLSEN and M.B. DOCKERTY: The association of diaphragmatic hiatal hernia and gastroesophageal carcinoma, Surg. Gynec. Obstet. **124**, 583 (1967).

MICHELSON, E. and C.J. SIEGEL: The role of the phrenico-esophageal ligament in the lower esophageal sphincter, Surg. Gynec. Obstet. **118**, 1291 (1964).

MILLER, F.A., H. NETO and R. SELLERS: Esophagitis associated with esophageal hiatal hernias, J. Amer. med. Ass. **183**, 1008 (1963).

MILLER, F.A., J. DoVALE and T. GUNTHER: Utilization of inlying pH probe for evaluation of acid-peptic diathesis, Arch. Surg. **89**, 199 (1964).

MILLER, G.: Problemstellung, Bibl. Gastroent. **1**, 1. Karger, Basel-New York (1960).

MILLER, J.D.R. and R.B. LEWIS: Esophageal webs in men, Radiology **81**, 498 (1963).

MISSAKIAN, M.M., H.C. CARLSON and H.A. ANDERSEN: The roentgenologic features of the columnar epithelial-lined lower esophagus, Amer. J. Roentgenol. **99**, 212 (1967).

MOBLEY, J.E. and N.A. CHRISTENSEN: Esophageal hiatus hernia: Prevalence, diagnosis and treatment in an american city of 30 000, Gastroenterology **30**, 1 (1956).

MOERSCH, R.N., H. ELLIS jr. and J.R. McDONALD: Pathologic changes occuring in severe reflux esophagitis, Surg. Gynec. Obstet. **108**, 476 (1959).

MONGES, H., A. MONGES et J. GAMBARELLI: Physio-pathologie du reflux oesophagien, Arch. Mal. Appar. dig., Suppl. **6**, 3 (1955).

MONGES, H.: Considérations sur le rôle du diaphragme dans la physiologie de la continence gastro-eosophagienne et sur la projection radiologique de l'hiatus oesophagien, Gastro-enterologia (Basel) **86**, 232 (1956).

MONGES, H., A. MONGES, J. GAMBARELLI, P. JOUVE-FOURNIER et C. DAHL: Note complémentaire sur la radiologie de l'hiatus oesophagien, Arch. Mal. Appar. dig. **46**, 961 (1957).

MONGES, H.: Données anatomiques, radiologiques et physiologiques sur l'hiatus oesophagien, Bibl. Gastroent. **1**, 3. Karger, Basel-New York (1960).

MONGES, H.: Diskussionsbemerkung: In: Diagnose und Therapie der Hiatushernie, Bibl. Gastroent. **1**, 105. Karger, Basel-New York (1960).

MONGES,H., J. DOR, H. PAYAN, A. MONGES et A. HANCY: Considérations sur l'image radiologique d'anneau de l'oesophage inférieur (lower esophageal ring) et son interprétation (Présentation d'un cas concernant un diaphragme muqueux de la jonction oesogastrique), Arch. Mal. Appar. dig. **53**, 1291 (1964).

MORGAN, E.H. and L.D. HILL: Objective identification of chest pain of esophageal origin, J. Amer. med. Ass. **187**, 921 (1964).

MORIN, G. et C. HERNANDEZ: Étude statistique de la hernie hiatale et du reflux gastro-oesophagien, J. Radiol. Électrol. **37**, 308 (1956).

MORRIS, J.C. III, P.F. SHELBURNE and E.S. ORGAIN: Coronary disease and hiatal hernia, J. Amer. med. Ass. **183**, 788 (1963).

MORRISON, L.M. and W.A. SWALM: Role of the gastrointestinal tract in production of cardiac symptoms: Experimental and clinical observations, J. Amer. med. Ass. **114**, 217 (1940).

MORTENSSON, W. and S. SANDMARK: Roentgen examination of stricture of the lower oesophagus, Acta radiol. (Stockh.), N.S. **7**, 355 (1968).

MOSETITSCH, W.: Die Darstellung des Ösophagus unter Berücksichtigung morphologischer und funktioneller Momente, Fortschr. Röntgenstr. **99**, 589 (1963).

MOSSBERG, S.M.: Lower esophageal ring treated by pneumatic dilatation, Gastroenterology **48**, 118 (1965).

MOSSBERG, S.M.: The columnar-lined esophagus (Barrett syndrome) – an acquired condition?, Gastroenterology **50**, 671 (1966).

NAGLER, R., A.W. WOLFSON, R.M. LOWMAN and H.M. SPIRO: Effect of gastric intubation on normal mechanisms preventing gastro-oesophageal reflux, New Engl. J. Med. **262,** 1325 (1960).

NAGLER, R. and H.M. SPIRO: Segmental response of the inferior esophageal sphincter to elevated intragastric pressure, Gastroenterology **40,** 405 (1961).

NAGLER, R. and H.M. SPIRO: Heartburn in late pregnancy. Manometric studies of esophageal motor function, J. Clin. Invest. **40,** 954 (1961).

NAGLER, R. and H.M. SPIRO: Persistent gastroesophageal reflux induced during prolonged gastric intubation, New Engl. J. Med. **269,** 495 (1963).

NAUTA, J.: The closing mechanism between the esophagus and the stomach, Gastroenterologia (Basel) **86,** 219 (1956).

NELSON, S.W.: Serial 2 Film method of differentiating sliding and para-esophageal hernias, Amer. J. Roentgenol. **93,** 972 (1965).

NEMOURS-AUGUSTE, A.: Reflux gastro-oesophagien du posture brulure oesophagienne – hernie gastrique par l'hiatus oesophagien, Presse méd. **61,** 927 (1953).

NEMOURS-AUGUSTE, A.: La radiologie du reflux gastro-oesophagien, Arch. Mal. Appar. dig. 44, Suppl. **6,** 52 (1955).

NEMOURS-AUGUSTE, A.: Radio-physiologie de l'extrémité inférieure de l'oesophage, Gastroenterologia (Basel) **86,** 242 (1956).

NISSEN, R.: Die Gastropexie als alleiniger Eingriff bei Hiatushernien, Dtsch. med. Wschr. **81,** 185 (1956).

NISSEN, R. und M. ROSSETTI: Die Behandlung von Hiatushernien und Refluxösophagitis mit Gastropexie und Fundoplicatio, Thieme, Stuttgart (1959).

NISSEN, R.: Neue Operationen bei Hiatushernie und Refluxoesophagitis, Bibl. Gastroent. **1,** 145. Karger, Basel-New York (1960).

NISSEN, R.: Diskussionsbemerkung. In: Diagnose und Therapie der Hiatushernie, Bibl. Gastroent. **1,** 175. Karger, Basel-New York (1960).

NISSEN, R. und M. ROSSETTI: Zur Indikation der Fundoplicatio und Gastropexie bei der Hiatushernie, Schweiz. med. Wschr. **92,** 533 (1962).

NISSEN, R.: Dysphagie, ihre klinisch-diagnostische Bedeutung, Münch. med. Wschr. **110,** 1687 (1968).

NUZUM, F.R.: Relationship of the esophageal hiatus hernia to angina pectoris, J. Amer. med. Ass. **148,** 1174 (1952).

NYHUS, L.M.: Diskussionsbemerkung. In: C.T. BOMBECK, D.H. DILLARD and L.M. NYHUS: Muscular anatomy of the gastroesophageal junction and role of phrenicoesophageal ligament, Ann. Surg. **164,** 643 (1966).

OBERNIEDERMAYR, A. und K. DEVENS: Zwerchfellhernien und Hiatushernien im Kindesalter, Langenbecks Arch. klin. Chir. **298,** 587 (1961).

ÖDEGAARD, H.: Invagination of the esophagus in hiatus hernia, Acta radiol. (Stockh.) **51,** 443 (1959).

ÖHNELL, H.: Hernia diaphragmatica hiatus oesophagei; vom intern-klinischen Gesichtspunkt, Acta radiol. (Stockh.) Suppl. **6,** 23 (1926).

OLBERT, F.: Klinische Symptomatik und Rötngendiagnose der kleinen Hiatushernie, Wien. med. Wschr. **113,** 331 (1959).

OLSEN, A.M. and B. CREAMER: Studies of oesophageal motility, with special reference to differential diagnosis of diffuse spasm and achalasia (cardiospasm). Thorax **12,** 279 (1957).

OLSEN, A.M., C.F. CODE and O.T. CLAGETT: Role of motility patterns in the diagnosis of esophageal disease, J. Amer. med. Ass. **172,** 319 (1960).

OLSEN, A.M. and J.F. SCHLEGEL: Motility disturbances caused by esophagitis, J. thorac. Surg. **50,** 607 (1965).

OTTO, W.: Die Hiatushernie; Röntgendiagnostik, Häufigkeit und Entstehung sowie ihre klinische Bedeutung; Bericht über 315 Fälle, Inaug.-Diss., Bonn (1968).

PALMER, E.D.: An attempt to lacalize the normal esophagogastric junction, Radiology **60,** 825 (1953).

PALMER, E.D.: Subacute erosive ("peptic") esophagitis. Clinical study of one hundred cases, Arch. Int. Med. **94,** 364 (1954).

PALMER, E.D.: Hiatus hernia: The problem of diagnosis, J. thorac. Surg. **27,** 271 (1954).

PALMER, E.D.: Anatomy of the cardia as it relates to the regional pathophysiology, Radiology **67**, 79 (1956).
PALMER, E.D.: Hiatus hernia in the adult, Amer. J. dig. Dis., N.S. **3**, 45 (1958).
PALMER, E.D.: Subacute erosive ("peptic") esophagitis associated with achlorhydria, New Engl. J. Med. **262**, 927 (1960).
PALMER, E.D.: Further experiences with Saint's triad (Hiatus hernia, gallstones and diverticulosis coli), Amer. J. Med. Sci., N.S. **244**, 70 (1962).
PAPE, R.: Hernien und präherniöse Befunde am hiatus oesophageus, Bericht über 550 Fälle, Rad. diagn. (Berl.) **4**, 265 (1963).
PAYNE, W.S., H.A. ANDERSEN and F.H. ELLIS jr.: The treatment of short esophagus with esophagitis by gastric drainage procedures with and without vagotomy, Surg. Gynec. Obstet. **116**, 523 (1963).
PAYNE, W.S., H.A. ANDERSEN and F.H. ELLIS jr.: Reappraisal of esophagogastrectomy and antral excision in the treatment of short esophagus, Surgery **55**, 344 (1964).
PAULSON, D.L., R.R. SHAW and J.L. KEE: Esophageal hiatal diaphragmatic hernia and its complications, Ann. Surg. **155**, 957 (1962).
PEARSON, J.B. and J.G. GRAY! Oesophageal hiatus hernia: long term results of the conventional thoracic operation, Brit. J. Surg. **54**, 530 (1967).
PECORA, D.V.: Observations on the pathologic physiology of the lower esophagus in sliding hiatal hernia with comments on surgical treatment, Ann. Surg. **143**, 459 (1956).
PELLNITZ, D. und H. WITT: Die Röntgenkinematographie als routinemäßige Funktionsprüfung des Oesophagus, HNO (Berl.) **14**, 329 (1966).
PENTENIL, G. et P. WELFING: Technique de l'examen radiologique de l'oesophage, Rev. Prat. **10**, 1018 (1960).
PERT, J.D., M. DAVIDSON, T.P. ALMY and M.H. SLEISENGER: Esophageal catheterization studies. I. The mechanism of swallowing in normal subjects with particular reference to the vestibule (Esophagogastric sphincter), J. Clin. Invest. **38**, 397 (1959).
PETERS, P.M.: Closure mechanism at the cardia with special reference to diaphragmatico-oesophageal elastic ligament, Thorax **10**, 27 (1955).
PHEAR, D.: Hiatus hernia, Lancet **272**, 708 (1957).
PIERCE, J.W. and B. CREAMER: The diagnosis of the columnar lined oesophagus, Clin. Radiol. (Edinb.) **14**, 64 (1963).
PINEAU-VALENCIENNE: De la recherche systématique des hernies diaphragmatiques de l'hiatus oesophagien dans les examens gastriques, J. Radiol. Électrol. **37**, 613 (1956).
POPE, C.E., II.: A dynamic test of sphincter strength: Its application to the lower esophageal sphincter, Gastroenterology **52**, 779 (1967).
POPP, W.: Die Indikation zur chirurgischen Behandlung der Kardiainsuffizienz im Säuglingsalter, Zbl. Chir. **93**, 1664 (1968).
POPPEL, M.H., C. ZAINO and W. LENTINO: Roentgenologic study of the lower esophagus and the esophagogastric junction, Radiology **64**, 690 (1955).
POPPEL, M.H., W. LENTINO and C. ZAINO: Closing mechanism of the lower esophagus in man. Radiological study of five hundred unselected patients, J. Amer. med. Ass. **161**, 196 (1956).
POTSAID, M.S., G. IRIE and N.T. GRISCOM: Motility changes revealing esophagogastric junction, Radiology **76**, 262 (1961).
PRENGEL, C.: Die Häufigkeit und klinische Bedeutung der Hiatushernie, Inaug.-Diss., Bonn (1969).
PRÉVÔT, R.: Röntgendiagnostik der Hiatushernie, Dtsch. med. Wschr. **90**, 346 (1965).

RAPANT, V., J. DONBRAVSKÝ und C. KRČ: Schwierigkeiten der Röntgendiagnostik der Komplikationen bei Gleitbrüchen des Hiatus oesophagicus, Gastroenterologia (Basel) **106**, 33 (1966).
RAUBER-KOPSCH: Lehrbuch und Atlas der Anatomie des Menschen, Bd. II, Thieme, Stuttgart (1955).
REHBEIN, F. und Th. RÖPKE: Abdomino-thorakale Operation der Hiatushernie beim Säugling und Kleinkind. Erfahrungen bei 50 Fällen, Chir. Prax. **6**, 291 (1962).
REITTER, H., R. KONRAD und K.H. WILLMANN: Die Hiatusbrüche des Zwerchfells. Die verschiedenen Bruchformen und ihre Therapie im Spiegel der Nachergebnisse operativer Behandlung, Langenbecks Arch. klin. Chir. **290**, 260 (1959).

REX, J.C., H.A. ANDERSEN, L.G. BARTHOLOMEW and J.C. CAIN: Esophageal hiatus hernia. A 10-year study of medically treated cases, J. Amer. med. Ass. **178,** 271 (1961).

RICHARD, C.A.: Hernies hiatales. Reflux. Oesophagite peptique, Rev. Prat. **10,** 1177 (1960).

RIDER, J.A. and H.C. MOELLER: Postsurgical esophagitis and stricture, Arch. Int. Med. **107,** 16 (1961).

RINALDO, J.A. and M.D. CLARK: Simultanous cineradiographic and manometric analysis of the gastroesophageal junctional zone, Gastroenterology **46,** 757 (1964).

RINALDO jr., J.A. and T. GAHAGAN: The narrow lower esophageal ring: Pathogenesis and physiology, Amer. J. dig. Dis., N.S. **11,** 257 (1966).

RITTER, U.: Zur Klinik der Hiatushernie und Hiatusinsuffizienz, Gastroenterologia (Basel) **103,** 35 (1965).

ROBERT, F. und T. HOFFMANN: Zur Frage der Hiatusanomalien und des Kardiarefluxes. Kardia-Fornix-Fehlanlagen, Fortschr. Röntgenstr. **81,** 255 (1954).

ROSSETTI, M.: Chronisches Ulcus der Kardia und Brachyoesophagus, ein Spätsnydrom der Refluxoesophagitis, Langenbecks Arch. klin. Chir. **286,** 41 (1957).

ROSSETTI, M.: Bedeutung des ösophago-gastrischen Winkels in der Physiologie und Pathophysiologie der Cardia, Schweiz. med. Wschr. **89,** 1280 (1959).

ROSSETTI, M.: Indikation und Ergebnisse der Gastropexie. Bibl. Gastroent. **1,** 153. Karger, Basel-New York (1960).

ROSSETTI, M.: Zur Indikation der präoperativen Ösophagoskopie bei Hiatushernien und Refluxsyndrom, Schweiz. med. Wschr. **90,** 340 (1960).

ROSSETTI, M.: Therapie der Hiatushernien, Langenbecks Arch. klin. Chir. **308,** 116 (1964).

ROSSETTI, M.: Die Refluxkrankheit des Oesophagus. Klinik, Komplikationen, Behandlung, Hippokrates, Stuttgart (1966).

ROVIRALTA, E.: Hernies hiatales et ectopies partielles, Masson et Cie., Paris (1962).

RUSSEL, W.J. and T. KOGURE: Transmigration or prolapse of esophageal mucosa, Amer. J. Roentgenol. **92,** 1017 (1964).

SAEGESSER, M.: Der Zwerchfellbruch, Langenbecks Arch. klin. Chir. **278,** 1 (1954).

SANCHEZ, G.C., P. KRAMER and F.J. INGELFINGER; Motor mechanism of the esophagus, particularly of its distal portion, Gastroenterology **25,** 321 (1953).

SANDERS, L.C. and T. FARRAR: Hiatus hernia, Gastroenterology **33,** 38 (1960).

SAUERBRUCH, F., H. CHAOUL and A. ADAM: Anatomisch-klinischer und röntgenologischer Beitrag zur "Hiatushernie", Dtsch. med. Wschr. **58,** 1391 (1932).

SAUERBRUCH, F., H. CHAOUL und A. ADAM: Nachtrag zu unserer Arbeit: "Anatomisch-klinischer und röntgenologischer Beitrag zur Hiatushernie", Dtsch. med. Wschr. **58,** 1714 (1932).

SCOBIE, B.A., J.F. SCHLEGEL, C.F. CODE and W.H.J. SUMMERSKILL: Pressure changes of the esophagus and gastroesophageal junction with cirrhosis and varices, Gastroenterology **49,** 67 (1965).

SEALY, W.C., W.G. YOUNG jr. and N.C. DURHAM: Schatzki's ring or lower esophageal web: A semantic and surgical enigma, J. thorac. Surg. **47,** 143 (1964).

SEAMAN, W.B., J. WELLS and C.A. FLOOD: Diganostic problems of esophageal cancer. Relationship to achalasia and hiatus hernia, Amer. J. Roentgenol. **90,** 778 (1963).

SEAMAN, W.B. and R.H. WYLIE: Observations on the nature of the stricture in Barrett's esophagus (Allison and Johnstone's anomaly), Radiology **87,** 30 (1966).

SELLORS, T.H. and C. PAPP: Strangulated diaphragmatic hernia with torsion of the stomach, Brit. J. Surg. **43,** 289 (1955).

SERPANTIÉ, M.: Résultats de la recherche systématique des hernies au cours de 480 examens radiologiques gastriques, J. Radiol. Électrol. **36,** 919 (1955).

ŠETKA, J., H. DVOŘÁKOVÁ, K. DRÁB, Z. ŠKEŘÍK und J. PIŤHA: Die Refluxösophagitis bei den Kranken mit der Kardiainkompetenz (kardioösophageale Irritation), Gastroenterologia (Basel) **102,** 219 (1964).

SIEGEL, C.J. and T.R. HENDRIX: Esophageal motor abnormalities induced by acid perfusion in patients with heartburn, J. Clin. Invest. **42,** 686 (1963).

SIEGEL, C.J.: Heartburn, Gastroenterology **47** 545 (1964).

SIM, G.P.G.: An evaluation of tests for hiatus hernia, Brit. J. Radiol. **37,** 781 (1964).

SIMPSON, J.A. and D.H. CONN: Role of ascites in gastroesophageal reflux with comments of the pathogenesis of bleeding esophageal varices, Gastroenterology **55,** 17 (1968).

SKINNER, E.F., D. CARR, J.T.F.CAMP jr.: Relation of esophageal reflux to lower esophageal J. thorac. Surg. **36,** 102 (1958).

SKINNER, D.B. and R.H.R. BELSEY: Surgical management of esophageal reflux and hiatus hernia, J. thorac. Surg. **53,** 33 (1967).

SKINNER, D.B. and T.F. CAMP jr.: Relation of esophageal reflux to lower esophageal sphincter pressures decreased by atropine, Gastroenterology **54,** 543 (1968).

SLESSER, B.V.: Reflux oesophagitis due to sliding hiatus hernia. The management of patients in the older age groups, J. Roy. Coll. Surg. (Edinb.) **11,** 135 (1966).

SMIDDY, F.G. and M. ATKINSON: Mechanisms preventing gastro-oesophageal reflux in the dog, Brit. J. Surg. **47,** 680 (1960).

SMITH, L.C. and H.H. BRADSHAW: Esophageal hiatal hernia, Surg. Gynec. Obstet. **109,** 230 (1959).

SMITHERS, D.M.: The association of cancer of the stomach and oesophagus with herniation at the oesophageal hiatus of the diaphragm, Brit. J. Radiol. **28,** 554 (1955).

SOM, M.L. and B.S. WOLF: Peptic ulcer of the esophagus and esophagitis in gastric-lined esophagus, J. Amer. med. Ass. **162,** 641 (1956).

SOM, M.L., J.H. SHAPIRO and H.G. JACOBSON: The "gastric-lined" esophagus with esophagitis, Radiology **69,** 856 (1957).

SOM, M.L., B.S. WOLF and R.H. MARSHAK: Narrow esophagogastric ring treated endoscopically, Gastroenterology **39,** 634 (1960).

SOMMER, A.W. and C.L. STEVENSON: Hiatal hernia. An evaluation of diagnostic procedures, Amer. J. dig. Dis., N.S. **6,** 412 (1961).

SPIRO, M.: A comparison between radiology and oesophagoscopy in the investigation of reflux oesophagitis, Brit. J. Radiol. **31,** 626 (1958).

SPRAFKA, J.L., M. AZAD and J.D. BARONOFSKY: Fate of esophageal hiatus hernia: A clinical and experimental study, Surgery **36,** 519 (1954).

SWEET, R.H.: Esophageal hiatus hernia of diaphragm; anatomical characteristics, technic of repair and results of treatment in 111 consecutive cases, Ann. Surg. **135,** 1 (1952).

SYCAMORE, L.K.: Radiologic diagnosis of hiatus hernia, Gastroenterology **31,** 169 (1956).

SCHADE, W.: Diagnostik, Statistik, Aetiologie und Krankheitswert der Hiatushernie. Düsseldorf, Dissertation in Vorbereitung.

SCHÄRER, K.: Röntgentechnische Probleme in der Diagnostik der Hiatushernie, Bibl. Gastroent. **1,** 59. Karger, Basel-New York (1960).

SCHATZKI, R.: Die Beweglichkeit von Ösophagus und Magen innerhalb des Zwerchfellschlitzes beim alten Menschen, Fortschr. Röntgenstr. **46,** 177 (1932).

SCHATZKI, R.: Reliefstudien an der normalen und krankhaft veränderten Speiseröhre, Acta radiol. (Stockh.) **18,** 149 (1933).

SCHATZKI, R. and J.E. GARY: Dysphagia due to a diaphragma-like localized narrowing in the lower esophagus, Amer. J. Roentgenol. **70,** 911 (1953).

SCHATZKI, R. and J.E. GARY: The lower esophageal ring, Amer. J. Roentgenol. **75,** 246 (1956).

SCHATZKI, R.: The lower esophageal ring. Long term follow-up of symptomatic and asymptomatic rings, Amer. J. Roentgenol. **90,** 805 (1963).

SCHATZKI, R.: Esophagus: Progress and problems, Amer. J. Roentgenol. **94,** 523 (1965).

SCHÄRLI, A.: Hiatushernie. Eine Analyse von 100 Krankheitsfällen und Operationen, Schweiz. med. Wschr. **95,** 162 (1965).

SCHENK, E.A. and E.L. FREDERICKSON: Pharmacologic evidence for a cardiac sphincter mechanism in the cat, Gastroenterology **40,** 75 (1961).

SCHLEGEL, J.J.: Hiatus oesophageus, Hiatushernie und ihre chirurgische Behandlung, Ergebn. Chir. Orthop. **41,** 350 (1958).

SCHLEGEL, J.J.: Anatomische Grundlagen der operativen Therapie der Hiatushernie, Bibl. Gastroent. **1,** 129. Karger, Basel-New York (1960).

SCHMIDT, H.W.: Regurgitant esophageal ulcer, Arch. Int. Med. **96,** 717 (1955).

SCHMIDT, H.W.: Zitiert nach H. BJÖRK: Some pathological conditions of the esophagus; functional disturbances, diverticule, varices and reflux esophagitis, Acta oto-laryng. **158,** 122 (1960).

SCHMIDT, H.: Intrathorakales Magengeschwür bei unterem Ösophagusring, Fortschr. Röntgenstr. **98,** 102 (1963).

SCHNEPP: Zitiert nach J.B. BRICK and H. AMORY: Incidence of hiatus hernia in patients without symptoms, Arch. Surg. **60,** 1045 (1950).

SCHNEPPER, E. und G. MENGES: Diagnostik, Klinik und Therapie der angeborenen und erworbenen Zwerchfellbrüche, Bruns' Beitr. klin. Chir. **203**, 83 (1961).
SCHWAIGER, M.: Indikationen zur chirurgischen Behandlung der Hiatushernien, Dtsch. med. Wschr. **89**, 2469 (1964).
SCHWARZ, G.S.: Historical aspects of the anatomy of the cardia with special reference to hiatus hernia, Bull. N.Y. Acad. Med. **43**, 112 (1967).
STADELMANN, O.: Persönliche Mitteilung
STAPLE, T.W. and A.R. MARGULIS: Diagnostic accuracy in cineroentgenographic examination of the upper gastrointestinal tract. A comparative of cine and conventional roentgenographie in 103 patients, Radiology **82**, 895 (1964).
STEIN, G.N. and A. FINKELSTEIN: Hiatal hernia. Roentgen incidence and diagnosis, Amer. J. dig. Dis., N.S. **5**, 77 (1960).
STENSRUD, N.: Incompetence of the cardia, J. thorac. Surg. **33**, 749 (1957).
STERN, H., L.M. KARAS, D.L. BLOOM, D.H. WINSHIP, G.S. MELNICK, W.R. THAYER jr. and H.M. SPIRO: Evaluation of factors involved in gastroesophageal reflux, J. thorac. Surg. **48**, 906 (1964).
STEWART, J.D., W.M. CHARDACK and G.S. ALFANO: Reflux esophagitis, Ann. Surg. **141**, 627 (1955).
STIENNON, O.A.: The anatomic basis for the lower esophageal conctraction ring. Plication theory and its applications, Amer. J. Roentgenol. **90**, 811 (1963).
STIENNON, O.A.: The "captive bolus" test and the pinchcock at the diaphragm. An esophageal pump and some non-diseases of the esophagus, Amer. J. Roentgenol. **99**, 223 (1967).
STIENNON, O.A.: On the cause of tertiary contractions and related disturbances of the esophagus, Amer. J. Roentgenol. **104**, 617 (1968).
STILSON, W.L.: Cinefluorography in the study of esophagus and gastric introit, Amer. J. Surg. **31**, 669 (1965).
STIEVE, F.E.: Methoden und Ergebnisse moderner Durchleuchtungstechnik, Röntgenblätter **18**, 457 (1965).
STÖRMER, A. und E. NIETMANN: Zur Ätiologie pektanginöser Beschwerden der Hiatushernie. Ein Beitrag zum Problem der koronaren Durchblutungsnot, Ztschr. Kreislaufforsch. **49**, 349 (1960).
STRECKER, F.: Zitiert nach W. LERCHE: The esophagus and pharynx in action. A study of stricture in relation to function, Charles U. Thomas, Springfield (1950).
STUCKI-VON MURALT, P.: Die Abdominalhernien im Röntgenbild, Radiol. clin. biol. (Basel) **24**, 1 (1955).
STUDER, H. und M. ROSSETTI: Verzögerte Krebsdiagnose bei irreführenden Befunden am Mageneingang, Chir. Prax. **7**, 183 (1963).

TEMPLETON, F.E.: X-Ray examination of the stomach: A description of the roentgenologic anatomie, physiology and pathology of the esophagus, stomach and duodenum, University of Chicago Press, Chicago (1944).
TEMPLETON, F.E.: X-ray examination of the esophagus, Gastroenterology **35**, 498 (1958).
TEXTER jr., E.C., H.W. SMITH, H.J. SIPPY and C.J. BARBORKA: Hiatal hernia and related disorders of the esophagogastric junction, J. Amer. med. Ass. **160**, 830 (1956).
TEXTER jr., E.C., H.W. SMITH, H.C. MOELLER and C.J. BARBORKA: Intraluminal pressures from the upper gastrointestinal tract. I. Correlations with motor activity in normal subjects and patients with esophageal disorders, Gastroenterology **32**, 1013 (1957).
TEXTER jr., E.C., H.P. LAZAR, E.J. PULETTI and G.VANTRAPPEN: Characteristic pattern of esophageal dysfunctions due to hiatal hernia demonstrated by fluorocinematography and simultanous pressure recording, J. Clin. Invest. **38**, 1048 (1959).
TEXTER jr., E.C. and W.E. BUNDESEN: Diagnosis of hiatal hernia, Amer. J. dig. Dis., N.S. **5**, 493 (1960).
TEXTER jr., E.C., G. VAN DERSTAPPEN, G. CHEJFEC, V.E. CHVOJKA, M. VIDINLI, C.J. BARBORKA and W.E. BUNDESEN: Criteria for the diagnosis of hiatal hernia, Arch. Int. Med. **110**, 827 (1962).
THELEN, G.: Hiatus hernia in children, Acta radiol. (Stockh.) **129**, 200 (1955).
THELEN, P.O.: Die gutartige Ösophagusstenose, Fortschr. Röntgenstr. **88**, 740 (1958).
THOMSEN, G.: Hiatus hernia in children, Acta radiol. (Stockh.) **129**, 200 (1955).
THOMSEN, G.: Congenital hernia of the diaphragm in infancy and childhood, Radiologe **1**, 128 (1961).

TÖNDURY, G.: Angewandte und topographische Anatomie, Thieme, Stuttgart (1959).
TRINKLE, J.K.: Lower esophageal ring. Surgical management of a case, Ann. Surg. **155,** 207 (1962).
TUMEN, H.J., G.N. STEIN and E. SLANSKY: X-ray and clinical features of hiatal hernia. Significance of minimal degree, Gastroenterology **38,** 873 (1960).
TURANO, L.: Radiologische Physiologie des Ösophagus, Fortschr. Röntgenstr. **90,** 527 (1959).
TURCO, N.B., A. LEMBERG and D. HAJMON: A note of the muscular stricture of the lower third of esophagus, Amer. J. dig. Dis., N.S. **4,** 749 (1959).
TUTTLE, S.G., A. BETTARELLO and M.J. GROSSMAN: Esophageal acid perfusion test and a gastroesophageal reflux test in patients with esophagitis, Gastroenterology **38,** 861 (1960).
TUTTLE, S.G., F. RUFIN and A. BETTARELLO: The physiology of heartburn, Ann. Intern. Med. **55,** 292 (1961).
TUTTLE, S.G., A. BETTARELLO and M.J. GROSSMAN: Gastroesophageal regurgitation, J. Amer. med. Ass. **176,** 498 (1961).

UEBERMUTH, H.: Zur Behandlung der Hiatushernie und Gastropexie, Chirurg **28,** 17 (1957).
URSCHEL jr., H.C. and D.L. PAULSON: Gastroesophageal reflux and hiatal hernia, J. thorac. Surg. **53,** 21 (1967).

VAN DERSTAPPEN, G. and E.C. TEXTER jr.: Response of the physiologic gastroesophageal sphincter to increased intraabdominal pressure, J. Clin. Invest. **43,** 1856 (1964).
VANDERTOLL, D.J., F.H. ELLIS jr., J.F. Schlegel and C.F. CODE: An experimental study of the role of gastric and esophageal muscle in gastroesophageal competence, Surg. Gynec. Obstet. **122,** 579 (1966).
VANDERVELDE, G.M. and H.C. CARLSON: Esophageal reflux. Amer. J. Roentgenol. **92,** 989 (1964).
VANTRAPPEN, G., M.D. LIEMER, J. IKEYA, E.C. TEXTER jr. and C.J. BARBORKA: Simultanous fluorocinematography and intraluminal measurements in the study of esophageal motility, Gastroenterology **35,** 592 (1958).
VANTRAPPEN, G., E.C. TEXTER jr., C.J. BARBORKA and J. VANDENBROUKE: The closing mechanism at the gastroesophageal junction, Amer. J. Med. **28,** 564 (1960).
VIETEN, H.: Beobachtung und Registrierung schnell ablaufender Vorgänge mittels Röntgenstrahlen, Fortschr. Röntgenstr. Beiheft, 181 (1967).
VINNIK, J.E. and F. KERN jr.: The effect of gastric intubation on esophageal pH, Gastroenterology 47, 388 (1964).
VISALLI, J.A.: Congenital short esophagus. Case report, Surgery **56,** 1137 (1964).
VOEGELI, R.: Die Bedeutung der Cytologie bei der Refluxoesophagitis, Bibl. Gastroent. **1,** 119. Karger, Basel-New York (1960).

WALDMAN, J. and L. BERLIN: Stricture of the esophagus due to nasogastric intubation, Amer. J. Roentgenol. **94,** 321 (1965).
WATERSTON, D.J.: Die Behandlung der Oesophagusstenose, Langenbecks Arch. klin. Chir. **316,** 684 und 691 (1966).
WEBER, J.M. and L.A. GREGG: pH in situ of esophageal and gastric contents with particular reference in hiatus hernia, Gastroenterology **37,** 60 (1959).
WEBER, F.: Fehldiagnose: Hiatushernia, Wien. med. Wschr. **119,** 39 (1969).
WEGMANN, T. und P. HOCHSTRASSER: Klinik und Therapie der Hiatushernie, Schweiz. med. Wschr. **84,** 1294 (1954).
WESTGAARD, T. and T.E. KEATS: Diffuse spasm and muscular hypertrophy of the lower esophagus, Radiology **90,** 1001 (1968).
WETTSTEIN, P. et P. BARDET: Quelques problèmes posés par les hernies à travers le hiatus oesophagien, Radiol. clin. biol. (Basel) **24,** 266 (1955).
WIESER, C.: Zum Problem der Hiatushernie, Radiol. clin. biol. (Basel) **26,** 397 (1957).
WILKINS, E.W. and M.K. BARTLETT: Surgical treatment of the lower esophageal ring, New Engl. J. Med. **268,** 461 (1963).
WILLICH, E.: Die Röntgenpathologie der Kardiaregion im frühen Kindesalter, Fortschr. Röntgenstr. **103,** 20 (1965).
WILLICH, E.: Kongenitale oder refluxbedingte Oesophagusstenose?, Dtsch. med. Wschr. **86,** 509 (1961).

WINANS, C.S. and L.D. HARRIS: Quantitation of lower esophageal sphincter competence, Gastroenterology **52**, 773 (1967).

WINDSOR, C.W.O.: Gastro-oesophageal reflux after partial gastrectomy, Brit. med. J. II, 1233 (1964).

WINKELSTEIN, A.: Peptic esophagitis; new clinical entity, J. Amer. med. Ass. **104**, 906 (1935).

WINKELSTEIN, A., B.S. WOLF, M.L. SOM and R.H. MARSHAK: Peptic esophagitis with duodenal or gastric ulcer, J. Amer. med. Ass. **154**, 885 (1954).

WINKELSTEIN, A.: Peptic esophagitis with duodenal ulcus, Amer. J. Surg. **93**, 234 (1957).

WOLF, B.S., R.H. MARSHAK, M.L. SOM and A. WINKELSTEIN: Peptic esophagitis, peptic ulcer of the esophagus and marginal esophagogastric ulceration, Gastroenterology **29**, 744 (1955).

WOLF, B.S. and J. GUGLIELMO: A method for roentgen demonstration of minimal herniation, J. Mt. Sinai Hosp., N.Y. **23**, 738 (1956).

WOLF, B.S., R.H. MARSHAK and M.L. SOM: Peptic esophagitis and peptic ulceration of the esophagus, Amer. J. Roentgenol. **79**, 741 (1958).

WOLF, B.S., R.H. MARSHAK, M.L. SOM, S.A. BRAHMS and E.I. GREENBERG: The gastroesophageal vestibule on roentgen examination: Differentiation from the phrenic ampulla and minimal hiatal hernation, J. Mt. Sinai Hosp., N.Y. **25**, 167 (1958).

WOLF, B.S.: Roentgen features of normal and herniated esophagogastric region; problems of terminology, Amer. J. dig. Dis., N.S. **5**, 751 (1960).

WOLF, B.S. and B.R. COHEN: Radiologic localization of the esophageal hiatus as determined by intraluminal pressure measurements, Radiology **76**, 903 (1961).

WOLF, B.S., P. HEITMANN and B.R. COHEN: The inferior esophageal sphincter, the manometric high pressure zone and hiatal incompetence, Amer. J. Roentgenol. **103**, 251 (1968).

WOLFF, W.I.: Esophageal hiatal hernia of the diaphragm, Amer. J. Gastroent. **43**, 581 (1965).

WOODWARD, E.R., H. SCHAPIRO and M.M. EISENBERG: Hiatal hernia and peptic esophagitis, Amer. Surg. **29**, 779 (1963).

WRIGHT, J.T.: Allison and Johnsone's anomaly, Amer. J. Roentgenol. **94**, 308 (1965).

WURNIG, P.: Über krebsdisponierende Zustände an Oesophagus und Kardia, Langenbecks Arch. klin. Chir. **280**, 504 (1955).

ZAINO, C., M.H. POPPEL, H.G. JACOBSON, H. LEPOW and OSTURK: The lower esophageal vestibular complex. An anatomic-roentgen study, Amer. J. Roentgenol. **84**, 1045 (1960).

ZDANSKY, E.: Die anatomischen und funktionellen Grundlagen des gastroösophagealen Refluxes im Röntgenbild, Dtsch. med. Wschr. **30**, 1325 (1959).

# Sachverzeichnis

# Namenverzeichnis